临床内科疾病基础与理论

于德强等　主编

上海科学普及出版社

图书在版编目(CIP)数据

临床内科疾病基础与理论 / 于德强等主编. —— 上海:上海科学普及出版社,2023.9
ISBN 978-7-5427-8577-0

Ⅰ.①临… Ⅱ.①于… Ⅲ.①内科—疾病—诊疗 Ⅳ.①R5

中国国家版本馆CIP数据核字(2023)第199554号

策划统筹	张善涛
责任编辑	郝梓涵
装帧设计	王培琴
技术服务	曹 震

临床内科疾病基础与理论

于德强等主编

上海科学普及出版社出版发行

(上海中山北路832号 邮政编码200070)

http://www.pspsh.com

各地新华书店经销 北京四海锦诚印刷技术有限公司印刷

开本 787×1092 1/16 印张20.5 字数 486 000

2023年9月第1版 2023年9月第1次印刷

ISBN 978-7-5427-8577-0

定价:108.00元

本书如有缺页、错装或坏损等严重质量问题

请向工厂联系调换

联系电话:010-60349960

编 委 会

主　编

于德强（威海市文登区妇幼保健院）

徐　振（山东省滕州市中心人民医院）

李海青（山东省菏泽市牡丹人民医院）

龙海英（贵州医科大学第二附属医院）

徐　平（长清区中医院）

王欣荣（潍坊市第二人民医院）

前　言　》》 FOREWORD

内科学是现代医学的基础，随着科学技术的快速发展和理论知识的不断进步，内科疾病的诊疗技术也在日益进步。近年来，内科学领域各专业在基础理论、临床诊断和治疗等方面都取得了突飞猛进的发展。许多疾病都是临床工作中的常见及多发疾病，严重威胁着人们的健康。临床内科医师需要不断学习，吸收现代医学的先进理论和经验，才能跟上时代的发展，更好地为患者服务。因此，只有掌握了熟练的专业知识和规范的诊疗标准，才能避免或减少漏诊、误诊的发生。

人类文明高度进步，社会环境与人们的生活习惯、行为方式也发生改变。同时，许多慢性疾病也发生了明显的变化，影响人类的健康。随着科学的快速发展，每个学科愈来愈细分，愈来愈专业化。内科学属临床医学中的一个重要内容，它涉及面广，整体性强，不仅是临床医学各科的基础，而且相互之间存在着密切的联系。随着生物学、化学、物理学、数学和基础医学技术和理论的蓬勃发展，临床医学的内容也正在不断地更新和深入，内科学亦随之进入了一个飞跃发展的时代。

临床医学模式不仅要重视生物学因素，还要更加重视心理、社会和环境因素及生活方式对疾病的影响。内科疾病治疗的目标已不仅是治愈某一个疾病，还要促进康复，减少残疾，提高生活质量。在治疗上要采取多样化综合治疗，从单纯治疗到预防和治疗相结合，从防病、治病扩展到对人群的健康监护及提高人体身心素质。本书从临床呼吸系统疾病介绍入手，针对临床消化系统疾病、临床内分泌代谢疾病进行了分析研究；另外对临床神经系统疾病、临床循环系统疾病做了一定的介绍；还对临床血液内科疾病与临床泌尿系统疾病及临床常见肿瘤疾病做了简要分析。旨在摸索出一条适合临床内科疾病工作的科学道路，帮助其工作者在应用中少走弯路，运用科学方法，提高效率。

目 录 »> CONTENTS

第一章　临床呼吸系统疾病

第一节　支气管哮喘

一、支气管哮喘病因及发病机制的新进展

（一）病因

支气管哮喘的病因目前尚不清楚，支气管哮喘的发生与个人体质和外界环境影响有重要关联。有些患者在更换居住地后就会出现哮喘发作，而回到原居住地后即使不用药物，哮喘症状亦会消失。在某些发展中国家中，环境污染严重，哮喘发病率逐年增高。特异性变应原（如尘螨、花粉、真菌、动物毛屑等）和非特异性吸入物（硫酸、二氧化硫、氯气、甲醛、甲酸等）可诱发支气管哮喘的发生。而源于煤炭、石油、化工、汽车尾气排放的有害化学物质、悬浮颗粒等可引起呼吸道变态反应和炎症；室内环境中某些挥发性有害化学物质也是哮喘发病的重要诱因。除了以上两点之外，遗传因素也在哮喘的发病上起着重要的作用。这些遗传性特征不仅是哮喘发病机制的危险因素，还决定哮喘的治疗效果。但是迄今为止可能没有一个基因是所谓的"哮喘"基因，这是基因-基因、基因-环境之间相互作用的结果。哮喘发生的表观遗传学调控包括 DNA 甲基化、组蛋白修饰、染色质重塑、非编码 RNA 调控等，各种表观遗传修饰相互影响、调控，构成一个完整的复杂的表观遗传调控网络。目前在哮喘表观遗传学主要集中在两种调控方式。其一为 DNA 甲基化，这是目前最主要的表观遗传修饰形式。异常的甲基化或去甲基化均会导致疾病的发生，在哮喘患者中甲基化和去甲基化就出现了明显的异常。其二为组蛋白修饰，组蛋白是真核生物染色体内的基本构成蛋白，很多体内和体外试验阐明了组蛋白修饰在哮喘中的重要作用。同时，多项流行病学实践证实肥胖和超体质量可增加哮喘发生的危险性，肥胖者能量调节激素也参与哮喘与肥胖的关联，其中最为重要的是瘦素和脂联素。

（二）发病机制

支气管哮喘的发病机制主要是免疫—炎症机制。肌体的免疫系统中体液免疫和细胞免

1

疫均参与了支气管哮喘的发病过程。支气管哮喘的发病机制同 CD4$^+$T 细胞的异常有密切关系。CD4$^+$T 淋巴细胞是支气管哮喘发病过程中最主要的调控者，可分为 Th1 细胞和 Th2 细胞两大类。Th1/Th2 细胞平衡失调，肌体正常的免疫功能受到损伤，从而导致免疫细胞及其成分对肌体自身组织结构和功能的破坏，是支气管哮喘发病的关键。当支气管哮喘发病时，体内 Th1 型免疫反应减弱，Th2 型免疫反应则异常增强，可见 Th2 细胞水平的异常增高在哮喘发病机制中尤为重要。在炎症反应中会产生很多细胞因子和细胞介质，它们组成复杂的网络，这个网络对哮喘的发展十分重要。其中白三烯是哮喘发生发展过程中的主要炎性反应介质。白三烯生物学活性十分广泛，可参与哮喘发病过程中的多个环节，并可促进多种细胞因子及炎性反应介质的释放。体内不同的 DC 亚群发挥着不同的作用，其中淋巴组织中的树突状细胞与支气管哮喘密切相关。哮喘患者的气道在慢性炎症的刺激下，可发生细胞外基质聚集、平滑肌细胞增生、新生血管形成、炎症细胞浸润和腺体肥大，被称为气道重塑或气道重建。基质金属蛋白酶-9（MMP-9）和基质金属蛋白酶组织抑制剂-1（MMPI-1）参与了气道重塑的过程。

二、支气管哮喘的诊断

随着对支气管哮喘认识的深入，目前支气管哮喘的完整诊断包括哮喘的诊断标准、分期、分级、控制水平以及哮喘急性发作期的诊断。完整的诊断对支气管哮喘诊治方案有更好的参考价值。

（一）诊断标准

当出现反复发作喘息、气急、胸闷或咳嗽，多与接触变应原、冷空气、物理性刺激、化学性刺激以及病毒性上呼吸道感染、运动等有关。发作时在双肺可闻及散在或弥漫性以呼气相为主的哮鸣音，呼气相延长。上述症状和体征可经治疗缓解或自行缓解，除外其他疾病所引起的喘息、气急、胸闷和咳嗽即可诊断为支气管哮喘。而当临床表现不典型者，应至少具备以下几项试验阳性：第一，支气管激发试验或运动激发试验阳性；第二，支气管舒张试验阳性，FEV_1 增加 ≥12%，且 FEV_1 增加值 ≥200mL；第三，呼气流量峰值（PEF）昼夜变异率≥20%。特别地，咳嗽变异性哮喘目前被认为是一种特殊类型的不典型哮喘或是支气管哮喘的早期阶段，咳嗽是其唯一或主要临床表现，无明显喘息、气促等症状或体征，但有气道反应性增高。临床主要表现为刺激性干咳，通常咳嗽比较剧烈，夜间咳嗽为其重要特征。感冒、冷空气、灰尘、油烟等容易诱发或加重咳嗽。其诊断标准为：第一，慢性咳嗽，常伴有明显的夜间刺激性咳嗽；第二，支气管激发试验阳性，或呼气峰流速昼夜变异率≥20%，或支气管舒张试验阳性；第三，支气管舒张剂治疗有效，且排除其他呼吸系统疾病。

（二）分期

根据临床表现哮喘可分为急性发作期、非急性发作期（慢性持续期和临床缓解期）。慢性持续期是指每周均不同频度和（或）不同程度地出现症状（喘息、气急、胸闷或咳嗽）；临床缓解期是指经过治疗或未经治疗症状、体征消失，肺功能恢复到急性发作前水平，并维持3个月以上。

（三）分级

按照支气管哮喘病情的严重程度分级：主要用于治疗前或初始治疗时严重程度的判断，在临床中更有其应用价值。

（四）控制水平分级

这种分级方法更容易被临床医师掌握，有助于指导临床治疗，以取得更好的哮喘控制。

（五）急性发作期的诊断

支气管哮喘急性发作是指喘息、气促、咳嗽、胸闷等症状突然发生，或原有症状急剧加重。常有呼吸困难，以呼气流量降低为其特征，常因接触变应原、刺激物或呼吸道感染诱发。只要符合某一严重程度的某些指标，而不需满足全部指标，即可提示为该级别的急性发作。

三、支气管哮喘的治疗

（一）支气管哮喘的药物治疗

近年来随着对支气管哮喘的研究深入，治疗药物也有了新的进展。哮喘治疗药物可分为控制或预防哮喘发作的药物和缓解哮喘发作的药物：第一，控制或预防哮喘发作的药物，主要通过非特异性抗炎作用使哮喘维持临床控制，包括糖皮质激素、白三烯调节剂等；第二，缓解药物可以缓解哮喘症状，包括抗胆碱药物、茶碱类等。

1. 控制或预防哮喘发作的药物

（1）糖皮质激素

糖皮质激素作用广泛而复杂，且随剂量不同而异。生理情况下所分泌的糖皮质激素主要影响物质代谢过程。糖皮质激素能增加肝糖原、肌糖原含量并升高血糖，促进淋巴组织和皮肤等处的蛋白质分解，抑制蛋白质的合成，促进脂肪分解，抑制其合成，长期使用能增高血胆固醇含量。糖皮质激素有强大的抗炎作用，能对抗各种原因如物理、化学、生理、免疫等所引起的炎症。糖皮质激素抗炎作用的基本机制在于糖皮质激素与靶细胞质内的糖皮质激素受体相结合后，影响参与炎症的一些基因转录而产生抗炎效应。糖皮质激素的靶细胞广泛分布于肝、肺、脑、骨、胃肠平滑肌、骨骼肌、淋巴组织、成纤维细胞、胸腺等处，各类细胞中受体的密度也各不相同。因为口服激素的副作用大，因而目前临床上主要推荐使用吸入性的糖皮质激素。吸入性的糖皮质激素可以以某种蛋白质为载体，以易化扩散的方式穿过气道内的各种炎性细胞的膜，在胞内与糖皮质激素受体结合发挥作用。吸入性的糖皮质激素副作用小，作用明确，是治疗支气管哮喘的重要药物。目前临床上常用的吸入性糖皮质激素为二丙酸倍氯米松、布地奈德和氟替卡松。选用干粉吸入剂或加用储雾器优于气雾剂。新型糖皮质激素包括环索奈德和糠酸莫米松。

（2）白三烯调节剂

白三烯调节剂包括半胱氨酰白三烯受体拮抗剂和 5-脂氧化酶抑制剂。除吸入激素外，是唯一可单独应用的长效控制药，可作为轻度哮喘的替代治疗药物和中重度哮喘的联合治疗用药。目前在国内应用主要是半胱氨酰白三烯受体拮抗剂，代表药物有扎鲁司特、孟鲁司特和异丁司特，口服使用方便，副作用少。此类药物尤适用于阿司匹林哮喘、运动性哮喘和伴有过敏性鼻炎哮喘患者的治疗。因白三烯受体拮抗剂抗炎范围相对较窄，所以其不适合单独用于治疗重度哮喘，但对于单用吸入中、大剂量激素疗效不佳的中、重度哮喘联用白三烯受体拮抗剂可增强疗效。虽然接受这类药物治疗的患者可出现 Churg-Strauss 综合征，但其与白三烯调节剂的因果关系尚未肯定，可能与减少全身应用激素的剂量有关。白三烯受体拮抗剂扎鲁司特每次 20mg，每日 2 次；孟鲁司特每次 10mg，每日 1 次；异丁司特每次 10mg，每日 2 次。而 5-脂氧化酶抑制剂齐留通可能引起肝脏损害，需监测肝功能，通常口服给药。其中孟鲁司特目前在国内应用较多，是一种强效选择性白三烯受体拮抗剂，它能与人体呼吸道中半胱氨酰白三烯受体高度选择性结合，从而阻断白三烯的病理作用。目前全球哮喘防治创议已将白三烯受体拮抗剂作为包括 5 岁以下幼儿轻度以上持续哮喘患儿的可选择药物之一。

（3）其他药物

酮替芬和新一代的抗组胺药物如阿司咪唑、曲尼斯特对控制和预防哮喘发作有一定的作用。阿司咪唑为强力和长效 H1 受体拮抗剂，由于它不易通过血脑屏障，因此它不具有中枢的镇静作用，也没有抗胆碱作用。它与组织中释放的组胺竞争效应细胞上的 H1 受体，从而制止过敏作用，可用于治疗过敏性哮喘。曲尼斯特能稳定肥大细胞和嗜碱粒细胞的细胞膜，阻止脱颗粒，从而抑制组胺和 5-羟色胺等过敏介质的释放，对支气管哮喘、过敏性鼻炎等疾病有较好的治疗作用。

2. 缓解药物

（1）β₂受体激动剂

β₂受体激动剂通过对气道平滑肌和肥大细胞等细胞膜表面的β₂受体的作用，舒张气道平滑肌，减少肥大细胞和嗜碱粒细胞脱颗粒和介质的释放，降低微血管的通透性，并增加气道上皮纤毛的摆动，从而缓解哮喘症状。

（2）茶碱类

茶碱类具有舒张支气管平滑肌作用，并具有强心、利尿、扩张冠状动脉、兴奋呼吸中枢和呼吸肌等作用，而低浓度茶碱还具有抗炎和免疫调节作用。茶碱类药物在支气管哮喘的治疗中拥有悠久的历史，如氨茶碱及二羟丙茶碱在临床上应用非常广泛，而近年来多索茶碱在临床上应用较多。多索茶碱是甲基黄嘌呤的衍生物，通过抑制平滑肌细胞内的磷酸二酯酶等作用松弛平滑肌，从而达到缓解哮喘发作的作用。

（3）抗胆碱能药物

吸入型抗胆碱能药物目前临床上应用的主要有溴化异丙托品和噻托溴铵等，可阻断节后迷走神经传出支，通过降低迷走神经张力而舒张支气管。为支气管哮喘的二线用药，其与β₂受体激动剂联合应用具有协同、互补作用。

3. 其他治疗药物

（1）可能减少口服糖皮质激素剂量的药物

包括口服免疫调节剂（氨甲蝶呤、环孢素、金制剂等）、某些大环内酯类抗生素（克拉霉素）。

（2）抗IgE抗体治疗

重组人源化单克隆IgE抗体（奥马佐单抗）安全、有效、可降低血清IgE水平，减少IgE受体数目，有助于哮喘控制及减少糖皮质激素用量。可应用于血清IgE水平增高且用大剂量吸入激素和LABA联合治疗后仍不能达到病情控制的难治性哮喘患者。该药远期疗效与安全性有待进一步观察，价格昂贵也使其临床应用受到限制。

（3）变应原特异性免疫疗法（SIT）

通过皮下给予常见吸入变应原提取液（如尘螨），可减轻哮喘症状和降低气道高反应性，适用于变应原明确但难以避免的哮喘患者，但其安全性尚待进一步研究与评价，变应原制备的标准化也有待加强。SIT适用于吸入性变应原筛查阳性的患者。对于食物变应原，则大多采用避免再次接触或进行特定的脱敏治疗。哮喘患者应用此疗法应在医师严格指导下进行。目前已试用舌下给药的变应原免疫疗法。SIT应该是在严格的环境隔离和药物干预无效（包括吸入激素）情况下考虑的治疗方法。

4. 支气管哮喘吸入治疗的装置选择

吸入疗法是哮喘治疗的重要手段。目前临床上用于吸入的装置种类繁多，使用方法不尽相同。吸入装置主要分 3 类：定量气雾吸入器（MDI）和储雾罐、干粉吸入器（DPI）以及雾化吸入器。定量吸入器是通过操作过程中液化气体在突然减压瞬间急剧氧化而将药物切割成微粒并分散在空气中由患者吸入呼吸道和肺内的一种方法。由药物、推进剂、表面活性物质或润滑剂等多种成分组成，密封的贮药罐内盛有药物和助推剂，由于其初始速度快，上呼吸道口咽部惯性沉积多，而沉积在下呼吸道仅 10% 左右。代表者是沙丁胺醇气雾剂。定量吸入器加储雾罐，它先将药物喷入储雾罐，然后通过患者反复多次吸气，将药物吸入肺内。储雾罐可防止喷雾散失而提高吸入药量和治疗效果，使吸入肺部的药液量增加到 33%，克服了单用 MDI 的不足，且明显减少了口咽部药物的沉积量，提高了用药的安全度。干粉吸入器中胶囊吸入器将胶囊置于储药凹槽，按压两侧按钮刺破胶囊，用力吸气，胶囊随气流高速旋转，同时释放药物，目前临床上以吸乐为代表，但用于 COPD 的治疗。准纳器中碟剂是新型多剂量型 DPI。其将药物的微粉密封在铝箔制成的盘状输送带的囊泡内，通过内部的 1 个塑料转盘输送。扳动操作杆刺破其中 1 个囊泡，即可吸入。药物是单独包装并密封，有计数窗可提示药量。代表为舒利迭。而都保是一种贮存剂量型 DPI，不用添加剂，通过激光打孔的转盘精确定量。采用了独特的双螺旋通道，气流在局部产生湍流，以利于药物颗粒的分散，增加了微颗粒的输出量和吸入肺部的药量。装置的内在阻力略高，属中阻力型，吸入量与流速相关，尽可能采用快速峰流速吸气方式吸药。雾化器中喷射式雾化器为临床上最常用的气溶胶发生装置之一。以压缩空气或氧气为动力，它可喷雾多样药物，较少需要患者呼吸协调动作，且无须氟利昂作为助推剂，携带方便、易操作；但雾化器易污染而导致交叉感染，吸入药物浪费严重，需要高压气流作为动力，治疗时间较长等因素而限制了其广泛使用。而超声波雾化器由于存在产生的气溶胶的密度大，吸入后呼吸道内氧分压相对偏低，长时间吸入可引起呼吸道湿化过度而致呼吸困难或支气管痉挛，有缺氧或低氧血症的患者不宜使用等不足；且会破坏糖皮质激素的结构，影响疗效，故现在已很少用于哮喘的治疗。在平时应用中一般在非急性发作期患者多应用干粉吸入剂，而在平时多备用定量气雾吸入器防止急性发作所导致的气道痉挛。在急性发作期多以喷射式雾化器治疗为主。

（二）支气管哮喘的非药物治疗

1. 支气管热成型

支气管热成型治疗主要通过向支气管壁释放射频能量，加热支气管壁，减轻平滑肌的肥厚，从而达到降低气道反应性、增加气流流速，明显改善哮喘症状，减少药物使用的目的。将支气管热成型治疗用于哮喘患者，结果显示接受治疗患者对支气管热成型治疗操作过程耐受良好，无临床不良反应。另有临床试验表明对于中重度持续性哮喘患者，支气管热成型治疗的介入治疗比单纯应用吸入皮质激素联合长效 β_2 受体激动剂能够达到更好的哮喘控制，而在停用长效 β_2 受体激动剂、单独吸入皮质激素后，仍能维持对支气管哮喘的控制。近年来这种治疗技术发展迅速，很有可能打破哮喘治疗中传统的单独用药物控制的局面。

2. 支气管哮喘的康复治疗

支气管哮喘的康复治疗与慢性阻塞性肺疾病的康复治疗相类似。康复治疗包括教育、物理治疗、职能治疗、营养咨询、心理康复、呼吸治疗等。物理治疗有呼吸训练，教导患者腹式呼吸、圆唇吐气及呼吸节律，使患者气体交换功能更为有效。体位引流有助于帮助患者排除肺部积痰，心肺功能训练可使患者的体能及运动耐力增加，适时使用非侵袭性呼吸辅助器，可让过度疲劳的呼吸肌得到休息而重获生机。营养咨询可帮助患者获得充分的营养，以免因营养不足而导致呼吸肌无力。心理康复可有助于患者重新认识自己，重拾自信。呼吸治疗可减轻患者呼吸困难之症状，有助患者的舒适感。患者可以根据自身情况参与合适的康复项目。

（三）支气管哮喘治疗方案的选择

1. 长期治疗方案的确定

支气管哮喘的治疗应该按照患者病情严重程度为基础，根据其控制水平选择适当的治疗方案。哮喘药物的选择既要考虑药物的疗效及其安全性，也要考虑患者的经济收入和当地的医疗资源等。要个体化制定患者的治疗方案。哮喘患者长期治疗方案分为5级，对以往未经规范治疗的初诊哮喘患者可选择第2级治疗方案，患者哮喘症状明显，可直接选择第3级治疗方案。在每一级中缓解药物均可按需使用，以迅速缓解哮喘症状。如果使用的治疗方案不能使哮喘得到控制，治疗方案可升级直至达到控制为止。当哮喘控制并维持至少3个月后，治疗方案可考虑降级。

2. 哮喘急性发作期的处理

哮喘急性发作时的治疗取决于患者发病时的严重程度以及对治疗的反应。治疗的目的在于尽快缓解症状、解除气流受限和低氧血症，同时还需要制定长期治疗方案，以预防再次急性发作。

轻度和部分中度急性发作可以在家庭中或社区中治疗。治疗为重复吸入速效 β_2 受体激动剂。如果对吸入性 β_2 受体激动剂反应良好，通常不需要使用其他的药物。如果治疗反应不完全，尤其是在控制性治疗的基础上发生的急性发作，应尽早口服激素，必要时到医院就诊。部分中度和所有重度急性发作均应到急诊室或医院治疗。治疗包括氧疗，重复使用速效 β_2 受体激动剂，并使用静脉茶碱。尽早使用全身激素，必要时可予经鼻（面）罩无创机械通气，若无效应及早行气管插管机械通气。

3. 妊娠期支气管哮喘的处理

妊娠期支气管哮喘是哮喘的一种特殊情况，是影响孕妇及其胎儿的主要呼吸系统疾病之一。既要控制好哮喘使孕妇顺利度过孕产期，又要避免药物对胎儿的危害。未控制的妊娠哮喘可以导致围生期并发症和哮喘急性发作，而这对于母亲和胎儿都是危及生命的。妊娠哮喘患者应当接受正规的哮喘药物治疗。

妊娠妇女建议每个月评估 1 次哮喘病史和肺功能。对于哮喘控制不理想者和中、重度哮喘患者，可以考虑在孕 32 周时开始连续进行超声监测。重度哮喘发作恢复后进行超声检查也是有帮助的。避免接触变应原和刺激物，尤其重要的是避免接触吸烟可以明显改善孕妇身体状况，减少哮喘治疗药物的应用。

4. 特殊类型哮喘的治疗

咳嗽变异性哮喘的发病率逐年增高，目前慢性咳嗽的主要病因之一即是咳嗽变异性哮喘。咳嗽变异性哮喘目前被认为是一种特殊类型的哮喘或是支气管哮喘的早期阶段，咳嗽是其唯一或主要临床表现，无明显喘息、气促等症状或体征，但有气道反应性增高。临床主要表现为刺激性干咳，通常咳嗽比较剧烈，夜间咳嗽为其重要特征。感冒、冷空气、灰尘、油烟等容易诱发或加重咳嗽。其诊断标准：①慢性咳嗽，常伴有明显的夜间刺激性咳嗽。②支气管激发试验阳性，或呼气峰流速昼夜变异率>20%，或支气管舒张试验阳性。③支气管舒张剂治疗有效，且排除其他呼吸系统疾病。咳嗽变异性哮喘治疗原则与支气管哮喘治疗相同。大多数患者吸入小剂量糖皮质激素联合支气管舒张剂即可，或用两者的复方制剂如布地奈德/福莫特罗、氟替卡松/沙美特罗，必要时可短期服用小剂量糖皮质激素治疗。治疗时间多不少于 8 周。

四、支气管哮喘的管理

首先明确支气管哮喘是一种慢性气道疾病，目前无法根治，但是可以通过有效的管理，实现对支气管哮喘的良好控制。全球多中心临床试验中所设定的完全控制和良好控制两种概念、两种标准。完全控制的标准是：没有白天症状、夜间觉醒、急性加重、急诊，不需要使用短效 β 受体激动剂，每日清晨最大呼气流速（PEF）≥80%预计值，而且不出现与治疗相关的不良反应，不需要因此而改变治疗方案。良好控制的标准：没有夜间觉醒、急性加重、急诊治疗，而且没有与治疗相关的不良反应，但白天允许有轻度的症状，但白天症状积分>1 的天数≤2；按需使用短效段受体激动剂的频率每周>2 天或<4 次；每日清晨（PEF）≥80%预计值，以上 3 项中符合 2 项再加上前面的必须达到的几项标准，就可评为达到良好控制。哮喘治疗目标和理想的哮喘控制之间是相互联系的而又含义不同的两个概念。哮喘的治疗目标是实现"对哮喘理想控制"的方向；而"哮喘的理想控制"是衡量患者的治疗是否有效、是否达到理想的目标。

要想达到哮喘的良好控制必须建立良好的医患关系。这是实现对哮喘有效的管理的首要措施。患者在专科医师的指导下对自己的哮喘治疗制定一个个体化的方案。这个方案包括自我监测、周期性评估、自我调整以期达到对哮喘的良好控制。其中又以对患者进行哮喘教育是最基本的环节。哮喘教育对各年龄段的哮喘患者都有作用。医患之间的良好沟通是提高患者后续治疗依从性的必要基础。促进沟通的关键因素为：建立亲和力，参与互动对话，鼓励和赞扬，同情、安慰、及时处理患者担心的所有问题，提供合适的信息，树立共同目标等。对医院、社区、专科医师、全科医师及其他医务人员进行继续教育，通过培训哮喘管理知识，以提高他们与患者的沟通技巧，可以明显改善与患者的沟通效果，包括增加患者满意度、增进健康、减少卫生保健资源使用。

支气管哮喘的教育是一个长期的过程，需要各方面的协同合作，需要长效机制确保其有效运转。在教育过程中要特别重视以下关键点，首先是查明并避免危险因素的接触。因为很多哮喘的发作都有触发因素存在，比如说变应原、病毒感染、污染物、烟草烟雾、药物（如阿司匹林）等。早期确定致敏因素并防止患者进一步接触，是哮喘管理的重要部分。防病重于治病。其次是对病情的评估、治疗和监测。必须牢固建立评估哮喘控制、治疗以达到控制，以及监测以维持控制这样一个三位一体的循环过程，而且要反复强化直到形成习惯。

第二节　慢性阻塞性肺

一、临床表现

（一）症状

起病隐匿，慢性咳嗽咳痰为早期症状，冬季较重；病情严重者，咳嗽咳痰终年存在。通常咳少量黏液痰，部分患者在清晨较多；合并感染时痰量增多，呈脓性痰。早期气短或呼吸困难，或者仅于劳力时出现，以后逐渐加重，严重者走平路甚至休息说话也感气短。部分患者尤其是重度患者有喘息，胸部紧闷感通常于劳力后发生。在疾病的进展过程中，可能会发生食欲减退、体重下降、肌肉萎缩和功能障碍、精神抑郁和焦虑等。

（二）体征

COPD 早期可以没有体征。随着疾病进展，可以出现胸廓形态异常，如胸部过度膨胀、前后径增加，肋间隙饱满，严重者如桶状胸；呼吸浅快、缩唇呼吸、下肢水肿、肝脏增大。心相对浊音界缩小或消失，肝上界下移，肺部叩诊可呈过度清音。两肺呼吸音语音减低，呼气时相延长，有时可闻干性啰音或者湿性啰音，心音遥远，剑突部心音较清晰响亮。

（三）并发症

1. 慢性呼吸衰竭

常发生在 COPD 急性加重期或重度患者，症状明显加重，出现低氧血症和（或）高碳酸血症，可具有缺氧和二氧化碳潴留的临床表现。

2. 自发性气胸

如有突然加重的呼吸困难，并伴有明显的发绀或者胸痛，患侧肺部叩诊为鼓音，听诊呼吸音减弱或消失，应考虑并发自发性气胸，通过 X 线检查可以确诊。

3. 慢性肺源性心脏病

由于 COPD 肺病变引起肺血管床减少及缺氧致肺动脉痉挛、血管重塑，导致肺动脉高压、右心室肥厚扩大，最终发生右心功能不全。

（四）实验室检查

1. 肺功能检查

肺功能目前仍然是判断气流受限的客观指标，对 COPD 的诊断、严重程度分级、预测疾病进展、预后及疗效等均有重要作用。气流受限通常是以 FEV_1 和 $FEV_1/FVCO$ 来确定。吸入支气管扩张剂后 $FEV_1/FVCO<70\%$ 者，可确定为气流受限，即可诊断 COPD。$FEV_1/FVCO$ 很敏感，轻度气流受限也可检出。实际 FEV_1 占预计值的百分比是气流受限分级指标，变异性小。COPD 气流受限使肺总量（TLCO）、功能残气量（FRCO）和残气容积（RV）增高，肺活量（VCO）减低。COPD 者弥散功能也受损。

2. 影像学检查

（1）胸部 X 线摄片

COPD 早期 X 线胸片可无明显变化，后期可出现肺纹理增多、紊乱等改变；典型 X 线征为肺过度充气，肺叶透亮度增高，体积增大，胸腔前后径增长，肋骨走向变平，肋间隙增宽，横膈位置下移，膈肌穹窿变平。心脏悬垂狭长，肺门血管纹理呈残根状，肺野外周

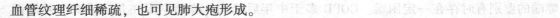

血管纹理纤细稀疏，也可见肺大疱形成。

（2）胸部 CT 检查

早期 CT 检查比胸部 X 线摄片敏感，高分辨率 CT 对鉴别小叶中心型和全小叶型肺气肿及确定肺大疱的大小和数量有很高的特异性，对评估肺大疱切除术和外科减容手术等的效果有一定价值。

（3）血气分析

对确定 COPD 呼吸衰竭有重要价值。临床中出现动脉血 $PaO_2 < 8kPa$ 和/或伴动脉血 $PaCO_2 > 6.65kPa$（50mmHg）是呼吸衰竭治疗中临床重要的监测指标。

（4）其他实验室检查

血常规对评判合并感染和红细胞增多症有价值。细菌培养等微生物检查对确定致病微生物有意义。

二、诊断和鉴别诊断

（一）全面采集病史进行评估

诊断 COPD 时，首先应全面采集病史，包括症状、既往史和系统回顾、接触史。症状包括慢性咳嗽、咳痰、气短。既往史和系统回顾应注意除外哮喘、变态反应性疾病、感染及其他呼吸道疾病史，如结核病史；COPD 和呼吸系统疾病家族史；COPD 急性加重和住院治疗病史；有相同危险因素（吸烟）的其他疾病，如心脏、外周血管和神经系统疾病；不能解释的体重下降；其他非特异性症状，喘息、胸闷、胸痛和晨起头痛；要注意吸烟史（以包/年计算）及职业、环境有害物质接触史等。

（二）诊断

COPD 的诊断应根据临床表现、危险因素接触史、体征及实验室检查等资料综合分析确定。考虑 COPD 的主要症状为慢性咳嗽、咳痰、气急、气促、气短、喘息和（或）呼吸困难等，生活质量逐渐下降，常常受各种诱因诱发急性发作。肺功能测定指标是诊断 COPD 的金标准。用支气管舒张剂后 $FEV_1/FVCO < 70\%$ 可确定为不完全可逆性气流受限。凡具有吸烟史及（或）环境职业污染接触史及（或）咳嗽、咳痰或呼吸困难史者均应进行肺功能检查。COPD 早期轻度气流受限时可有或无临床症状，提高认识和开展肺功能检查是早期发现 COPD 的重要措施。胸部 X 线检查有助于确定肺过度充气的程度及与其他肺部疾病鉴别。部分早期 COPD 可以完全没有症状。单纯依据临床表现容易导致漏诊。

（三）鉴别诊断

COPD 应与支气管哮喘、支气管扩张症、充血性心力衰竭、肺结核等鉴别。与支气管哮喘的鉴别有时存在一定困难。COPD多于中年后起病，哮喘则多在儿童或青少年期起病；COPD症状缓慢进展，逐渐加重，哮喘则症状起伏大；COPD多有长期吸烟史和（或）有害气体、颗粒接触史，哮喘则常伴过敏体质、过敏性鼻炎和（或）湿疹等，部分患者有哮喘家族史；COPD时气流受限基本为不可逆性，哮喘时则多为可逆性。

然而，部分病程长的哮喘患者已发生气道重塑，气流受限不能完全逆转；而少数COPD患者伴有气道高反应性，气流受限部分可逆。此时应根据临床及实验室所见全面分析，必要时做支气管舒张试验和（或）峰流速（PEF）昼夜变异率来进行鉴别。在少部分患者中这两种疾病可以重叠存在。吸烟史（以包/年计算）及职业、环境有害物质接触史。

（四）分级

1. 严重程度分级

按照病情严重度COPD分为4级。分级主要是依据气流受限的程度，同时参考心肺功能状况。$FEV_1/FVCO$是诊断气流阻塞的敏感指标，目前的各种指南均采用GOLD提出的吸入支气管扩张剂后$FEV_1/FVCO<70\%$这一固定值为标准，同时可以避免COPD的过度诊断。气流受限是诊断COPD的主要指标，同时也反映了病理改变的严重程度。由于FEV_1下降与气流受限有很好的相关性，因此FEV_1的变化是分级的主要依据。而且随着FEV_1降低，病死率增高。但是依据FEV变化分级也有其局限性，FEV_1相同的患者往往有不同的临床表现，气急、健康状况、运动耐力、急性加重均不同。

2. 其他分级方法

COPD影响患者不仅与气流受限程度有关，还与出现的临床症状严重程度、营养状态以及并发症的程度有关。GOLD引入了多种参数对COPD进行全面评估。

BMI等于体重（kg）除以身高（m）的平方，$BMI<21kg/m^2$的COPD患者病死率增加。

功能性呼吸困难分级可用呼吸困难量表来评价。0级：除非剧烈活动，无明显呼吸困难；1级：当快走或上缓坡时有气短；2级：由于呼吸困难比同龄人步行得慢，或者以自己的速度在平地上行走时需要停下来呼吸；3级：在平地上步行100m或数分钟后需要停下来呼吸；4级：明显的呼吸困难而不能离开房屋或者当穿脱衣服时气短。

BODE指数：如果将FEV1作为反映气流阻塞的指标，呼吸困难分级作为症状的指标，BMI作为反映营养状况的指标，再加上6min步行距离作为运动耐力的指标，将这四方面综合起来建立一个多因素分级系统，作者将四个指标根据严重程度依次评分，归纳后的综合评分以10分划分。分值低者，患者症状轻；分值高者，患者症状重；生存者分值低，死亡者分值高，两者有显著差异，COPD患者死亡与BODE指数高分值相关。因而认为

BODE 指数可比 FEV1 更好地预测患者的全身情况、生活质量和病死率，反映 COPD 的预后。

生活质量评估：广泛应用于评价 COPD 患者的病情严重程度、药物治疗的疗效、非药物治疗的疗效（如肺康复治疗、手术）和急性发作的影响等。生活质量评估还可用于预测死亡风险，而与年龄、FEU 及体重指数无关。

3. 分期

COPD 病程可分为急性加重期与稳定期。COPD 急性加重期是指患者出现超越日常状况的持续恶化，并需改变基础 COPD 的常规用药者，通常在疾病过程中，患者短期内咳嗽、咳痰、气短和（或）喘息加重，痰量增多，呈脓性或黏脓性，可伴发热等炎症明显加重的表现。COPD 患者每年急性加重平均次数>3 次/年（3~8 次/年），为频繁加重；平均加重次数<3 次/年（0~2 次/年），为非频繁加重。频繁加重患者需住院治疗的比例显著高于非频繁加重者。COPD 病史越长，每年发生急性加重次数越多，频繁的急性加重显著降低患者生活质量。频繁的急性加重提高 COPD 患者病死率。

稳定期则指患者咳嗽、咳痰、气短等症状稳定或症状轻微。气流受限的基本特征持续存在，如果不作长期有效的防治，肺功能将进行性恶化。此外长期咳嗽排痰不畅，容易引起细菌繁殖，导致急性加重期发作更频繁和更严重，最终使慢阻肺的病情加速恶化。

三、治疗

COPD 治疗计划包括 4 个部分：第一，疾病的评估和监测；第二，减少危险因素；第三，稳定期的治疗；第四，加重期的治疗。

预防 COPD 的产生是根本，但进行有效的治疗在临床中举足轻重，合理的治疗能够得到如下效果：第一，减轻症状，阻止病情发展；第二，缓解或阻止肺功能下降；第三，改善活动能力，提高生活质量；第四，降低病死率；第五，预防和治疗并发症；第六，预防和治疗急性发作。

COPD 的防治包括如下方面：

（一）减少危险因素，预防疾病进展

确定危险因素，继而减少控制这些危险因素是所有疾病预防和治疗的重要途径。COPD 的危险因素包括：吸烟、职业粉尘和化学物质、室内外空气污染和刺激物等。

（二）COPD 稳定期治疗

COPD 稳定期是相对的稳定，本质上炎症是进行性发展的。因此，COPD 稳定期治疗应该强调以下观点：第一，COPD 强调长期规范治疗，应该根据疾病的严重发展，逐步增加治疗，哮喘治疗中强调降阶梯治疗的方法不适合于 COPD。COPD 稳定期强调整体治疗，慢阻肺全球倡议据此提出根据病情轻重，应用支气管舒张剂和抗炎剂的阶梯治疗方案。第二，如果没有明显的副作用或病情的恶化出现，应该继续在同一水平维持长期的规律治疗。第三，不同患者对治疗的反应不同，应该随访观察，及时调整治疗方案。

1. 教育与管理

①教育与督促患者戒烟和防止被动吸烟，远离有毒有害空气，迄今能证明有效延缓肺功能进行性下降。除非有禁忌证，应当为计划戒烟的 COPD 患者适当提供尼古丁替代治疗（NRT）、伐尼克兰或安非他酮，并酌情给予支持项目以优化戒烟率。

②教育要以人为本，形式多样，注意个体化，循序渐进，不断强化，逐渐深入和提高，将 COPD 的病理生理与临床基础知识传授给患者。

③掌握一般和部分特殊的治疗方法，学会如何尽可能减轻呼吸困难症状。

④学会自我控制病情，合理地锻炼，如腹式呼吸及缩唇呼吸锻炼等，增强体质，提高生活质量。

⑤了解赴医院就诊的时机。

⑥社区医生定期随访指导管理，建立健全定期预防和评估制度。

⑦自我管理和评估是一个有机整体，COPD 患者每人每年至少应测定 1 次全套肺功能，包括 FEV_1、肺活量、深吸气量、残气量、功能残气量、肺总量和弥散功能，以便了解肺功能下降的规律，预测预后和制订长期治疗方案。

⑧临终前有关事项。

2. 控制职业性或环境污染

避免或防止职业粉尘、烟雾及有毒有害气体吸入。

3. 药物治疗

COPD 稳定期炎症仍在进行，药物治疗可以控制症状和预防急性加重，减少急性加重的发生频次和降低发作的严重程度，提高运动耐力和生活质量。

（1）支气管舒张剂

支气管舒张剂是控制 COPD 症状的主要药物（A 类证据），可以松弛支气管平滑肌、扩张支气管、缓解气流受限，还可以改善肺的排空，减少肺动态充气过度，提高生活质量。短期按需应用可缓解症状，长期规律应用可预防和减轻症状，增加运动耐力，但不能使所有患者的 FEV_1 都得到改善。而且有时这些改变与 FEV_1 的改善并不相匹配。长期规律应用支气管舒张剂不会改变 COPD 肺功能进行性下降这一趋势。与口服药物相比，吸入剂不良反应小，因此多首选吸入治疗。

支气管舒张剂主要有 β₂ 受体激动剂、抗胆碱药及甲基黄嘌呤类。短效支气管舒张剂较为便宜，但是规律应用长效支气管舒张剂，不仅方便，而且效果更好。如何选择或者如何联合用药，取决于药物是否可以获得以及不同个体的反应。联合用药可增强支气管舒张作用、减少不良反应。短期按需使用支气管舒张剂可缓解症状，长期规律使用可预防和减轻症状。β₂ 受体激动剂、抗胆碱药物和（或）茶碱联合应用，肺功能与健康状况可获得进一步改善。

（2）抗氧化剂

COPD 气道炎症使氧化负荷加重，加重 COPD 的病理、生理变化，反过来对炎症和纤维化形成起重要作用。应用抗氧化剂谷胱甘肽（GSH）、N-乙酰半胱氨酸、维生素 C、维生素 E 及胡萝卜素等可降低疾病反复加重的频率。

（3）免疫调节剂

能提高免疫力，降低呼吸道感染的机会，临床常用药物有胸腺素、核酪注射液、卡介苗，对降低 COPD 急性加重严重程度可能具有一定的作用。

（4）替代治疗

有严重 α1-抗胰蛋白酶缺乏的患者，可进行替代治疗，对 COPD 稳定期治疗有一定作用。需每周静脉注射该酶制剂，但价格较高。

（5）疫苗

流感疫苗可减少 COPD 患者的严重程度和死亡。肺炎球菌疫苗含有几十种肺炎球菌荚膜多糖，已在 COPD 患者中应用，但尚缺乏有力的临床观察资料。慢性阻塞性肺病患者应每年接种流感疫苗，每 6 年接种一次肺炎球菌疫苗。

（6）中医治疗

辨证施治是中医治疗的基本原则，对 COPD 的治疗亦有相当疗效。具有祛痰、支气管舒张、免疫调节等作用。

（7）其他用药

白三烯拮抗剂，磷酸二酯酶 4 抑制剂，可能有一定疗效。

4. 氧气治疗

COPD 长期家庭氧疗适应证：慢性呼吸衰竭稳定期、睡眠型低氧血症、运动型低氧血症。

长期家庭氧疗（LTOT）对具有慢性呼吸衰竭的患者可延长稳定期 COPD 患者生存期，减轻呼吸困难，增强运动能力，提高生活质量，降低肺动脉压，改善血流动力学、血液学特征、肺生理和精神状态。

5. 康复治疗

康复治疗可以帮助重症患者改善活动能力，提高生活质量，是 COPD 患者一项重要的治疗措施。它包括：第一，呼吸生理治疗，协助患者咳嗽咳痰，促进分泌物排出。缩唇呼吸促进气体交换，以及避免快速浅表的呼吸以帮助克服急性呼吸困难等措施。第二，肌肉训练，步行、登楼梯、踏车、腹式呼吸增强膈肌功能，全身运动提高肌肉的协调性。第三，营养支持，合理营养，合理饮食结构，避免高碳水化合物饮食和过高热量摄入，防止过多的二氧化碳产生，达到理想体重。第四，精神治疗和教育等多方面措施。

6. 手术治疗

手术的总体疗效为术后长达 24 个月内，术后肺活量、患者的氧分压得以提高，6min 行走距离增加，运动平板测试期间氧气使用减少。此外，手术还可减少患者静息、用力及睡眠状态下氧气的使用。

（三）COPD 急性加重期的治疗

1. 确定 COPD 急性加重的原因

确定引起 COPD 加重的原因对确定治疗方案有很大的作用。COPD 急性加重的原因包括支气管-肺部感染、肺不张、胸腔积液、气胸、心律失常、左心功能不全、电解质紊乱、代谢性碱中毒、肺栓塞等，而且这些原发的疾病又酷似 COPD 急性发作的症状，需要仔细鉴别。

2. 非住院治疗

COPD 频繁加重严重影响患者的生活质量，并显著提高患者的病死率。对于对 COPD 加重早期进行干预，可以降低住院费用，缩短住院时间，减慢肺功能的下降，减少发病的频度。

轻症患者可以在院外治疗，但应根据病情变化，决定继续院外治疗还是送医院治疗。COPD 加重期的院外治疗包括适当增加支气管舒张剂的剂量及增加使用频次。如果未曾使用过抗胆碱能药物，可以使用短效的异丙托溴铵或长效的噻托溴铵吸入治疗。对较重的患者，可以用大剂量的雾化吸入治疗。吸入激素治疗是最佳的序贯治疗方法，是一种有效、安全的替代全身性激素治疗 COPD 急性加重的方法，FEV_1、PaO_2 改善速度较快，对血糖影响较小。患 COPD 病程越长，每年加重的次数越频繁，COPD 症状加重期及并发症常怀疑与感染有关，或者咳痰量增多并呈脓性时应及早给予抗感染治疗。选择抗生素可以依据常见的致病菌或者患者经常复发时的细菌谱，或者结合患者所在地区致病菌及耐药流行情况，选择合适的抗生素。

3. 住院治疗

COPD 急性加重病情严重者需住院治疗。COPD 急性加重到医院就诊或住院治疗的指征：症状显著加剧，如突然出现的静息状况下呼吸困难；出现新的体征或原有体征加重（如发绀、外周水肿）；新近发生的心律失常；有严重的伴随疾病；初始治疗方案失败；高龄 COPD 患者的急性加重；诊断不明确；院外治疗条件欠佳或治疗不力。

COPD 急性加重收入重症监护病房（ICU）治疗的指征：严重呼吸困难且对初始治疗反应不佳；精神障碍，嗜睡，昏迷；经氧疗和无创正压通气（NPPV）后，低氧血症仍持续或呈进行性恶化，和（或）高碳酸血症无缓解甚至有恶化，和（或）严重呼吸性酸中毒无缓解，甚至恶化。

COPD 加重期主要的治疗方案如下。

（1）保持气道通畅

清除口腔或气道的分泌物，部分患者痰多严重阻塞气道需要气管插管或者气管切开。

（2）控制性氧疗

及早氧疗是治疗 COPD 加重者的最重要的手段。应根据患者缺氧的严重程度确定给氧的浓度，如果患者发绀，呼吸微弱，或者低氧血症导致意识不清或者昏迷，应给予高浓度吸氧，达到氧合水平。对待 CO_2 潴留及呼吸性酸中毒的患者，应该控制吸氧的浓度，防止高浓度氧疗导致低氧对呼吸中枢的刺激减少，引起呼吸抑制导致 CO_2 潴留进一步加重。氧疗 30min 后应观察病情的变化、复查动脉血气，适时调整氧疗浓度。

（3）抗生素治疗

常见的细菌有肺炎链球菌、流感嗜血杆菌、卡他莫拉菌和支原体衣原体等，治疗初始，尚无微生物药物敏感试验结果。当怀疑是有感染引发急性加重时，应结合当地区常见致病菌类型及耐药流行趋势和药物敏感情况尽早选择敏感抗生素。获得微生物药物敏感性资料后，应及时根据细菌培养及药敏试验结果调整抗生素。

为了合理经验性选择抗生素，也有将 COPD 急性加重（AECOPD）患者按病情严重程度分为 3 组，A 组：轻度加重，无危险因素者。主要病原菌为肺炎链球菌、流感嗜血杆菌、卡他莫拉菌、肺炎支原体和病毒；B 组：中度加重，有危险因素。主要病原菌为 A 组中的病原菌及其耐药菌和肠杆菌科；C 组：重度加重，有铜绿假单胞菌感染的危险因素。主要病原菌在 B 组基础上加铜绿假单胞菌。

（4）支气管舒张剂

解除气道痉挛，改善通气功能，可选择短效速效或长效速效 β_2 受体激动剂。若效果不显著，加用抗胆碱能药物。对于较为严重的 COPD 加重者，还可考虑静脉滴注茶碱类药物。β_2 受体激动剂、抗胆碱能药物及茶碱类药物的作用机制不同，药代学及药动学特点不同，且分别作用于不同大小的气道，所以联合应用可获得更大的支气管舒张作用，并且可减少单一药物较大剂量所产生的不良反应。

（5）糖皮质激素

糖皮质激素治疗 COPD 加重期疗效显著，宜在应用支气管舒张剂基础上，同时口服或静脉滴注糖皮质激素，激素的应用与并发症减少相关。口服泼尼松 $30 \sim 40mg/d$，连续 $7 \sim 10d$ 后逐渐减量停药。也可以静脉给予甲泼尼龙 $40mg$，每日 1 次，$3 \sim 5d$ 后改为口服。或者给予雾化吸入糖皮质激素。

（6）机械通气

无创正压机械通气。COPD 患者呼出气流受限，肺泡内残留的气体过多，呼气末肺泡内呈正压，称为内源性呼气末正压，增大了吸气负荷，肺容积增大压迫膈肌影响膈肌收缩，辅助呼吸肌参与呼吸，而且增加了氧耗量。部分患者通气血流比改变，肺泡弥散功能下降。COPD 急性加重时上述异常进一步加重，氧耗量和呼吸负荷显著增加，超过呼吸肌自身的代偿能力使其不能维持有效的肺泡通气，从而造成缺氧及 CO_2 潴留，严重者发生呼吸衰竭。应用机械通气的主要目的包括：改善通气和供氧，使呼吸肌疲劳得以缓解，通过建立人工气道以利于痰液的引流，在降低呼吸负荷的同时为控制感染创造条件。

NPPV 通过鼻罩或面罩方式将患者与呼吸机相连进行正压辅助通气，NPPV 是 AECOPD 的常规治疗手段。NPPV 应用于 AECOPD 成功率高。可在短时间内使 pH、$PaCO_2$、PO_2 和呼吸困难改善，长时间应用可降低气管插管率，缩短住院日。因此，NPPV 可作为 AECOPD 的一项常规治疗手段。早期 NPPV 成功率高达 93%，延迟 NPPV 的成功率则降为 67%，推荐及早使用。

NPPV 并非对所有的 AECOPD 患者都适用，应具备如下条件：神志基本清楚，依从度好，能配合和有一定的理解能力，分泌物少和咳嗽咯痰能力较强，血压基本稳定。对于病情较轻的 AECOPD 患者宜早期应用 NPPV。对于出现轻中度呼吸性酸中毒及明显呼吸困难的 AECOPD 患者，推荐使用 NPPV。对于出现严重呼吸性酸中毒的 AECOPD 患者，在严密观察的前提下可短时间（$1 \sim 2h$）使用 NPPV。对于伴有严重意识障碍的 AECOPD 患者不宜行 NPPV。

机械通气初始阶段，可给高浓度氧，以迅速纠正严重缺氧，若不能达上述目标，即可加用 PEEP、增加平均气道压，应用镇静剂或肌松剂接触人机对抗；若适当吸气压力和 PEEP 可以使 $SaO_2 > 90\%$，应保持最低的 FiO_2。依据症状体征、PaO_2、PEEP 水平、血流动力学状态，酌情降低 $FiO_2 50\%$ 以下，并维持 $SaO_2 > 90\%$。

NPPV 可以避免人工气道导致的气道损伤、呼吸机相关性肺炎的不良反应和并发症，改善预后；减少慢性呼吸衰竭呼吸机的依赖，减少患者的痛苦和医疗费用，提高生活的质量。但是由于 NPPV 存在漏气，使得通气效果不能达到与有创通气相同的水平，临床主要应用于意识状态较好的轻、中度的呼吸衰竭，或自主呼吸功能有所恢复、从有创撤机的呼吸衰竭患者，有创和无创的效果并不是彼此能完全替代的。

常用 NPPV 通气模式以双水平正压通气模式最为常用。呼气相压力（EPAP）从 0.196~0.392kPa（2~4cmH$_2$O）开始，逐步上调压力水平，以尽量保证患者每一次吸气动作都能触发呼吸机送气；吸气相压力（IPAP）从 0.392~0.784kPa（4~8cmH$_2$O）开始，待患者耐受后再逐渐上调，直至达到满意的通气水平。

第三节 急性呼吸窘迫综合征

一、定义

ARDS 是因严重感染、创伤、休克、误吸等多种肺内或肺外的严重疾病引起肺泡和肺毛细血管膜炎症性损伤，通透性升高，继发非心源性肺水肿和顽固性、进行性的低氧血症。ALI 和 ARDS 是性质相同但程度不同的连续病理过程，ALI 代表较早期阶段，ARDS 代表晚期阶段。

二、病因和危险因素

ARDS 病因复杂，根据肺损伤中的作用将 ARDS 病因或危险因素分为直接和间接两类。直接原因主要包括：肺挫伤、误吸、淹溺、弥漫性肺部感染、吸入有毒气体等；间接原因主要包括：脓毒血症、严重创伤、休克、急诊大量输血、重症胰腺炎、DIC、药物过量、体外循环等。病因不同，发生 ALI/ARDS 概率也明显不同。严重感染时 ALI/ARDS 患病率可高达 25%~50%，大量输血时可达 40%，多发性创伤可达到 11%~25%，而发生误吸时，ARDS 患病率也可达 9%~26%。同时存在 2 个或 3 个危险因素时，ALI/ARDS 患病率可能会进一步升高。总体而言脓毒血症是引起 ARDS 最常见的原因，其次是误吸、严重创伤和休克、DICO、大量输血等。

三、临床表现与实验室检查

（一）临床表现

1. 症状

起病多急骤，常在严重感染、休克、严重创伤等疾患治疗过程中发生。一般发生损伤后 4~6h 内以原发病表现为主，呼吸频率可增快，但无典型呼吸窘迫；在损伤后 6~48h，逐渐出现呼吸困难、呼吸频率加快、呼吸窘迫、发绀，并呈进行性加重；患者常烦躁不安，严重者出现神经精神症状如嗜睡、谵妄、昏迷等。顽固性低氧血症不能用其他原发心肺疾病来解释，而且常规氧疗无效。

2. 体征

ARDS 早期肺部体征不明显，心率可增快；以后肺部听诊可闻及干、湿啰音或哮鸣音，后期出现痰鸣音，或呼吸音降低，肺实变体征等。

（二）实验室检查

1. 肺功能检查

常表现为过度通气，肺功能检查发现分钟通气量明显增加，可超过 20 L/min。肺静态顺应性可降至 153~408mL/kPa，功能残气量显著下降。

2. 血气分析

PaO_2 进行性降低，吸入氧浓度大于 50% 时，PaO_2 低于 8.0kPa；早期 PaCO2 可正常或因过度通气而降低，至疾病晚期方增高；A-aDO2 显著增加，肺内分流量 Qs/Qt 常超过 30%，$PaO_2/PaCO_2<0.2$。因 PaO2 数值易受吸入氧浓度干扰，临床常以计算氧合指数来反映吸氧状态下肌体的缺氧情况，它与 ARDS 患者的预后相关，常用于 ARDS 的评分和诊断。

3. 血流动力学监测

如流动力学监测对于 ARDS 的诊断和治疗具有重要意义。通过 Swan-Ganz 导管监测，ARDS 的血流动力学常表现为：肺毛细血管楔压（PCWP）常常<1.6kPa（12mmHg），心排血量正常或稍高，PAP 可正常或升高，这有助于和心源性肺水肿鉴别。通过 PCOWP 监测可以直接指导 ARDS 液体治疗。

4. 胸部 X 线检查

早期（发病<24h）胸片可无异常表现；进而表现为双肺纹理增多并呈网格样，边缘模糊，可见有小斑片状阴影。发病的第 1~5d，X 线表现以肺实变为主要特征，肺内的斑片状阴影常相互融合成大片状致密阴影，可见支气管充气征；病变多为两侧分布，左右病变可不对称，少数发生于单侧，上下肺野均可受累，但常以中下肺野和肺野外带较重。发病 5d 以后，X 线表现为双肺密度呈广泛均匀增高，甚至与心影密度相当，简称"白肺"。机械通气尤其是应用 PEEP 时，通过防止肺泡陷闭的方法，可使肺部阴影面积减少，但仍存在严重的弥散功能障碍，且治疗过程中可因"气压伤"，表现为纵隔气肿、气胸。

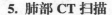

5. 肺部 CT 扫描

CT 扫描不仅提高了对 ARDS 病理生理过程的认识，而且便于对此病治疗的形态学效果进行评估。在 ARDS 的早期，肺部的特征是血管通透性均匀增高，因此水肿呈非重力性分布（均一性肺）。肺的重量由于水肿而增加，在重力的作用下，造成沿垂直轴肺区带水肿程度逐渐加重或通气量的进行性减少，以基底部肺区带的病变最为明显，导致水肿呈现重力依赖性的非均匀性的分布。由于 PEEP 的应用或患者体位改变，肺单位可重新开放并在随后的呼气过程中保持开放状态。但在 ARDS 晚期，病变又渐趋均匀，而较少有压缩性肺不张。与常规正位胸片相比，CT 扫描能够更准确地反映肺内病变区域大小，便于病情评估。CT 能较早发现间质性气肿和少量气胸等气压伤早期表现，这也是常规胸片所无法比拟的。

6. 支气管肺泡灌洗

支气管肺泡灌洗和保护性支气管毛刷有助于确定肺部感染病原体，对于治疗有一定意义。

7. 肺水肿液蛋白质测定

该检测项目检测难度较大，主要难度在于肺水标本的取材，目前临床尚未推广使用。方法是采用标准的 14~18F 的导管经气管导管楔入右下肺段或亚段支气管内，不能前进时再用尽可能低的负压吸引肺水肿液至集液器内；如果吸不出，可改变患者体位，依赖重力帮助水肿液流出；同时采取血标本，同时测定水肿液和血浆的蛋白浓度。对于气道分泌物较多的肺部感染患者，此法不适用。ARDS 属于高通透性、非心源性的肺水肿，肺毛细血管通透性增加，水分和大分子蛋白质进入间质或肺泡，使水肿液蛋白质含量与血浆蛋白含量之比增加，其比值通常 >0.7。

四、急性呼吸窘迫综合征的治疗

急性呼吸窘迫综合征的治疗应强调综合治疗的重要性，包括：针对原发病及其并发症的治疗，针对 SIRS 和 CARS 的治疗，降低肺血管通透性和炎症反应，改善氧合和纠正组织缺氧，保护其他器官等。

（一）原发病的治疗

积极寻找原发病灶并予以彻底治疗是预防和治疗 ARDS 最关键的措施。严重感染是导致 ARDS 的最常见原因，同时 ARDS 也易并发肺部感染，所以对于所有 ARDS 患者都应怀疑感染的可能，在治疗上宜选择广谱、强效抗生素。同时应积极抢救休克；尽量少用库存血；伴有骨折的患者应及时骨折复位、固定；避免长时间高浓度的氧吸入。

（二）肺外脏器功能的支持和营养支持

近年来，呼吸支持技术的进步使许多 ARDS 患者不再死于低氧血症，而主要死于 MODS。ARDS 常是 MODS 重要组成部分，ARDS 可加重其他的肺外器官的功能障碍；反之亦然。因此治疗 ARDS 时应具有整体观念，改善氧合必须以提高和维持氧输送为目标，不能单纯以改善动脉血氧分压为目标，要重视机械通气可能对心脏、肺、胃肠道以及肾脏功能造成的损害。同时加强肺外器官功能支持和全身营养支持治疗也是治疗 ARDS 的必要手段。

1. 液体管理

液体管理是 ARDS 治疗的重要环节。高通透性肺水肿是 ALI/ARDS 的病理生理特征，肺水肿的程度与 ALI/ARDS 的预后呈正相关，因此，通过积极的液体管理，改善 ALI/ARDS 患者的肺水肿具有重要的临床意义。

ARDS 患者的肺"干一些"比"湿一些"要好。ARDS 肺水肿主要与肺泡毛细血管通透性有关，肺毛细血管静水压升高会加重肺水肿。通过利尿和适当限制补液保持循环系统较低的前负荷可减少肺水的含量，可以缩短上机时间和降低病死率。因此适当的补液量和利尿治疗既要能维持有效循环血量和重要脏器的灌注，又不能增加肺毛细血管静水压而加重肺水肿。ARDS 患者采用晶体还是胶体液进行液体复苏一直存在争论。应用白蛋白进行液体复苏，在改善生存率、脏器功能保护、机械通气时间及 ICOU 住院时间等方面与生理盐水无明显差异。对于无或轻度低蛋白血症患者建议以晶体液为主，每日入量应限制在 2000mL 内，并严格限制补充胶体液，因为补充白蛋白等胶体液可能外渗加重肺水肿。但低蛋白血症也是严重感染患者发生 ARDS 的独立危险因素，而且低蛋白血症可导致 ARDS 病情进一步恶化，并使机械通气时间延长，病死率也明显增加。对于存在低蛋白血症的 ALI/ARDS 患者，与单纯应用呋塞米相比，尽管白蛋白联合呋塞米治疗未能明显降低病死率，但可明显改善氧合、增加液体负平衡，并缩短休克时间。因此，对存在明显低蛋白血症的，尤其是严重感染的 ARDS 患者，有必要输入白蛋白，提高胶体渗透压。补充白蛋白后辅以利尿剂促进液体排出，使出入量保持适当的负平衡，并改善氧合。

2. 加强营养和代谢支持，维持内环境稳定

ARDS 患者肌体处于高分解代谢状态，易致营养不良和内环境紊乱而使肌体免疫功能下降，故应加强营养支持治疗。可采用鼻饲和静脉补充营养，总热量按 $25 \sim 30kcal/kg$ 补充，蛋白 $1.5 \sim 3g/kg$，脂肪占总热量 $20\% \sim 30\%$，同时注意维持水电解质和酸碱平衡。

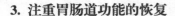

3. 注重胃肠道功能的恢复

胃肠道是人体最大的免疫器官。MODS 发生时，往往合并胃肠道功能障碍。胃肠道黏膜屏障受损后，细菌易位会成为肺部炎症的主要原因，同时导致肌体内毒素血症。因此应尽早恢复胃肠道进食，修复胃黏膜屏障，纠正肠道菌群失调是 ARDS 治疗的重要一环。尽早由胃肠道进食的主要目的不是补充营养，而主要是有助于恢复胃肠道功能和恢复大量应用抗生素和禁食时急剧减少的正常菌群如乳酸杆菌、双歧杆菌、大肠埃希菌等，纠正肠道菌群失调。口服谷氨酰胺可以帮助胃肠黏膜的更新，建立完整的肠道黏膜屏障。

（三）呼吸支持治疗

1. 氧疗

针对 ALI/ARDS 患者进行呼吸支持治疗的目的是为了改善低氧血症，使动脉血氧分压达到 8~10.6kPa（60~80mmHg）。可根据低氧血症改善的程度和治疗反应调整氧疗方式，可首先使用鼻导管，当需要较高的吸氧浓度时，可采用可调节吸氧浓度的文丘里面罩或带贮氧袋的非重吸式氧气面罩。

2. 机械通气

ARDS 患者往往低氧血症严重且顽固，大多数患者一旦诊断明确，常规的氧疗常常难以纠正低氧血症，机械通气仍然是最主要的呼吸支持治疗手段。呼吸支持治疗对于 ARDS 的病因而言虽不是特异而有效的治疗手段，但它是纠正和改善 ARDS 顽固性低氧血症的关键手段，使患者不至于死于早期严重的低氧血症，为进一步的综合支持治疗赢得时间。同时在掌握 ARDS 呼吸力学改变特点的基础上，合理的使用机械通气技术对于提高 ARDS 的抢救成功率具有重要意义。机械通气的方式分为无创和有创两种。

（四）连续性血液净化治疗

肺内炎症介质和抗炎介质的平衡失调，是急性肺损伤和 ARDS 发生、发展的关键环节。ALI/ARDS 患者体内存在大量中分子的炎症介质，如肿瘤坏死因子 TNF、IL-1、IL-6、IL-8 等，可加重或导致肺及其他脏器功能障碍或衰竭。因此只有通过下调炎症瀑布反应，避免其他炎症因子的激活，才能达到控制全身炎症反应，以及减轻肺局部炎症的目的。CBP 不仅能有效地清除体内某些代谢产物、外源性药物或毒物、各种致病体液介质，而且可以改善组织氧代谢，保持体内水电解质酸碱平衡，清除体内多余的液体以减少血管外肺水和减轻肺间质水肿，改善肺泡氧合以及提供更好的营养支持。因此 CBP 已日益成为治疗 ARDS 的一种重要手段。

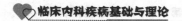

第四节　慢性咳嗽

一、慢性咳嗽定义

慢性咳嗽病因较多，通常根据胸部 X 线检查有无异常分为两类：一类为 X 线胸片有明确病变者，如肺炎、肺结核、支气管肺癌等；另一类为 X 线胸片无明显异常者。通常所说的慢性咳嗽是指以咳嗽为主或唯一症状者，时间超过 8 周，胸部 X 线检查无明显异常的不明原因的咳嗽。

二、慢性咳嗽的病因

慢性咳嗽常见病因包括：咳嗽变异性哮喘；上气道咳嗽综合征；胃食管反流性咳嗽；嗜酸粒细胞性支气管炎；变异性咳嗽。这些病因占呼吸内科门诊慢性咳嗽病因的 70% ~ 95%。其他还包括气管–支气管结核、ACEI 诱发的咳嗽等。关于慢性咳嗽常见病因的发病率有明显地区差异。

三、常见慢性咳嗽病因的诊断和治疗

（一）咳嗽变异性哮喘（CVA）

1. 定义与发病机制

CVA 是一种特殊类型的哮喘，咳嗽是其唯一或主要临床表现，无明显喘息、气促等症状或体征，但有气道高反应性。其发病机制也与哮喘相似，存在气道高反应性，是多种炎症细胞、炎症因子和神经体液因素参与的气道慢性炎症，只是程度较轻微。CVA 之所以主要表现为咳嗽而非气喘，原因可能是：①CVA 患者的咳嗽敏感性较高，即使吸入激素治疗后，咳嗽反应性仍较高。②CVA 气道反应性较典型哮喘患者低。③CVA 患者的喘鸣阈值较高。

2. 临床表现

主要表现为刺激性干咳，通常咳嗽比较剧烈，夜间咳嗽为其重要特征。感冒、冷空气、灰尘、剧烈运动及接触刺激性气味等容易诱发或加重咳嗽。CVA 导致的咳嗽具有哮喘的一些特点，即反复发作、季节性和时间规律性；通常于春秋季节或者天气换季时反复发作，夜间或清晨症状较明显，可伴有胸闷、呼吸不畅感。CVA 患者常在幼年有反复咳嗽史，伴有过敏性疾病和过敏性疾病家族史，可合并有上气道咳嗽综合征（UACS）和胃食管反流性咳嗽（GERC）。

3. 辅助检查

（1）血常规

白细胞总数正常，可有外周血嗜酸粒细胞计数增高。

（2）血 IgE

血清总 IgE 增高，特异性 IgE（针对粉尘螨、屋尘螨、花粉、烟曲霉等）增高，说明患者对某种特异性抗原过敏。

（3）皮肤点刺试验

有助于明确变应原，可以针对多种变应原检测，操作简便，安全性高，价格低廉，易于推广。

（4）呼出气一氧化氮（FeNO）检测

呼出气一氧化氮检测水平能反映气道炎症水平，可作为气道炎症的无创标记物，可将其作为抗炎药物治疗调整的依据。

（5）气道反应性测定

支气管激发试验是针对气道高反应性最常用的检测方法，主要适用于肺功能相对较好的患者。常用的激发试验药物为组胺或醋甲胆碱。该试验存在假阳性的问题，即支气管激发试验阳性不一定就是哮喘，仍需观察治疗后反应。支气管舒张试验主要适用于肺功能已经有所下降的患者，但 CVA 患者绝大多数属于早期哮喘，常规肺通气功能检查往往是正常的，因此需行支气管舒张试验者很少。

（6）胸部 X 线检查

多数患者无异常，但如并发呼吸道感染，可出现相应的影像学表现。

4. 诊断

诊断的原则是综合考虑上述临床特点，对常规感冒药、止咳化痰药和抗感染治疗无效，支气管激发试验或支气管舒张试验阳性，支气管舒张剂治疗可以有效缓解咳嗽症状。需要强调的是气道反应性增高不一定就是 CVA，只有经过相应治疗后咳嗽症状缓解才能诊断。诊断标准如下：

第一，慢性咳嗽，常伴有明显的夜间刺激性咳嗽。

第二，支气管激发试验阳性，或呼气峰流速日间变异率>20%，或支气管舒张试验阳性。

第三，支气管舒张剂治疗有效。

5. 治疗

CVA 治疗原则与支气管哮喘治疗相同。大多数患者吸入小剂量糖皮质激素联合支气管舒张剂即可，或用两者的复方制剂如布地奈德/福莫特罗、氟替卡松/沙美特罗，必要时可短期口服小剂量糖皮质激素治疗。治疗时间不少于 8 周。对于多数患者而言，如果不进行规范的治疗，多年以后可发展成为典型哮喘；积极规范治疗，CVA 患者生活质量一般不受影响，可以正常的工作和生活。

（二）上气道咳嗽综合征（UACS）

1. 定义与发病机制

由各种鼻部、咽部、喉部疾病引起咳嗽为主要表现的疾病总称为 UACS，是急、慢性咳嗽的常见病因。既往常将鼻部疾病引起的慢性咳嗽称之为后鼻滴流综合征（postnasal drip syndrome，PNDS），但除了鼻部疾病外，UACS 还常与咽喉部的疾病有关，如变应性或非变应性咽炎、喉炎、咽喉部新生物、慢性扁桃体炎等。可能的机制包括：鼻腔或鼻窦的分泌物逆流到咽、喉部，从而刺激了该区域的咳嗽感受器；UACS 患者的咳嗽反射的敏感性增加；一些物理或化学刺激物直接刺激咳嗽反射的传入神经，增强了咳嗽中枢的反应；分泌物的微量吸入下呼吸道，刺激下呼吸道的咳嗽感受器诱发。

2. 临床表现

（1）主要症状

阵发性咳嗽、咳痰，以白天咳嗽为主；鼻塞、鼻腔分泌物增加、鼻音重；频繁清嗓、咽喉部瘙痒、咽后黏液附着、鼻后滴流感。变应性鼻炎表现为鼻痒、打喷嚏、流水样涕、眼痒等。鼻窦炎表现为黏液脓性或脓性涕，可有疼痛（面部痛、牙痛、头痛）、嗅觉障碍等。变应性咽炎以咽痒、阵发性刺激性咳嗽为主要特征。非变应性咽炎常有咽痛、咽部异物感或烧灼感。喉部炎症、新生物通常伴有声音嘶哑。

（2）体征

变应性鼻炎的鼻黏膜主要表现为苍白或水肿，鼻道及鼻腔底可见清涕或黏涕。非变应性鼻炎鼻黏膜多表现为黏膜肥厚或充血样改变，部分患者口咽部黏膜可见卵石样改变或咽后壁附有黏脓性分泌物。

3. 辅助检查

慢性鼻窦炎影像学表现为鼻窦黏膜增厚、鼻窦内出现液平面等。咳嗽具有季节性或提示与接触特异性的变应原（如花粉、尘螨）有关时，变应原检查有助于诊断。

4. 诊断

UACS/PNDS 涉及鼻、鼻窦、咽、喉等多种基础疾病，症状及体征差异较大，且很多

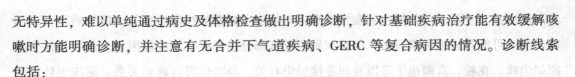

无特异性，难以单纯通过病史及体格检查做出明确诊断，针对基础疾病治疗能有效缓解咳嗽时方能明确诊断，并注意有无合并下气道疾病、GERC 等复合病因的情况。诊断线索包括：

第一，发作性或持续性咳嗽，以白天咳嗽为主，入睡后较少咳嗽。

第二，鼻痒、鼻塞、打喷嚏、鼻后滴流感和（或）咽后壁黏液附着感。

第三，有鼻炎、鼻窦炎、鼻息肉或慢性咽喉炎等病史。

第四，检查发现咽后壁有黏液附着、鹅卵石样观。

第五，经针对性治疗后咳嗽缓解。

5. 治疗

治疗应依据导致患者 UACS/PNDS 的基础疾病而定。病因明确者需要进行针对性治疗，病因不明者，可进行经验性诊断性药物治疗。

（1）非变应性鼻炎

伴有鼻塞、鼻后滴流者，治疗首选第一代抗组胺剂和减充血剂，也可使用中枢性镇咳药或复方止咳制剂，大多数患者在初始治疗后数日至两周内产生疗效；使用抗胆碱能药物鼻腔吸入治疗也有一定疗效。

（2）变应性鼻炎

首选鼻腔吸入糖皮质激素和口服抗组胺药治疗，丙酸倍氯米松或等同剂量的其他吸入糖皮质激素，每日 1~2 次。各种抗组胺药对变应性鼻炎的治疗均有效果，首选无镇静作用的第二代抗组胺药，如氯雷他定等。避免或减少接触变应原有助于减轻变应性鼻炎的症状。必要时可加用白三烯受体拮抗剂，可短期鼻用或口服减充血剂等。症状较重、常规药物治疗效果不佳者，特异性变应原免疫治疗可能有效，但起效时间较长。

（3）细菌性鼻窦炎

多为混合性感染，抗感染是重要治疗措施，抗菌谱应覆盖革兰阳性菌、阴性菌及厌氧菌，急性患者应用不少于 2 周，慢性患者建议酌情延长使用时间，常用药物为阿莫西林/克拉维酸、头孢类或喹诺酮类抗生素。长期低剂量大环内酯类抗生素对慢性鼻窦炎具有治疗作用。同时联合鼻吸入糖皮质激素，疗程 3 个月以上。减充血剂可减轻鼻黏膜充血水肿，有利于分泌物的引流，鼻喷剂疗程一般<1 周。建议联合使用第一代抗组胺药加用减充血剂，疗程 2~3 周。内科治疗效果不佳时，建议咨询专科医师，必要时可经鼻内镜手术治疗。

（三）嗜酸细胞性支气管炎（EB）

1. 定义与发病机制

一种以气道嗜酸粒细胞浸润为特征的非哮喘性支气管炎，患者肺通气功能正常，无气道高反应性，主要表现为慢性刺激性咳嗽，对糖皮质激素治疗反应良好。该病病因尚未明确，发病可能与过敏因素有关，但临床发现仅有部分患者存在变应性因素，与吸入性变应原如尘螨、花粉、真菌孢子等以及职业接触史有关，与吸烟没有确切关系。临床上针对气道炎症研究的主要方法包括诱导痰、支气管肺泡灌洗以及支气管—肺活检。诱导痰检查主要反映大气道的炎症变化，支气管肺泡灌洗液主要反映外周气道炎症的变化，支气管黏膜活检（主要通过纤维支气管镜行支气管黏膜活检）目前被认为是反映气道黏膜炎症变化最可靠的方法。EB 与支气管哮喘的气道炎症病理特点相似，主要炎症细胞均包括嗜酸粒细胞、肥大细胞等，而临床表现却有明显差别，这可能与炎症细胞的密度和活性状态、气道反应水平以及炎症部位不同有关。EB 的气道炎症程度相对于哮喘更轻且范围局限。哮喘患者的肥大细胞在黏膜和黏膜下层以及气道平滑肌层浸润数量明显增加，而 EB 患者的肥大细胞浸润主要位于黏膜和黏膜下层，提示这可能是导致 EB 与哮喘不同临床表现的一个重要机制。

2. 临床表现

本病可发生于任何年龄，多见于青壮年，男性多于女性。主要症状为慢性刺激性咳嗽，而且常是患者唯一的临床症状。一般为干咳或咳少许白色黏液痰，可在白天或夜间咳嗽。部分患者对油烟、灰尘、异味或冷空气比较敏感，常为咳嗽的诱发因素；部分患者可伴有过敏性鼻炎、皮肤湿疹等其他系统过敏性疾病的表现。患者有气喘、呼吸困难等症状；肺通气功能及呼气峰流速变异率正常，无气道高反应性的证据；外周血嗜酸粒细胞数量多元异常；呼出气 NO 水平增高，但不能用以与哮喘等慢性气道炎症鉴别。

3. 诊断

EB 的临床表现缺乏特征性，部分表现类似 CVA，体格检查无异常发现，诊断主要依靠诱导痰细胞学检查。具体标准如下：

第一，慢性咳嗽，多为刺激性干咳或伴少量黏痰。

第二，X 线胸片正常。

第三，肺通气功能正常，气道高反应性检测阴性，呼气峰流速日间变异率正常。

第四，排除其他嗜酸粒细胞增多性疾病。

第五，口服或吸入糖皮质激素有效。

4. 治疗

EB 对糖皮质激素治疗反应良好，治疗后咳嗽症状很快消失或明显减轻，诱导痰中嗜酸粒细胞数量也会明显下降。通常采用吸入糖皮质激素治疗，二丙酸倍氯米松或等效剂量的其他糖皮质激素，每日 2 次，持续应用 4 周以上，但总的治疗时间尚无定论。初始治疗可联合应用泼尼松口服，每日 10~20mg，持续 3~5d。多数患者治疗后症状消失，部分患者会出现复发，大多预后良好，偶有患者发展成为支气管哮喘。咳嗽复发患者应注意有无持续接触变应原或合并 GERC、UACS 等慢性咳嗽疾病。

四、慢性咳嗽病因诊断程序

（一）病因诊断原则

第一，重视病史，包括耳鼻咽喉和消化系统疾病病史。

第二，根据病史选择有关检查，由简单到复杂。

第三，先检查常见病，后少见病。

第四，需进行诊断性治疗，并根据治疗反应确定咳嗽病因，治疗无效时再选择有关检查。治疗部分有效，但未完全缓解时，应除外复合病因。

（二）病因诊断程序

第一，详细询问病史和查体：有时病史可直接提示相应病因，通过病史询问缩小诊断范围。内容应包括吸烟史、暴露于环境刺激因素或正在服用 ACEI 类药物。有特殊职业接触史应注意职业性咳嗽的可能。

第二，X 线胸片：建议将 X 线胸片作为慢性咳嗽患者的常规检查。X 线胸片有明显病变者，可根据病变的形态、性质选择进一步检查。X 线胸片无明显病变者，如有吸烟、环境刺激物暴露或服用 ACEI，则戒烟、脱离刺激物接触或停药观察 4 周。若咳嗽仍未缓解或无上述诱发因素者，则进入下一步诊断程序。

第三，肺功能检查：首先进行通气功能检查，如果存在明确的阻塞性通气功能障碍，则进行支气管舒张试验判断气道阻塞的可逆性；如果 FEV_1 高于 70% 正常预计值，可通过支气管激发试验检测是否存在气道高反应性。24h 峰流速变异率测定有助于哮喘的诊断与鉴别。通气功能正常、支气管激发试验阴性，有条件者应进行诱导痰细胞学检查，以帮助诊断 EB。

第四，病史存在鼻后滴流或频繁清喉时，可先按 UACS/PNDS 治疗，联合使用第一代抗组胺药和减充血剂。对变应性鼻炎可鼻腔局部使用糖皮质激素。治疗 1~2 周症状无改善者，可摄鼻窦 CT 或行鼻咽镜检查。

第五，如上述检查无异常，或患者伴有反流相关症状，有条件者可考虑进行 24h 食管 pH 监测。无条件进行 pH 监测且高度怀疑者可进行经验性治疗。

第六，怀疑变应性咳嗽者，可行变应原皮试、血清 IgE 和咳嗽敏感性检测。

第七，通过上述检查仍不能确诊，或经验治疗后仍继续咳嗽者，应考虑做肺部高分辨率 CT、支气管镜和心脏等方面检查，以除外支气管扩张症、肺间质病变、支气管结核、肿瘤、支气管异物及左心功能不全等少见的肺内及肺外疾病。

第八，经相应治疗后咳嗽缓解，病因诊断方能确立。但需注意部分患者可同时存在多种病因。若治疗后患者咳嗽症状仅部分缓解，应考虑是否同时合并其他病因。

五、慢性咳嗽的经验性治疗

上述诊断流程是慢性咳嗽诊断治疗的基础，可减少治疗的盲目性，提高治疗成功率。但病因诊断需要一定的设备和技术条件，在很多条件有限的医院或经济条件有限的患者难以实施。因此，经验性治疗可以作为一种替代措施。

慢性咳嗽的经验性治疗主要应遵循以下六条原则。

第一，治疗必须是针对慢性咳嗽的常见病因。慢性咳嗽的常见病因为 CVA、UACS/PNDS、EB、AC 和 GERC 等。

第二，根据病史推测可能的慢性咳嗽病因。如患者的主要表现为夜间刺激性咳嗽，则可先按 CVA 治疗；咳嗽伴有明显反酸、嗳气、胃灼热者，则考虑按 GERC 治疗；如感冒后继发咳嗽迁延不愈，可按感染后咳嗽进行处理。咳嗽伴流涕、鼻塞、鼻痒、频繁清喉、鼻后滴流感者，先按 UACS/PNDS 进行治疗。

第三，推荐使用覆盖范围较广、价格适中的复方制剂进行经验治疗，如美敏伪麻溶液、复方甲氧那明等，这些制剂对 UACS/PNDS、变应性咳嗽、感染后咳嗽等均有一定的治疗作用。

第四，咳嗽、咳脓痰或流脓鼻涕者可用抗生素治疗。多数慢性咳嗽病因与感染病因无关，经验治疗时应避免滥用抗生素。

第五，UACS、CVA、EB 或 AC 的经验性治疗常为 1~2 周，GERC 至少 2~4 周。口服糖皮质激素一般不超过 1 周。经验治疗有效者，继续按相应咳嗽病因的标准化治疗方案进行治疗。

第六，经验性治疗无效者，应及时到有条件的医院进行相关检查明确病因。密切随访，避免漏诊早期支气管恶性肿瘤、结核和其他肺部疾病。

第五节　肺癌

一、诊断

肺癌疗效得不到有效提高的主要障碍是诊断时疾病往往已处于晚期，提高早期诊断率对提高患者预后非常重要。临床医师应具有高度警惕性，详细采集病史，对肺癌症状、体征、影像学检查有一定经验，及时进行细胞学及纤支镜等相关检查，可使80%~90%的肺癌患者得到确诊。

（一）早期肺癌的症状和体征

应对具有以下临床特征的患者，尤其是年龄大于40岁，有吸烟史的患者，尽早进行相应检查并做出相应诊断和鉴别诊断：持续2周以上的持续性咳嗽，治疗无效；原有慢性呼吸道疾病，近期出现咳嗽性质改变；单侧局限性哮鸣音，不因咳嗽改变；反复同一部位肺炎，特别是肺段肺炎；原因不明的肺脓肿，无异物吸入史和中毒症状，抗生素治疗效果差；原因不明的关节疼痛及杵状指（趾）；影像学发现局限性肺气肿，肺段或肺叶不张，相同支气管有可疑狭窄；孤立性圆形、类圆形病灶和单侧肺门阴影增大、增浓；原有稳定性肺结核病灶，其他部位出现新病灶，抗结核治疗后病灶反而增大或形成空洞，痰结核菌阴性；不明原因的迁移性、栓塞性下肢静脉炎。

（二）影像学检查

怀疑肺癌的患者应常规进行胸部正侧位片检查，胸部正侧位片检查是发现、诊断肺癌和提供治疗参考的重要基本方法。对于胸部正侧位片疑诊肺癌的患者，应常规进行胸部CT检查。与X线相比，胸部CT的优点在于能发现小于1cm和常规胸片难以发现的位于重叠部位的肺部病变，判断肺癌与周围组织器官的关系，对肺门尤其是纵隔淋巴结的显示也比常规X线检查更好。胸部CT检查目前已成为估计肺癌胸内侵犯程度及范围的常规方法，尤其是在肺癌的分期上，更有无可替代的作用。其他部位包括脑、肝、肾上腺的CT或MRI检查，主要目的用于明确肺癌的远处转移，一般是在临床有怀疑转移时或进行术前分期才进行检查。临床诊断为肺上沟瘤，建议行脊柱+胸廓入口的MRI检查，以了解锁骨下动脉和椎动脉与肿瘤的解剖关系。

（三）细胞学检查

痰细胞学检查对肺癌的诊断有很大帮助，如果收集痰标本得当，3次以上的系列痰标本可使中央型肺癌的诊断率达到80%左右，周围型肺癌的诊断率达到50%左右。另外，纤支镜检查时的灌洗物、刷检物，浅表淋巴结穿刺，经皮或经纤支镜穿刺标本的细胞学检查也可对诊断提供重要帮助。对于有胸腔积液的患者，可行胸腔穿刺抽液后，离心沉淀涂片找癌细胞。

（四）纤维支气管镜检查

已被广泛用于肺癌的诊断。经纤维支气管镜针吸活检（TBNA）作为纤维支气管镜的重要辅助检查手段，具有创伤小、使用便捷、阳性率高的特点，可对气管周围、隆突下和肺门旁淋巴结进行活检，同时对黏膜下病变、肺周围结节和肿块的支气管内病变进行活检，其运用在一定程度上可减少创伤大、费用高的纵隔镜和开胸活检的必要性。经支气管镜肺活检（TBLB）可显著提高周围型肺癌的诊断率。支气管肺泡灌洗液（BAL）中收集的脱落细胞对于弥漫型和周围型肺癌的诊断亦有较大的价值。经纤维支气管镜腔内超声（EUS）是将微型超声探头通过纤支镜进入支气管管腔，通过实时超声扫描，获得管壁层次的组织学特征及周围邻近器官的超声图像，有助于精确定位并提高诊断水平。

（五）针吸细胞学检查

可在超声波、X线或CT引导下进行经皮或经纤支镜进行针吸细胞学检查。

1. 浅表淋巴结针吸细胞学检查

可在局麻下对体表肿大或怀疑转移的淋巴结进行针吸细胞学检查。特别是质地硬、活动度差的淋巴结可得到很高的诊断率。

2. 经皮针吸细胞学检查

对于病变靠近胸壁者可在超声或CT引导下进行穿刺针吸或活检。同样，由于取得的活检组织量少，可出现假阴性结果。可重复检查以提高阳性率。对于高度疑似恶变的患者，应重复多次活检，直到病理支持或排除恶性病变。

3. 经纤支镜针吸细胞学检查

对于周围型病变和气管、支气管旁淋巴结肿大或肿块，可经纤支镜针吸细胞学检查，与TBLB合用时，可将中央型肺癌的诊断率提高到95%左右，以弥补活检钳对于黏膜下病变的不足之处。

（六）其他活组织检查

可手术摘除浅表淋巴结判断有无肿瘤转移及明确肿瘤病理类型，以明确肿瘤分期。纵隔镜检查被认为是评估纵隔淋巴结是否转移的金标准，通过纵隔镜检查明确有无纵隔淋巴结转移，对判断手术切除肿瘤可能性颇有帮助。胸腔镜下胸膜活检或肺活检也可明确病理类型。

对于高度疑恶的患者，经上述检查方法或临床经验性治疗无效的，不能明确诊断的，应及时剖胸探查，以免失去手术切除机会。

（七）肿瘤标志物检查

部分肺癌患者的血清和切除的肿瘤组织中，含有一种或多种生物活性物质，如激素、酶、抗原和癌胚抗原等。其中癌胚抗原（CEA）在30%~70%肺癌患者中异常升高，肺腺癌中阳性率更是高达 60%~80%，小细胞肺癌患者亦有 20%~60% 出现异常升高，可用于判断疾病预后及对治疗的应答。神经特异性烯醇化酶（NSE）在小细胞肺癌中的阳性率可达 40%~100%，敏感性为 70%，且与肿瘤的分期、肿瘤负荷密切相关，可考虑作为小细胞肺癌的血清标志物，亦可作为评价治疗效果的指标。鳞癌相关抗原（SCC）和细胞角蛋白 19 片段对于诊断及鉴别诊断、疗效评估亦有所帮助，但其敏感性不高。胸水中的肿瘤标志物的诊断价值有时高于血清检查。

（八）免疫组化染色

免疫组化在鉴别原发性肺腺癌和转移性肺腺癌、鉴别恶性胸膜间皮瘤和肺腺癌、确定肿瘤的神经内分泌状况方面极具价值。癌胚抗原（CEA）、B72.3、Ber-EP4 和 MOC31 在胸膜间皮瘤染色阴性，而腺癌染色为阳性。胸膜间皮瘤对 WT-1、钙结合素、D2-40 和角蛋白 5/6 染色敏感，呈特异性表达。TTF-1 是 NKX2 基因家族中的一个包含同源结构域的核转录蛋白，大部分原发性肺腺癌 TTF-1 阳性，而肺的转移性腺癌 TTF-1 阳性，而肺的转移性腺癌 TTF-1 通常为阴性。原发性肺腺癌通常 $CK7^+$ 而 $CK20^-$，结直肠腺癌肺转移 $CK7^-$ 而 $CK20^+$，两者可鉴别。CDX-2 是转移性肠道肿瘤的一个高度特异和敏感的标记物，可用于鉴别原发肺癌和胃肠道肿瘤肺转移。检测嗜铬素和突触素可用于诊断肺的神经内分泌肿瘤，所有的典型和不典型类癌均为嗜铬素和突触素染色阳性，而小细胞肺癌中 25% 染色为阳性。

二、分期

肺癌的分期对制订治疗方案和判断预后极为重要。TNM 分期系统独立的基于疾病解剖学程度，反映的是病变的解剖部位，大小，肺外生长情况，有无局部、肺门和纵隔淋巴结的转移和远处脏器的转移。

关于 SCLC 的分期，由于确诊时大部分患者已达到晚期，故 TNM 分期系统很少应用，目前较多采用的局限和广泛两期分类。局限期指肿瘤局限于一侧胸腔内，包括有锁骨上和前斜角肌淋巴结转移的患者，但无明显上腔静脉压迫、声带麻痹和胸腔积液。对局限期 SCLC 应进一步按 TNM 分期进行临床分期，以能更准确地对不同期别的患者给予个体化的综合治疗。广泛期则指超出上述范围者。

三、治疗

肺癌的治疗应根据患者的身体状况、肿瘤的具体部位、病理类型、侵犯范围（病期）和发展趋向，结合细胞分子生物学的改变，有计划地、合理地应用现有的有效的多学科综合治疗手段，制订个体化治疗方案，以最适合的经济费用取得最好的治疗效果，最大限度地改善患者的生活质量。

四、预后及疗效的评估

肿瘤的病理学类型、分期及患者的 PS 评分是临床上公认的评估患者预后和疗效预测指标。然而，随着肿瘤分子生物学的发展，传统的临床病理学特征可能仅是影响治疗选择的一项潜在因素，探索预测肿瘤预后或疗效的分子生物学标志才能更好地指导临床个体化治疗。

目前核苷酸剪切修复交叉互补组 1、核糖核苷酸还原酶调节亚基 1、乳腺癌易感基因 1、表皮生长因子受体、KRAS 基因、胸苷酸合成酶等已成为 NSCLC 的预后判断、疗效预测以及进行个体化治疗的重要分子标志物。ERCC1 基因是核苷酸切除修复环路中的重要基因，参与 DNA 的损伤识别和 DNA 链的切割，ERCC1 基因的过表达与顺铂药有关，ERCC1 低表达者对铂类的化疗反应好于过表达者，抑制 ERCC1 基因的表达可以减少细胞对顺铂-DNA 复合物的修复，降低细胞的耐药性。RRM1 是核苷酸还原酶的亚结构，核糖核苷酸还原成脱氧核糖核苷酸是 DNA 合成的重要步骤。RRM1 与吉西他滨耐药密切相关，RRM1 mRNA 过表达可导致吉西他滨疗效下降。BRCA1 是第一个被发现的家族性乳腺癌易感基因，主要通过 DNA 修复，mRNA 转录、细胞周期调节以及蛋白泛素化等途径参与细胞的各种应答反应。BRCA1 高表达者肿瘤侵袭性强、对化疗效果差、预后差，且 BRCA1 的表达水平与顺铂敏感性呈负相关。紫杉醇和长春新碱是作用于微管的化疗药物，紫杉醇能增加微管的稳定性，长春新碱能降低微管的稳定性，两种药物都可影响微管的动力学，诱导细胞凋亡，微管的聚合状态影响紫杉醇及长春新碱与微管的结合。

五、随访

治疗后肺癌患者随访时间安排为前两年每 3 个月 1 次，两年后每 6 个月 1 次直到 5 年，以后每年 1 次。随访内容应包括：病史和体检，特别是注意双锁骨上淋巴结情况，胸部 CT 成像。每次随访都应进行吸烟状态评估，行戒烟宣教，从效价比角度，当患者出现症状时，才相应进行胸腹部的 CT 成像、脑 CT 成像或 MRI、骨扫描、支气管镜等检查。

综上所述，随着肿瘤分子生物学研究的不断深入，肺癌的治疗手段和治疗理念已进入一个新的阶段，特别是根据肿瘤的病理学特征、分期、患者的 PS 评分及细胞的分子生物学改变，制订个体化的综合治疗方案成为今后研究和探索的方向。

第二章　临床消化系统疾病

第一节　肝胆功能检查

一、蛋白质代谢（TP、A/C、蛋白电泳、血氨）

人体血浆内的蛋白除了免疫球蛋白（Ig）外，几乎都是在肝脏内合成。如白蛋白、脂蛋白、转铁蛋白等。正常人每天产生白蛋白约 10~16g，TP（total rotein）是所有血清蛋白的总称，多用折射计或双缩脲法加以测定；A（albumin）多用溴甲酚绿法测定；从总蛋白中减去白蛋白即为球蛋白（globulin），由此算出 A/G。

1. 参考值

TP：6~8g/dL；A：3.5~5.5g/dL；G：2~3g/dL；A/C 为 1.5~2.5：1。

TP>8g/dL 称为高蛋白血症，主要是因球蛋白增加所致，见于肝硬化、慢性炎症、骨髓瘤、恶性淋巴瘤等。TP<6g/dL 称为低蛋白血症，可见于慢性肝病、结核、慢性营养障碍、恶性肿瘤等。A/C 比例降低或倒置主要见于慢性肝病，是因为肝脏合成白蛋白的能力下降，而 γ 球蛋白的合成能力受免疫刺激作用而增加。血浆白蛋白的浓度在一定程度上反映肝细胞的总数，对肝硬化病人的预后有一定的价值，但在肝硬化代偿期或静止期，及其肝脏的急性炎症时，A/C 可正常，A/C 降低也可见于 γ 球蛋白增高为主的疾病，如一些自身免疫系统疾病、结核等。一般来说，白蛋白相对不低，临床上注意鉴别。

2. 蛋白电泳

血清蛋白在碱性环境中皆带负电荷，利用此原理，在电场中根据血清蛋白的等电点和分子量的差异，将血清蛋白分成 α_1，α_2，β，γ 环蛋白等个区带。

3. 正常参考值

白蛋白 61%~71%，$\alpha_1$3%~4%，$\alpha_2$6%~10%，β7%~11%，γ9%~18%。

γ 球蛋白增高主要见于：①肝脏疾病，如慢性肝病、肝硬化、肝癌；②自身免疫性疾病，如干燥综合征；③血液系统的恶性肿瘤，如淋巴瘤；④感染性疾病，如长期的慢性感染，结核；⑤其他，如不明原因的脾大，白蛋白相对降低等。必要时可用免疫化学的方法来分别测定不同的血浆蛋白浓度；球蛋白的增高还可见于炎症性肠病的活动期、明显的炎症性反应，如急性胰腺炎等。临床上要做好鉴别诊断。血氨：肝脏是体内利用氨合成尿素的唯一器官，严重肝细胞损害或有广泛性门-体分流时，血氨可以增高，正常参与值为 10 ~60μg/dL（氨氮），但在临床上血氨的增高与患者的意识障碍不一定成正比。

二、脂肪代谢（血清胆固醇、胆固醇酯）

肝脏是脂类的代谢中心，不仅合成内源性胆固醇和脂酸，还代谢食物源性脂类和脂肪酸。正常人血中胆固醇酯型约占 70%，游离型约占 30%，其浓度与胆固醇在肝脏的代谢有关，因此与肝功能关系密切，外源性胆固醇的摄入、内源性胆固醇的合成、脂蛋白的合成、胆酸的异化、胆固醇向胆汁的分泌、LCAT 的活性等都与其浓度有关。正常参考值：总胆固醇 110 ~ 230mg/dL，胆固醇酯 90 ~ 130mg/dL，胆固醇酯占总胆固醇含量的 60% ~80%。

临床意义：当肝内外出现阻塞性黄疸时，总胆固醇增加，以游离型为主，酯化比例有减少倾向。而当肝细胞受损严重时，血中胆固醇的酯化发生障碍，酯化比例更少，因此对肝病的预后判断有一定的价值，严重的肝硬化和肝细胞坏死明显时，血中的胆固醇也减少。

三、胆红素代谢（尿胆原、尿胆红素）

正常人血液中的胆红素大多是由衰老的红细胞中血红蛋白经代谢而生成（80%），剩下的约 10%~20% 是由其他血红素蛋白经代谢而产生。血清中直接胆红素和间接胆红素的总量称为总胆红素。直接胆红素的测定是通过重氮试剂作用于葡萄糖醛酸胆红素的次甲基部分，呈现紫色反应，30s 达到顶点。而间接胆红素的测定是在加入重氮试剂前加入苯甲酸钠或甲醇，沉淀出蛋白质后才出现显色反应。

1. 正常值

正常人血清中总胆红素（TBIL）的量为 0.2~l.0mg/dL，直接胆红素（DBIL）为 0 ~ 0.4mg/dL。

同时测定 TBIL/DBIL 在临床上的意义为：①诊断非结合胆红素增高的疾病，如溶血性黄疸、新生儿生理性黄疸、先天性非溶血性黄疸等。②结合胆红素分类可判断黄疸性质，总胆红素和间接胆红素增高为溶血性黄疸；总胆红素和直接胆红素增高为阻塞性黄疸，尤其是 DBIL/TBIL>60%；总胆红素、直接胆红素、间接胆红素增高为肝细胞性黄疸。③判

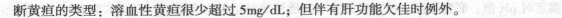

断黄疸的类型：溶血性黄疸很少超过 5mg/dL；但伴有肝功能欠佳时例外。

2. 尿胆原

正常人尿内尿胆原的定量为 0~3.5mg/dL，定性：弱阳性。

临床意义：

（1）增加

①胆红素产生过多，如溶血性黄疸或旁路性高胆红素血症；②部分病毒性肝炎和肝硬化病人由于肝功能受损而不能将自肠道重吸收的尿胆原处理，以致自尿液中排出；③胆道感染时细菌使胆汁内的胆红素转变为尿胆原，从胆管吸收入血，再从尿液中排出；④肠道排空延迟，尿胆原吸收增加或在肠内细菌作用下产生增加；⑤肠腔细菌过度增长，可使尿胆原在小肠内形成和吸收增加。

（2）减少

①胆道阻塞，进入肠道的胆红素减少；②小肠内细菌减少，如服用抗生素时；③小肠运动过快；④胆红素产生减少，如再障；⑤肾功能不全，肾脏排泄尿胆原减少。

3. 尿胆红素

在阻塞性黄疸或肝细胞性黄疸时，血液中直接胆红素增高，当其浓度超过肾阈时（2~3mg/dL）时，直接胆红素便自尿中排出，临床上常用的测定方法分成氧化法和重氮法，正常人尿中尿胆素为阴性反应。

临床意义：

①当出现阻塞性黄疸和肝细胞性黄疸时，尿中胆红素为阳性反应。②急性病毒性肝炎的早期，未出现黄疸前，尿中胆红素为阳性反应；③黄疸病人，尿中胆红素增高，表明血清中结合胆红素增高；④临床上有明显黄疸，而尿中胆红素为阴性，表明血中为非结合性胆红素增高，如溶血性黄疸；⑤注意黄疸合并严重的肾功能损害时，尿中胆红素可呈阴性反应。

四、酶类测定

（一）转氨酶

人体内的转氨酶有 20 余种，其中谷丙转氨酶（GPT）和谷草转氨酶（GOT）是诊断肝胆系疾病中应用最广的酶。这两种酶除在肝脏分布外，还在心肌、骨骼肌、肾等脏器内有分布，当它们受损害时，也会进入血液而使酶活力升高。GPT 仅存在于胞浆内，而 GOT 在线粒体内较细胞浆内为多。GPT、GOT 的升高在一定程度上反映了肝细胞损害的轻重。转氨酶的测定方法常有分光光度法和光电比色法，临床正常参考值为 GOT，GPT<40U/L。

测定时 pH 值、底物浓度、保温时间、试剂质量等对结果均有影响，而标本溶血时，GPT、GOT 常明显升高，还有剧烈运动及某些药物，如阿司匹林等对结果有影响，而年龄、性别、进餐、抽血时间则无明显影响，临床意义：第一，病毒性肝炎或药物性肝炎时，GPT、GOT 常升高，随病情的好转而下降。第二，胆道疾病、肝硬化、血吸虫病、原发性肝癌、转移性肝癌、细菌性或阿米巴性肝脓肿、充血性心力衰竭、传染性单核细胞增多症等可使酶的活力轻度升高。第三，GPT 与 GOT 的比值。GPT>GOT 多见于急性肝炎早期、轻型肝炎或慢性活动性肝炎时；肝硬化、肝癌及阻塞性黄疸时，GOT>GPT。第四，GPT 与黄疸分离，各型重症肝炎时，肝细胞大量坏死时，黄疸日益加重，而 GPT 却渐下降，称为胆酶分离，是预后不佳的信号。GPT 与 AFP 分离。肝炎的 AFP 升高恰在 GPT 下降时，有 GPT-AFP 分离现象，肝硬化患者的 AFP 则呈低水平的持续升高，原发性肝癌的 AFP 则为进行性升高。

（二）微胆管酶-GGT、ALP

R-谷氨酰转肽酶（R-GTP）在人体内将 R-谷氨酰基转移给其他多肽或 L-氨基酸，主要分布在肝、肾、胰、肠、脑等处，正常参考值为 0~40U。R-GTP 主要存在于肝细胞浆和毛细胆管中，当胆汁淤积、肝内合成亢进（慢性肝炎）、特异性同工酶（肝癌）和酒精损害微粒体的情况下，R-GT 均增高，因此其临床意义主要为：筛选有无肝胆系疾患；黄疸的鉴别诊断，特别是可以鉴定 ALP 的来源；协助诊断肝癌或转移性肝癌，且对大小的判断有一定的帮助；急性肝炎治愈的判断，慢性肝炎和肝硬化活动期的判断，协助诊断酒精性肝病。

（三）碱性磷酸酶（ALP）

主要来源于肝脏和骨骼、小肠、妊娠胎盘等处，正常成人参考值为 32~92U/L。儿童可高 2~3 倍。临床意义：肝外胆管梗阻时，特别是癌肿造成的完全梗阻时，ALP 升高显著，而胆石症或胆道的炎症时增高的程度不如癌性的梗阻。肝内胆汁淤积时 ALP 常明显升高，见于 PBC、药物所致的肝内胆汁淤积或肝内胆汁淤积性肝炎。肝内占位性病变（如原发性或转移性肝癌、肝脓肿等），肝内肉芽肿或浸润性病变（如肝结核、结节病、肝内恶性淋巴瘤、淀粉样变性等），肝脏实质性病变（如病毒性肝炎、慢性肝炎、肝硬化）时，ALP 大多正常。如有肝内胆汁淤积时，则 ALP 升高。因此，如能结合其他肝功能试验（如 R-GTP），对鉴别阻塞性或肝细胞性黄疸有一定的帮助。

（四）Ⅳ胶原

肝脏中主要的胶原成分为Ⅰ、Ⅲ、Ⅳ型胶原，通常用于反映肝脏纤维化的指标有Ⅲ型前胶原氨基末端肽、Ⅳ胶原、层粘连蛋白、透明质酸、单胺氧化酶等，但由于目前其试剂盒稳定性不够，故常用测定Ⅳ胶原，主要是检测血中Ⅳ胶原羧基端肽以及氨基端肽，完整的Ⅳ胶原能反映肝纤维化的程度，血清中Ⅳ胶原与肝纤维化的相关系数要大于其他几种指标。协和医院Ⅳ型胶原的正常参考值为：140ng/mL。临床意义：肝硬化及肝癌伴肝硬化病人血清Ⅳ胶原高于慢性活动性肝炎，后者又高于正常人。注意各种慢性肝病的结果常有重叠，肝硬化晚期，纤维合成与增生已不如初期，Ⅳ胶原可能不高。

第二节　内镜检查及内镜治疗

一、胃镜（急诊胃镜、治疗）

（一）适应证

第一，凡有上腹部不适怀疑有胃病，经过检查不能确诊者。

第二，X线检查发现溃疡、肿物及其他病变不能明确者。

第三，急性上消化道出血及慢性原因不明的失血。

第四，各种胃病的随诊慢性萎缩性胃炎，有胃大部分切除术后，溃疡病的药物治疗后的随诊等。

第五，胃内异物的取出，如胃石、义齿等其他异物。

（二）禁忌证

第一，严重的心脏病：如严重的心律失常、心肌梗死后恢复期、重度心力衰竭、未控制的严重高血压（血压≥180/120mmHg）。

第二，严重的肺部疾病：哮喘、呼吸衰竭不能平卧者。

第三，有精神疾患不能配合者。

第四，食管、胃、十二指肠穿孔的急性期。

第五，急性重症咽喉部疾患内镜不能插入者。

第六，腐蚀性食管损伤的急性期。

（三）术前准备

第一，病人的准备至少禁食5小时以上，最好为晨起空腹，如为幽门梗阻的病人，应禁食2~3天，必要时进行洗胃治疗。并向病人做好解释工作，消除患者紧张的情绪。

第二，咽部麻醉常用的有2%的利多卡因或普鲁卡因咽部喷雾，或用配制好的麻醉糊，主要成分为丁卡因。部分紧张的病人可应用镇静剂，如地西泮、咪达唑仑，甚至静脉麻醉，一般病人口咽部麻醉均能完成检查。

第三，患者松开领扣及腰带，取下义齿，左侧卧位躺于检查床上，下肢半屈，放好口垫及弯盘。

第四，术前检查内镜的注气、注水按钮，内镜的控制旋钮，调试好图像。

第五，对于治疗内镜，更应在术前做好稳妥的准备，并要求至少一名技术娴熟的护士的配合。

第六，治疗内镜，根据不同的目的来准备，如胃内异物的取出，需要准备食管套管、异物钳等，上消化道的出血应准备好吸引器，心电监护，1%的肾上腺素，1%的乙氧硬化醇，注射针、套圈、钛夹等，根据内镜室条件，可相应的准备多极电凝探头，加热探头或激光热凝等。

（四）并发症

1. 一般并发症

下颌关节脱臼，喉头痉挛，癔症，食管贲门撕裂，咽喉部感染或咽后脓肿，腮腺肿大。

2. 严重并发症

心脏意外主要是插镜时的迷走刺激或低氧血症所引起；肺部并发症主要为低氧血症：穿孔大多发生在咽喉梨状窝或食管下段。操作时应动作轻柔，少注气。感染，主要是在内镜检查时，应用了镇静剂，在年老体弱者中，可产生吸入性肺炎。

（五）注意事项

第一，胃镜检查除了急诊胃镜外，不应有盲区，经常易漏诊的部位为食管上段（与退镜过快有关），贲门口及胃小弯侧。

第二，对不明原因的上消化道出血，内镜应尽量达到十二指肠降部，十指肠的乳头的观察对于前视镜不够满意，但有时能提供关键性的线索。

第三，做好内镜本身的消毒工作，术前应查 HbsAg，HIV-Ab。并签患者知情同意书。

第四，如发现胃黏膜的可疑病变，如糜烂、溃疡等，应取活检，一般 4~6 块，注意病变的边缘的阳性率往往更高。必要时可作美兰、碘液染色。

第五，行胃镜检查前一定要复习病史，以便行胃镜检查时有所侧重，如溃疡复查时，应检测 Hp，应用尿素酶试剂检测 Hp 时，应注意活检的部位（在胃窦，或胃体各 2 块）及酶促反应的时间（一般为 30min~2h）。对病变明显的地方要有照片或录像，以便他人观察或复诊时有参考作用。

二、结肠镜

（一）适应证

第一，原因不明的下消化道出血、便血。

第二，原因不明的慢性腹泻、黏液便、脓血便。

第三，顽固性便秘、排便不畅感、排便习惯改变和不明原因的大便性状改变。

第四，疑为大肠病变引起的腹痛和腹部包块。

第五，钡灌肠检查怀疑有异常需要进一步确诊。

第六，对已确诊的大肠病变和结肠手术后的必要随诊观察。

第七，在术中行结肠镜检查有助于确定病变的范围和部位，从而有助于决定手术的方式。

第八，结肠镜下的治疗如息肉摘除，止血，早期肿瘤的治疗，结肠扭转和肠套叠的复位等。

（二）禁忌证

第一，严重的心肺功能不全。

第二，严重的高血压，脑供血不足，冠状动脉功能不全，明显的心律失常者。

第三，腹膜炎和中毒性急性消化道炎症，如中毒性痢疾、重型溃疡性结肠炎，尤其是严重的低蛋白血症者，易引起肠穿孔。

第四，急性消化道大出血、肠道积血过多、妨碍观察者。

第五，近期内胃肠道或盆腔做手术及放射治疗者。

第六，由于手术及炎症，致使腹腔内粘连或形成硬性扭曲时，不勉强检查。

第七，肠道有狭窄时，对狭窄以上的肠管不勉强进镜，肛门狭窄及肛门急性炎症时不宜检查。

第八，精神病患者或者不愿进行检查者。

第九，女性妊娠或者在月经期。

（三）术前准备

1. 病人的准备

解除患者思想上的顾虑，做好解释工作。

2. 肠道准备

这是检查成败的关键之一，术前 2~3 天患者进少渣半流或流质饮食，检查当天禁食。

3. 清洁肠道

（1）泻剂灌肠法

检查前晚服蓖麻油 25~30mL，饮水 800~1000mL，3~4h 后可连续腹泻数次，在检查前 2h 用 38℃ 左右的温开水 800~1000mL 灌肠 2~3 次，至仅有少许粪渣为止，如效果不好，可改服 50% 的硫酸镁 40~50mL，半小时内饮水约 1000mL，泻后再清洁灌肠。

（2）泻法

应用硫酸镁，术前 3 天患者进少渣饮食，并于每晚服用果导片 2 片，检查前一晚服用 50% 的硫酸镁 40~50mL，半小时内饮水约 1000mL，第二天晨同样服用 50% 的硫酸镁 40~50mL，半小时内饮水约 1000mL，肠道准备一般是满意的，如年老体弱者，腹泻过多，可考虑静脉补液。现尚有配制好的高渗电解质溶液，如 PEG4000（聚乙二醇）电解质溶液，主要特点是方便，于检查前 2~3h 服用即可，效果尚可。其他的方法，如甘露醇，在拟在电凝治疗时，有引起爆炸的危险，不推荐使用。

4. 解痉镇静剂的应用

对于精神紧张的患者，可于术前 15~30min 适当的应用地西泮、咪达唑仑、解痉灵（丁溴东莨菪碱）、654-2 等，或采用静脉麻醉。

（四）方法

主要是少注气、循腔进镜、去弯取直、锐角变钝角等基本原则。适时的变换体位，在退镜时仔细观察肠黏膜有无充血、溃疡、糜烂、肿瘤、息肉的情况，并注意观察血管纹理的情况，必要时取活检。

（五）注意事项

第一，检查前应充分清洁肠道，以免漏诊可能的病变，尤其是较小的息肉或早期的肿瘤。

第二，检查前应进行肛诊，因结肠镜检查有可能漏诊肛管的疾病。如直肠癌。

第三，一般情况下，结肠镜达到回盲部即可，当疑及病变累及末端小肠时，如 Crohn 病或结核时，应尽量进入末端回肠 15~30cm，并取活检。

第四，检查后，如病人出现便血、腹痛等并发症，应严密观察并酌情处理。

（六）并发症

第一，肠出血、肠穿孔。

第二，肠系膜撕裂、菌血症、心脑血管的并发症等。

三、胆管内、外引流

（一）适应证

凡属胰胆疾病及疑有胰胆疾病者皆为适应证。

第一，原因不明的梗阻性黄疸。

第二，上腹部疼痛怀疑慢性胰腺炎、胰腺癌或胆石症者。

第三，上腹部肿块怀疑胰胆系统肿瘤者。

第四，低血糖发作或顽固性溃疡怀疑胰岛细胞瘤者。

第五，复发性胆道疾病，疑有结石、炎症或畸形者；或胆管、胆囊术后症状反复，常规检查不能确诊者。

（二）禁忌证

第一，不适宜于行胃镜检查者。

第二，急性胰腺炎或慢性胰腺急性发作者。但经 B 超等证实为结石嵌顿引起者，且可以解除梗阻者则不为禁忌证。

第三，上消化道梗阻者，如溃疡引起的幽门梗阻者。

第四，严重的心、肺、肾、肝功能不全者。

第五，急性或严重的胆道感染，或者胆道狭窄、梗阻者，但又不具备引流胆道者。

（三）术前准备

第一，病人的准备空腹 6~8h 以上，并做好病人解释工作。

第二，如可能做 EST，术前应查血象、出凝血时间、肝功能及血淀粉酶。

第三，碘过敏试验，如可疑碘过敏为阳性，可用有机碘造影剂，如欧乃派克（碘海醇）等。

第四，术前 30min 患者静脉应用地西泮 5~10mg，解痉灵 20~40mg，并常规口咽部表面麻醉。

第五，准备消毒好的十二指肠镜，造影管，40% 左右已加庆大霉素的泛影葡胺 20~40mL，电切开刀，擦手液 70% 酒精。排空造影管内的气泡。

第六，根据病情需要，准备好鼻胆引流管，碎石器，长度，内径合适的支架。

（四）方法

患者的体位一般为左侧卧位—俯卧位，必要时为头低足高位，以显示上段胆管及左右肝胆管的分支。常用的进镜方法有推镜法和提拉法，余略。

（五）并发症

第一，注射性胰腺炎，甚至重症坏死性胰腺炎。

第二，化脓性胆管炎。

第三，败血症。

第四，乳头及胆管损伤，甚至十二指肠穿孔。

（六）注意事项

第一，ERCP、EST 为有创操作，应严格掌握适应证，并尽量注意操作的无菌性。

第二，注入的造影剂不宜过多，压力过大，一般胰管为 2~4mL，胆管为 5~13mL，如无必要，胰管甚至可以不显影，或者在插管之前，先放导丝，进入胆管后，再行造影，以减少胰腺炎的发生率。

第三，术后 2h 及 6h 复查血淀粉酶，并禁食 6~8h，留院观察，如出现上腹痛及血淀粉酶升高，按注射性胰腺炎处理，以免贻误病情。如无腹痛的症状，留院观察至血淀粉酶正常为止。

第四，如有胆管梗阻的情况（难以取出的结石或肿瘤，狭窄），或胆管排泄造影剂缓慢，应安放支架或放置鼻胆引流，并应用对胆系感染确切有效的抗生素。

四、腹腔镜

（一）适应证

腹腔镜检查适于用其他方法未能确诊的腹腔疾病，尤其是肝脏、腹膜及盆腔的疾病。具体如下：

第一，各种肝脏疾病人诊断，包括肝硬化、肝占位、肝包虫、肝囊肿，不明原因的肝脾肿大，可在直视下作肝穿刺可活检。

第二，腹膜疾病的诊断：结核性腹膜炎、间皮瘤、各种类型的腹膜转移癌等。

第三，盆腔疾病的诊断及治疗，消化内科主要是除外来源于妇科的肿瘤，除外由于妇科疾病引起的腹痛。

第四，腹部肿块的鉴别诊断。

第五，未明原因的腹痛通过腹腔镜观察脏器有无粘连。

第六，可以观察腹腔空腔脏器的情况，如胃癌的肠表面转移，节段性坏死性小肠炎等。

第七，有助于黄疸的鉴别诊断，观察肝脏表面及胆囊的情况，对门脉高压症的鉴别也有一定的帮助。

（二）禁忌证

第一，严重的心肺功能不全患者。

第二，出血性疾病，纠正出血性倾向后方可进行检查。

第三，各种疝，可以引起病人的突然死亡，但无症状的滑动疝可以做，检查时用腹带加压包扎。

第四，腹腔广泛粘连者，不易形成气腹，易引起脏器的损伤。

第五，精神病患者或不能配合者。

第六，妊娠 3 个月以上者。

（三）术前准备

第一，病人的准备做好解释工作，取得病人的配合，腹部备皮，并在术前禁食水 6~8h，排空膀胱，并给予适当的镇静剂，如地西泮。大量腹水的病人，术前宜放去腹水。

第二，腹腔镜及其附属器械的灭菌，并准备好可能用到的手术器械及药物。

（四）并发症

第一，气腹引起的并发症肩部疼痛，上腹部疼痛等，以及气腹针插入不当引起的并发症，如皮下气肿、大网膜、肠系膜气肿、纵隔气肿，气体注入肠腔，大多是由于肠袢与腹壁粘连所引起，表现为腹胀、有排便感，应密切观察，适当应用抗生素。严重者为气体注入血管，引起空气栓塞，导致病人死亡。

第二，出血尤其是穿刺针刺入腹主动脉及静脉，能导致病人立即死亡，操作时应避免将穿刺针直接对准腹部包块或脊柱。腹部手术切口或活检处的出血，只要认真处理，一般均可以止住。

（五）注意事项

第一，严格掌握适应证，遵循操作规范。

第二，术后病人卧床休息一天，并密切观察患者的生命体征。尤其是腹部情况，如腹部压痛，纵隔及皮下气肿，内出血的情况等。

第三，术后预防性的应用抗生素。

第四，如无特别不适，患者当天可以进食，约 5~7 天可以拆线。

五、超声内镜

（一）适应证

第一，判断上消化道恶性肿瘤的侵犯深度及淋巴结转移。

第二，判断黏膜下肿瘤的起源与性质。

第三，胆总管良恶性病变的诊断，尤其是远端胆总管病变。

第四，对食管周围有关纵隔病变的诊断。

第五，胰腺良恶性肿瘤的诊断。

第六，各种需要 EUS 介入治疗的疾病。

第七，对溃疡的良恶性有一定的鉴别诊断价值。如可观察对各层消化道壁的结构破坏情况。

（二）禁忌证

同胃镜的禁忌证，严重的食管静脉曲张最好不做。

（三）术前准备

第一，病人的准备，同胃镜，但 EUS 多为斜视镜，且其前端的硬性部分较普通内镜为长，病人的痛苦相对较大，除常规的口含麻药外，可应用咪达唑仑等清醒麻醉，必要时为减少肠蠕动，可静脉应用解痉灵 20~40mg。

第二，内镜及相关设备的准备，同普通内镜。

（四）方法

主要应用直接接触法、水囊法、充水法等，或者其中的几种方法相结合。根据病变的不同，探头常用的部位有食管，胃底、体、窦部，十二指肠乳头部或其偏上、偏下部位。必要时，可在 EUS 引导下进行淋巴结、肿物穿刺。

（五）并发症

第一，同普通内镜，如出血、穿孔、贲门黏膜撕裂、心脑血管的意外。咽喉部的相关并发症，如喉痉挛、梨状窝穿孔等。与 EUS 相关的胃腔内注水过多造成水中毒、误吸。

第二，如在 EUS 引导下行穿刺，则警惕穿刺部位的化脓性感染、造成肿瘤的转移、扩散，误穿大血管造成大出血，对胰腺的穿刺有可能造成胰漏、胰性腹水胰腺的假性囊肿等。

（六）注意事项

第一，EUS 为内镜与超声相结合的产物，由于受 EUS 视野的限制。EUS 不能替代普通内镜。一般性 EUS 检查前应行普通内镜检查。

第二，对发现的占位显示超声图像时，除了占位，应尽量显示附近正常的消化道超声图像，以准确判断其来源。并在不同的断面测量其大小。

第三，对低回声的占位进行穿刺时，要反复从不同的断面进行确认，以免误穿大血管，有条件者，可选用多普勒超声。

第三节 消化系统疾病常用治疗技术

一、鼻饲术

（一）适应证

用于各种原因不能经口进食者的营养补充或给药，患者胃肠功能应该正常。

（二）禁忌证

食管严重狭窄或阻塞、食管手术后。

（三）术前准备

第一，治疗盘、胃管、纱布、石蜡油、血管钳、镊子、棉签、弯盘、胶布、治疗巾、50mL注射器、温开水、听诊器。

第二，说明鼻饲目的及注意事项，以取得患者的合作。

（四）操作方法

第一，患者取半卧位，头后仰，或平卧位，头稍向一侧偏，颌下铺治疗巾，有义齿应取下，清洁鼻腔。

第二，测定胃管自鼻尖经耳垂到剑突的长度（成人45~55cm；婴幼儿14~18cm），用胶布做出标记。

第三，用液状石蜡润滑胃管前半部，左手用纱布托胃管，右手用镊子夹住胃管前端送入鼻孔，并徐徐使胃管向前推进，达会咽部（约14~16cm）时，嘱患者做吞咽动作，并随吞咽将胃管继续往下插入达50~55cm。经证实胃管在胃内后，用胶布固定胃管于面部。证实的方法是：①抽吸有胃液；②用注射器注入20mL空气入胃管，并同时听诊胃部，有气过水声；③将胃管末端置入水中，无气泡出现。

第四，胃管开口端接注射器，先注入少量温开水，证实是否通畅。如无异常，再注入流质饮食（每次200~300mL）或药物，或匀速缓慢滴入流质饮食（2mL/min）。

第五，鼻饲毕，注入少量温开水以清洁管腔，再将胃管末端反折，用纱布包裹并用血管钳夹紧，保留胃管再用；若应用末端有封闭帽的胃管，则可直接用封闭帽封闭胃管外口。

第六，清理用物，记录鼻饲量及饲入情况。

（五）注意事项

第一，鼻饲前必须判定胃管确实在胃内，方可注入饮食。注食时宜将头及躯干抬高，可呈半卧位。注食后尽量不要搬动病人，以免引起呕吐。

第二，每次取下注射器抽吸流食时，均须用血管钳夹闭胃管外口，以免胃内容物流出及空气进入。

第三，间断鼻饲者，每次注入量200～300mL，间隔时间不少于2h。

第四，长期鼻饲者，应按说明定期更换胃管，并由另一鼻孔插入鼻饲管。

二、胃肠减压术

（一）适应证

第一，急性胃扩张。

第二，胃、十二指肠穿孔。

第三，急性胰腺炎。

第四，腹部较大型手术后。

第五，机械性或麻痹性肠梗阻。

（二）禁忌证

第一，食管狭窄。

第二，严重的食管静脉曲张。

第三，严重的心肺功能不全、支气管哮喘。

（三）术前准备

第一，检查胃、十二指肠引流管是否通畅。

第二，备减压抽吸装置，手提式或电动低压抽吸器或负压引流盒。如无上述装置，可用注射器代替。

第三，其他准备，同鼻饲术术前准备。

（四）操作方法

第一，患者半卧位，头后仰，或平卧位，头偏向一侧，颌下铺治疗巾。

第二，按常规方法插胃管。插入深度为50～75cm。

第三，将胃、十二指肠引流管接减压抽吸装置，低压抽吸。

第四，清理用物。

（五）注意事项

第一，胃肠减压管应妥善固定，防止扭曲、打折、受压，以免影响减压效果。

第二，记录每日胃管吸出物的量，注意吸出物颜色、性状、并做好口腔护理。

第三，经胃管注入药物后，应夹闭或夹住胃管1~2h，避免药物被吸出。

第四，注意胃肠减压管是否通畅，应每隔1~2h抽吸1次。每小时应用少量温开水冲洗1次胃管。

三、洗胃术

（一）适应证

主要是清除经胃肠道吸收的毒物，一般是在服毒后的6h内洗胃有效，超过6h者，可能仍有部分滞留在胃内，也可考虑洗胃。

（二）禁忌证

第一，吞服强腐蚀性药物者，插管可能引起穿孔。

第二，食管胃底静脉重度曲张的患者。

第三，昏迷的患者，易导致吸入性肺炎。

第四，惊厥的病人，有可能诱发惊厥。

（三）方法

同普通鼻饲管，一般插至50cm左右，在胃内即可，先留取胃液作毒物分析，吸尽胃内容物，洗胃时，患者左侧卧位，头低位并转向一侧，洗胃液一般用温开水，如知毒物，也可应用适应的解毒剂，每次注入的洗胃液在200~250mL为宜，总量可达5~8L。

（四）并发症

主要是与插管有关的并发症，如反射性迷走神经亢进，心率减慢；喉痉挛，食管穿孔等。

（五）注意事项

第一，在不知道毒物的种类时，切忌应用解毒剂，以免引起适得其反的效果。可应用的有：保护剂、溶剂、吸附剂、解毒剂、中和剂等。

第二，每次灌洗液的量不能超过250mL，以免过多的溶有毒物的灌洗液流入小肠而促进吸收。

第三，洗胃是中毒抢救措施的一部分，应统筹安排。

四、肛管排气

（一）适应证

主要是适用于各种原因的肠胀气或乙状结肠闭祥扭转等。

（二）禁忌证

神志不清或不能配合者，腐蚀性食管炎症或严重的食管静脉曲张者。

（三）方法

病人左侧卧位，在肛管前端涂润滑剂，轻插入直肠内 10cm 左右，肛管外端敞开或接水封瓶。

（四）注意事项

肛管排气的效果一般欠佳，应积极治疗原发病。

五、灌肠术

（一）非保留灌肠

1. 适应证

第一，刺激结肠蠕动，协助排便用。

第二，用于清洁洗肠。作为乙状结肠镜检、腹部 X 线检查及肠道手术术前准备。

2. 术前准备

（1）灌洗液

①温开水：一般情况可使用。

②生理盐水：0.9%NaCl 溶液，适用于各种需要灌肠的病人。

③肥皂水：以医用肥皂 10g 溶于温开水 1000mL 制成，此液常用于一般排便灌肠；但若存在肝性脑病先兆时应避免使用碱性液体灌肠。

（2）灌肠液的用量

按灌肠目的、患者年龄、病情而定。一般成人排便灌肠宜 600~1000mL，而清洁灌肠则需用上述量的 2~3 倍，分次或连续灌洗。体弱、病重以及肠道有炎症者，一般用量宜偏少，以 300~600mL 左右为适量。灌肠液温度不宜过低，以免刺激结肠，宜保持在 38℃左右。

（3）备用

将肛管和连接橡皮管煮沸消毒，并用夹子夹紧，将灌洗液倒入灌肠筒中备用。

3. 操作方法

第一，病人取侧卧位，双膝向前稍屈曲，露出肛门。

第二，肛管前端涂以润滑油，松开夹子，排出管内空后，术者一手持肛管并稍折叠不使灌肠液流出；另一手将病人臀部分开，使肛门皱襞松展；将肛管徐徐插入肛门内约6~10cm。

第三，固定肛管，提起灌肠筒，使灌肠液徐徐流入肠内，灌肠筒离床的高度一般在45~70cm之间。当病人感到腹胀，可减慢灌入速度或暂时停止。

第四，灌肠液灌完后，夹紧橡皮管，拔出肛管，帮助病人转为仰卧位，经5~15min后可排便。如便秘时间长，或清洗高位结肠者，灌液可先采取右侧卧位，10~15min后再转向左侧卧，然后排便。

第五，清洁灌肠者，可按上述方法连续灌洗2~3次，直至洗净为止。

（二）保留灌肠

1. 适应证

主要为经直肠给药：常用的有水合氯醛、生理盐水、氢化可的松琥珀酸盐溶液、普鲁卡因溶液及中药消炎制剂等。

2. 操作方法

第一，准备灌肠药液，消毒肛管和橡皮管，并连接好漏斗或注射器备用。

第二，小量药液（10~20mL）可直接注入，200mL以上药液，一般先行清洁灌肠（用清水或生理盐水）以便药物容易吸收。

第三，病人取仰卧位，双膝屈曲，垫高臀部。

第四，肛管前段涂以润滑剂，将药液置于灌肠漏斗筒中，驱出管中气体后，将肛管插入直肠内10~15cm，提高漏斗筒，必要时调整肛管位置，使药液徐徐灌入直肠。药液完全注入后，捏紧肛管，徐徐拔出，嘱病人静卧，两腿并拢，勿使药液排出。

第五，保留灌肠液一般不超过150mL，需灌入药液>200mL时，以采用滴管注入法为宜，滴入速度一般每分钟不超过70~90滴。

六、食管狭窄扩张术

食管狭窄患者有不同程度的咽下困难、进食时间延长、反食，影响生活质量。重者不能进水，引起营养不良、脱水等有些需要紧急处理。

（一）适应证

食管狭窄扩张的适应证有：炎性狭窄；食管术后吻合口狭窄；发育不良，如食管环/食管蹼；动力性狭窄，如贲门失弛缓症、弥漫性食管痉挛；晚期食管癌或贲门癌，可作姑息性扩张以缓解咽下困难。

（二）禁忌证

第一，不能合作的患者。

第二，有急性心肌缺血、严重心律失常及其他严重病症者。

（三）术前准备

第一，食管钡餐、内镜检查，必要时要作病理活检，明确狭窄的部位、特点和病因。对有手术史者，应详细了解手术方式和病理结果。

第二，向患者解释治疗目的、方法以及可能的并发症，以便取得理解和合作。术前签署知情同意书。

第三，在扩张前，至少禁食 12h。如狭窄近端有大量食物存留时，应延长禁食时间，必要时可插管灌注清洗。如有严重的食管炎，应先用药物治疗。

第四，对较紧张患者可肌注或静注镇静剂地西泮 10mg。

（四）操作方法

1. 探条扩张法（bougienage）

主要用于非动力性狭窄。经内镜活检孔插入导丝，直视下将导丝的前段插入狭窄的远侧，退出内镜保留导丝固定不动。将中空的扩张器套入导丝，并沿导丝慢慢将扩张器的圆锥部送入，直至其体部（即圆柱形部分）通过狭窄口。数分钟退出扩张器，注意导丝的位置须固定不变。逐渐增加扩张器的直径，使狭窄部分扩开到合适大小。最后扩张器与导丝一起退出。以上操作过程可在 X 线透视下进行，使导丝和扩张器插入的方向和位置正确无误。

2. 气囊扩张法

主要用于动力性狭窄。气囊法有几种：一种是经内镜活检孔插入导丝。保留导丝在胃内，退出内镜，将气囊装置的中央孔导套入导丝，透视下使气囊中部位于贲门区域。然后注气。使气囊内压达到 40kPa（300mmHg），维持 30~60 秒后放气，共 2~3 次，间隔 2~3 分钟。扩张后退出导丝和气囊，再内镜观察，检查 LES 区域是否已经被扩开，注意贲门下、胃底等有无病变。另一种方法是将气囊套入在胃镜的前部。气囊中点离内镜前端 15cm，气囊两侧用胶布固定。内镜进胃后反转，使气囊显露在贲门下，注气 45mL。并向

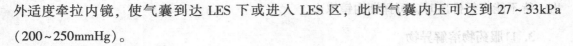

外适度牵拉内镜，使气囊到达 LES 下或进入 LES 区，此时气囊内压可达到 27～33kPa（200～250mmHg）。

（五）注意事项

扩张术后禁食 2 小时，以后如无不适，可以饮水，进少量半流质饮食。应密切观察病情，注意有无胸痛、发热、咳嗽等。扩张后 6～8 小时内，如无不适可以离院。如出现以上情况应随诊，并及时处理。

（六）并发症及其处理

1. 穿孔

主要表现为扩张后持续不减的剧烈胸痛。可用 60% 泛影葡胺行食管造影证实诊断。对小的穿孔，应立即予禁食、输液和广谱抗生素等保守治疗，多数病例治疗 3～5 天可缓解。对大的穿孔，有时需要手术修补。

2. 感染

可由误吸或穿孔后继发感染所致，应及时予抗生素治疗以及适当引流。

3. 出血

扩张治疗后应立即内镜下观察有无活动性出血，对出血的病例，可用 1∶10000 肾上腺素或凝血酶局部喷洒止血。

4. 狭窄再形成

扩张导致组织损伤，损伤修复时，局部又可能形成狭窄。抗反流治疗对预防或减轻再狭窄很重要。

七、上消化道异物内镜取出术

消化道异物是指误吞或故意吞入消化道的各种物体。既不能被消化，又不能及时通过幽门。随着内镜技术的发展，经内镜取上消化道异物治疗获得了较好的疗效。

（一）处理异物原则

1. 紧急内镜取异物

大多数消化道异物可经内镜安全取出，在确定没有穿孔的情况下，均应作紧急内镜检查，并积极试取。尤其是对较大而锐利的异物、不规则硬性异物及有毒的异物，更应积极处理。

2. 择期内镜取异物

对小而光滑的异物，估计能自行排出而对患者不会引起严重后果者，可先让其自行排出，待不能自行排出时，可择期内镜取出。

3. 口服药物溶解异物

对于小的植物性、动物性及药物性胃内结块可先给口服药物溶解（a-糜蛋白酶、胰酶片、食醋等），使结块自行消化溶解，药物治疗无效时，再择期内镜下取出或碎石。

（二）禁忌证

第一，已穿透出消化管以外的异物。

第二，对内镜检查有禁忌的病人。

（三）术前准备

1. 病人准备

①对吞入金属性异物的病人应摄颈部及胸部正侧位片，腹部平片，以确定异物的位置、性质、形状、大小及有无穿孔。

②患者应禁食8h。

③常规内镜检查术前准备，并于术前肌注地西泮10mg和解痉灵20mg，于进镜时置入咽部保护性套管。

④儿童、精神失常、检查不合作者以及异物直径大于2.5cm、异物嵌顿、锐利异物直径大于所用内镜外径或多件异物、易损伤食管黏膜者，可用静脉麻醉（请麻醉科协助）。

2. 器械准备

（1）内镜的选择

各种胃镜均可使用，但以前视镜较为方便，十二指肠降段异物宜采用十二指肠镜为宜。最好选择外径较粗的内镜。以便防止异物损伤食管黏膜。当异物取出有困难需要两种器件协助时，可用双孔手术胃镜。

（2）钳取器械的选择

钳取器械的选择主要取决于异物的性质和形状。常用器械有：活检钳、套圈、三爪钳、鼠齿钳、鳄嘴钳、"V"字钳、扁平钳、篮型取石器、网兜型取物器、内镜专用手术剪、拆线器、吻合钉取出器、机械碎石器等，另可根据异物的性质形状自制一些器械，如橡胶保护套等。钳取器械在插入前应先在体外进行模拟试验。

（四）操作方法

了解异物形状、大小以及X线检查观察的异物位置，首先行内镜常规检查，观察消化道有无损伤，寻找异物。根据异物形状与性质采用不同的方法，选用不同的器械取出。

1. 长条形棒状异物

可用套圈器或三爪钳取出，这类异物用套圈套取的一端不要超过 1cm，否则退出贲门常有困难。

2. 球形异物

用篮型取石器或网兜取物器取出。

3. 长形锐利异物

缝针、刀片等异物往往在取出过程中易继发损伤贲门及食管黏膜，应在内镜头部固定一个橡皮保护套管，插入胃镜后，张开异物钳夹住异物一端，使异物的长轴与食管平行一致，提起抓取钳，使之进入橡皮保护套管内，慢慢退出胃镜，对张开型安全别针，带有铁托的义齿也可用这种改良的胃镜试取。对小的金属异物，可用磁棒吸住后随内镜退出。有时别针张开嵌顿在食管，内镜取出的原则为变开口向上为开口向下，然后连同内镜一起退回，如先将开口向上的别针推入胃腔内，使之转开口向上为开口向下，再使之进入橡皮保护套管内取出。

4. 食物团块及胃内结石

可采用内镜下咬钳将食物咬碎，然后用圈套器或三爪钳取出，胃内直径 40mm 以上的结石难以在内镜下直接取出，可用活检钳直接捣碎后成糊状物随胃肠道蠕动自然排出体外。较硬难以击碎的结石，可用圈套器分割成 20mm 左右的结石，也可用机械碎石器绞碎。

（五）注意事项

第一，充分做好术前病人准备和器械准备工作，制定取异物方案。

第二，食管、贲门及胃内嵌顿性异物两端已刺破消化道嵌顿处的黏膜，可先将嵌顿较松的一端解除后或退入胃内再试取，切勿暴力牵拉，以免引起消化道损伤。

第三，胃内异物在平卧时大多位于胃底及胃体上部的黏液湖内。较小的异物常被掩盖其中，必要时可让病人做"V"字形屈曲位，或抬高背部，使异物掉在胃体中下部。

第四，取长条异物应套住一端，并让尖锐端向下，以免损伤消化道黏膜。

第五，退出异物时，尽量将异物靠近内镜，不留间隙，否则有时可能发生异物与内镜"脱位"现象。当异物通过咽部时，助手应将患者头部后仰，使咽喉部与口咽部成一直线，以利异物顺利取出。若在退镜时发生黏膜损伤或出血，应重新插入胃镜观察损伤情况，必要时作止血治疗。

第六，有消化管穿孔及异物锐利且体积较大取出困难时，不必勉强用内镜试取，应行外科手术治疗。

（六）并发症

1. 消化管黏膜损伤及出血

较大而锐利的异物，取出时可能会造成消化道黏膜损伤、出血甚至穿孔。出血较多者应行内镜下止血，有穿孔者应紧急外科手术治疗。

2. 消化管化脓性炎症及溃疡

表现为高热、剧烈疼痛等症状，应给予禁食、抑酸、减少消化液分泌治疗、足量广谱抗生素及支持疗法，必要时施行外科手术治疗。

3. 窒息及吸入性肺炎

常发生在吞入特大异物及全麻下取异物的婴幼儿。若发生应紧急处理抢救。

第四节 急慢性胃炎

一、急性胃炎

胃是人体的主要消化器官。急性胃炎是一种常见病，主要表现为上腹疼痛、不适，食欲下降，恶心呕吐，有时伴腹泻，严重的急性胃炎还会引起呕血、便血等症状。急性胃炎包括四种类型，在日常生活经常遇到的是急性单纯性胃炎。

（一）急性单纯性胃炎的病因

1. 物理因素

过冷、过热的食物和饮料，浓茶、咖啡、烈酒，刺激性调味品，过于粗糙的食物，药物（特别是非甾体抗炎药如阿司匹林、吲哚美辛等），均可刺激胃黏膜，破坏黏膜屏障。

2. 化学因素

阿司匹林等药物还能干扰胃黏膜上皮细胞合成硫糖蛋白，使胃内黏液减少，脂蛋白膜的保护作用削弱，引起胃腔内氢离子逆扩散，导致黏膜固有层肥大细胞释放组胺，血管通透性增加，以致胃黏膜充血、水肿、糜烂和出血等病理过程，前列腺素合成受抑制，胃黏膜的修复亦受到影响。

3. 生物因素

细菌及其毒素。常见致病菌为沙门菌、嗜盐菌、致病性大肠杆菌等，常见毒素为金黄色葡萄球菌，尤其是前者较为常见。进食污染细菌或毒素的食物数小时后即可发生胃炎或同时合并肠炎此即急性胃肠炎。葡萄球菌及其毒素摄入后合并肠炎此即急性胃肠炎。葡萄球菌及其毒素摄入后发病更快。近年因病毒感染而引起本病者也不在少数。

4. 精神、神经因素

精神、神经功能失调，各种急重症的危急状态，以及肌体的变态（过敏）反应均可引起胃黏膜的急性炎症损害。

5. 胃内异物、胃石、胃区放射治疗

胃内异物或胃石、胃区放射治疗均可作为外源性刺激，导致本病。情绪波动、应激状态及体内各种因素引起的变态反应可作为内源性刺激而致病。

（二）急性胃炎的临床表现

家庭生活中一般在暴饮暴食或食用了污染食物、服对胃有刺激的药后数小时至 24 小时发病。主要为：

1. 上腹痛

正中偏左或脐周压痛，呈阵发性加重或持续性钝痛，伴腹部饱胀、不适。少数病人出现剧痛。

2. 恶心、呕吐

呕吐物为未消化的食物，吐后感觉舒服，也有的病人直至呕吐出黄色胆汁或胃酸。

3. 腹泻

伴发肠炎者出现腹泻，随胃部症状好转而停止，可为稀便和水样便。

4. 脱水

由于反复呕吐和腹泻，失水过多引起，皮肤弹性差，眼球下陷，口渴，尿少等症状，严重者血压下降，四肢发凉。

5. 呕血与便血

少数病人呕吐物中带血丝或呈咖啡色，大便发黑或大便潜血试验阳性，说明胃黏膜有出血情况。

（三）治疗

1. 西医治疗

①去除病因，卧床休息，停止一切对胃有刺激的饮食和药物。酌情短期禁食，然后给予易消化的清淡的少渣的流质饮食，利于胃的休息和损伤的愈合。

②鼓励饮水，由于呕吐腹泻失水过多，病人在尽可能情况下多饮水，补充丢失水分。

以糖盐水为好（白开水中加少量糖和盐而成）。不要喝含糖多的饮料，以免产酸过多加重腹痛。呕吐频繁的病人可在 1 次呕吐完毕后少量饮水，多次饮入，不至于呕出。

③止痛。应用颠茄片、阿托品等药均可。还可局部热敷腹部止痛（有胃出血者不用）。

④伴腹泻、发烧者可适当应用黄连素、诺氟沙星等抗菌药物。病情较轻者一般不用，以免加重对胃的刺激。

⑤呕吐腹泻严重，脱水明显，应及时送医院静脉输液治疗，一般 1~2 天内很快恢复。

⑥预防为主，节制饮酒，勿暴饮暴食，慎用或不用易损伤胃黏膜的药物。急性单纯性胃炎要及时治疗，愈后防止复发，以免转为慢性胃炎，迁延不愈。

2. 中成药的选择应用

（1）胃寒证

症状：突发胃痛，恶寒喜暖，脘腹得温痛减，遇寒痛甚，喜热饮，舌苔薄白，脉弦紧。

选药：首选温胃舒胶囊，以温胃散寒，行气止痛，1 次 3 粒，1 日 2 次，温开水送服。

若平素脾胃虚寒，消化不良，胃痛伴有呕吐，泄泻者，可服理中丸，以温中祛寒，补气健脾，蜜丸，1 次 1~2 丸，1 日 2 次。若兼有不思饮食，呕吐酸水，脘闷肢倦等，可配服香砂养胃丸，以温中和胃，芳香化湿。若寒凝胃痛，脘腹胀满，呕吐酸水或浊水甚者，可服仲景胃灵片，以温中散寒，健胃止痛，大片 1 次 2 片，小片 1 次 4 片，1 日 3 次。若胃脘疼痛，胃酸过多者，可配服安中片，以温中制酸，和胃止呕，1 次 4~6 片，1 日 3 次。若寒凝气滞，胸腹胀痛者，可配服良附丸，以温胃止痛，理气散寒，水丸，1 次 3~6g，1 次 2 次，温开水送服。若胃痛日久，气滞血瘀，两胁胀痛者，可服九气拈痛丸，以理气活血，温中止痛，水丸，1 次 6~9g，1 日 2 次，温开水送服。另外，根据病情，亦可酌选十五味黑药丸，石榴健胃散等药。

（2）饮食积滞证

症状：胃脘胀痛，疼痛拒按，嗳腐吞酸，或呕吐不消化食物，吐后稍缓，不思饮食，大便不爽，舌苔厚腻，脉滑。

选药：首选越鞠保和丸，水丸，口服，1 次 6g，1 日 2~3 次。若食滞胃肠，消化不良，气滞痰凝，倒饱嘈杂，大便秘结等，可服槟榔四消丸，以消积化滞，清理胃肠。蜜丸，1 次 1 丸，温开水送服，以通窍为度，不通再服 1 丸，通则住宅医药。若食滞胃肠，脘腹胀痛，大便不通或有里急后重者，服木香槟榔丸，以行气导滞，泻热通便，水丸，口服，1 次 3~6g，1 日 2~3 次，孕妇慎用。若食滞胃痛，消化不良，脘腹胀满，大便秘结，可服六味安消胶囊，以消积和胃，行血止痛，口服，1 次 3~6 粒，1 日 2~3 次。此药气香苦温，孕妇忌服。

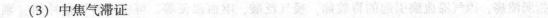

（3）中焦气滞证

症状：胃脘胀满，攻撑作痛；痛连两胁，胸闷嗳气，时常叹息，烦恼忧郁则加重，舌苔薄白，脉沉弦。

选药：首选气滞胃痛冲剂，以疏肝理气，和胃止痛，口服，1次5g，1日3次。慢性胃炎，消化性溃疡，若因郁怒气滞，而出现胸闷食少，脘腹胀痛，大便不畅，可服胃苏冲剂，以理气消胀，通降和胃，口服，1次1袋（15g），1日3次。若平素脾胃虚弱，情志不畅，食欲不振，脘腹痞闷，大便溏泻者，可服香砂枳术丸，以健脾养胃，行气消痰，水丸，1次6~9g，1日2次，空腹温开水送服。若因肝郁不舒，脾胃不和引起的胃脘刺痛，两肋胀满，嗳气吞酸，饮食无味，周身窜痛者，可服调胃舒肝丸，以平肝和胃，舒郁止痛，蜜丸，口服，1次1丸，1日2次。若肝气犯胃，胃气不降引起的胃痛，胁痛，消化不良，吞酸胀饱，呃逆，脘腹胀满者，可服平安丸，以疏肝理气，和胃止痛，蜜丸，口服，1次2丸，1日3次。若因肝郁气滞，肝胃不和引起的胸胁满闷，胃脘胀痛，呕吐吞酸，腹胀便秘者，可服疏肝健胃丸，以疏肝开郁，导滞和中，1次3~6g，1日3次。若平素患有胃及十二指肠溃疡病，因情志不舒而诱发或加重者，可服珍珠胃安丸，以和中宽胃，行气止痛，水丸，1次1.5g，1日4次，饭后及睡前服。若属肝郁脾虚，肝胃不和型消化性溃疡病活动期，症见胃脘胀满痞痛，嗳气吞酸，烦躁不食，腹胀便溏等，可服健胃愈疡片，以疏肝健脾，解痉止痛，止血生肌，口服，1次4~6片，1日4次。若患有慢性胃炎，胃及十二指肠溃疡，属气滞夹湿热者，可服胃苏冲剂，以理气和胃，利膈开郁，清热化湿，1次10g，1日3次，饭前冲服。若患胃及十二指肠溃疡，慢性胃炎，脘痛腹满，嗳气吞酸，烦恼则加重者，可服复方陈香胃片，以行气和胃，制酸止痛，口服，1次4片，1日3次。亦可根据病情，酌选胃益胶囊、猴头健胃灵胶囊、六味木香胶囊等药。

（4）湿热中阻证

症状：胃脘胀痛，烦躁易怒，吞酸嘈杂，口苦呕恶，舌苔黄腻，脉弦滑而数。

选药：首选溃平宁冲剂，以清热止痛，止血收敛，用于胃溃疡，十二指肠溃疡合并上消化道出血证尤宜，口服，1次4g，1日3~4次。若胃脘痛，呕恶泛酸甚者，可服溃疡胶囊，以制酸止痛，生肌收敛，口服，1次2粒，1日3次。亦可根据病情，酌选舒肝健胃丸、赛胃安胶囊、黄连胶囊等药。

（5）气滞血瘀证

症状：胃痛拒按，食后痛甚，痛有定处，或有积块，痛如针刺，胁肋引痛，或吐血，黑便，舌质紫暗，或有瘀斑，脉沉涩。

选药：首选金佛止痛丸，以行气止痛，舒肝和胃，祛瘀生新，口服，1次5~10g，1日2~3次。或痛时服。寒证腹痛者用姜汤送服。若素患慢性浅表性胃炎、胃溃疡及十二指肠溃疡，因气滞血瘀引起的胃脘痛，嗳气泛酸，呕血黑便等，可服荜铃胃痛冲剂（颗粒），以疏肝解郁，行气通滞，和胃止痛。口服，1次1袋，1日3次，15天为1疗程，连服1~3个疗程。若患慢性胃炎，胃溃疡，十二指肠球部溃疡，胃脘刺痛，胃酸过多者，可服复方田七胃痛胶囊，口服，1次3~4粒，1日3次。症状缓解后，维持用量，1次2粒，1日2次，以温中健脾，理气化瘀，制酸止痛，收敛止血。若胃溃疡，十二指肠溃疡，合并上消化道出血证者，可服溃平宁冲剂，口服，1次4g，1日3~4片，以止血，止痛，收敛。若因气滞血瘀所致的胃脘痛，胀痛者，可服玄胡止痛片，口服，1次4~6片，1日3次，以活血去瘀，理气止痛。此药理气活血，阴虚火旺者慎用，孕妇禁用。

（6）脾胃气虚证

症状：胃痛喜按，按之痛减，面色㿠白，形体肌瘦，懒言气短，精神倦怠，舌体胖，苔白，脉沉缓无力。

选药：首选香砂六君丸，口服，1次6~9g，1日3次。本品具有补气健脾，燥湿化痰之功。若胃及十二指肠溃疡，慢性萎缩性胃炎，出现胃脘嘈杂，上腹隐痛，咽干口燥，舌红少津，脉弦细而数者，可服胃乐宁片，口服，1次4片，1日3次。以养阴益胃。亦可根据病情，酌选养胃冲剂，安胃疡胶囊等药。

（7）脾胃虚寒证

症状：胃痛隐隐，绵绵不断，喜暖喜按，得温则减，时吐清水，纳差食少，神疲乏力，手足欠温，大便溏薄，舌淡苔白，脉虚弱或迟缓。

选药：首选桂附理中丸，蜜丸，口服，1次1丸，1日2次，以理中散寒，益气健脾，若平素体弱，中气虚寒，脘腹疼痛，喜温喜按，心悸食少，面色无华，或胃痛，嘈杂吞酸，出现脾胃虚寒证者，可用小建中合剂（冲剂），口服，1次20~30mL，1日3次。用时先摇匀。本品具有温中补虚，缓中止痛之功。若脾胃虚寒，脘腹胀痛，消化不良者，可服复方香砂颗粒，开水冲服，1次10g，1日3次，以健脾开胃，行气温中。若脘腹胀满，胃脘疼痛，消化不良，呕逆泄泻，小便不利者，可服洁白胶囊，口服，1次3粒，1日3次，以健脾和胃，止痛止泻。亦可根据病情，酌选虚寒胃痛冲剂（胶囊）等药。

（8）胃阴虚证

症状：胃脘灼热，隐隐作痛，烦渴思饮，口燥咽干，食欲减退，大便燥结，舌红少苔，脉弦细而数。

选药：首选阴虚胃痛片，口服，1次6片，1日3次。若气阴两虚引起胃脘灼热胀痛，手足心热，口干，口苦，纳呆等症，可服养胃舒颗粒，口服，1次10~20g，1日2次。具有益气固本，滋阴养胃，调理中焦，行气消导之功。亦可根据病情，冲服胃祥宁颗粒。

（9）气虚血瘀证

症状：胃痛喜按，痛有定处，重按痛甚，面色萎黄，形体肌瘦，舌质黯，有瘀点，舌苔薄白，脉虚弦而涩。

选药：首选项胃乃安胶囊，口服，1次4粒，1日3次，以补气健脾，宁心安神，行气活血，消炎生肌。可用于胃及十二指肠溃疡、慢性胃炎之胃脘痛、属气虚血瘀证者。胃癌前期或术后辅助治疗，可服胃复春片。口服，1次4片，1日3次。本品具有健脾益气、活血解毒之功。亦可根据具体病情，选服健胃消炎颗粒等药。

（10）肝胃郁热证

症状：胃脘灼痛，得冷则缓，得热则甚，烦躁易怒，泛酸嘈杂，口干口苦，舌红苔黄，脉弦数。

选药：首选和胃片，口服，1次4片，1日4次，以疏肝清热，和胃去瘀。此药清热祛瘀，患有青光眼、心脏病、高血压、肝肾功能不全及孕妇慎用。

（四）预后

本病是一种限性的病理过程，病程短，去除致病因素后可以自愈，故除个别由于大出血偶尔可造成严重后果外，即使不经治疗，一般预后良好。

二、慢性胃炎

慢性胃炎系指不同病因引起的各种慢性胃黏膜炎性病变，是一种常见病，也是部队多发病之一，其发病率在各种胃病中居首位。分类：浅表性胃炎，萎缩性胃炎，肥厚性胃炎。

（一）病因

慢性胃炎的病因和发病机理尚未完全阐明，可能与下列因素有关：

第一，急性胃炎的遗患：急性胃炎后，胃黏膜病变持久不愈或反复发作，均可形成慢性胃炎。

第二，刺激性食物和药物：长期服用对胃黏膜有强烈刺激的饮食及药物，如浓茶、烈酒、辛辣或水杨酸盐类药物，或过度吸烟。

第三，十二指肠液的反流。

第四，免疫因素。

第五，感染因素：病人血中和胃黏膜中也可找到抗螺杆菌抗体。用抗生素治疗后，症状和组织学变化可改善甚或消失。

此外，常见与慢性胃炎发病有关的因素有：急性胃炎迁延不愈，长期进食过快、不经仔细咀嚼就将食物吞下，食无定时、时饱时饥，长期饮用或食用烈性酒、辣椒，芥末等刺激性食物，吸烟过多，长期饮用浓茶，经常服用阿司匹林等损害胃的药物。患者常可感到上腹部疼痛饱胀，进食后疼痛加重，并有食欲减退、恶心、暖气、呕吐或有烧灼感、吐酸水，进食油腻食物时诸症加重。随病程迁延，病人还有精神不振、工作效率降低，身体衰弱、上腹部及剑突下常有轻微的压痛。本病患者的饮食养护十分重要，食物宜柔软、容易消化且富有营养，少吃多餐，勿暴食暴饮，不要时饥时饱，忌食烟酒和辛辣刺激性食物，注意要避免受寒受冷，并保持情绪愉快。

（二）症状

本病进展缓慢，常反复发作，中年以上好发病，并有随年龄增长而发病率增加的倾向。部分患者可无任何症状，多数患者可有不同程度的消化不良症状，体征不明显。各型胃炎其表现不尽相同。

1. 浅表性胃炎

可有慢性不规则的上腹隐痛、腹胀、暖气等，尤以饮食不当时明显，部分患者可有反酸，上消化道出血，此类患者胃镜证实糜烂性及疣状胃炎居多。

2. 萎缩性胃炎

不同类型、不同部位其症状亦不相同。胃体胃炎一般消化道症状较少，有时可出现明显厌食、体重减轻、舌炎、舌乳头萎缩。萎缩性胃炎影响胃窦时胃肠道症状较明显，特别有胆汁反流时，常表现为持续性上、中腹部疼痛，于进食后即出，可伴有含胆汁的呕吐物和胸骨后疼痛及烧灼感，有时可有反复小量上消化道出血，甚至出现呕血。慢性胃炎大多无明显体征，有时可有上腹部轻压痛。

（三）检查

1. 胃液分析

有助于萎缩性胃炎的诊断及指导临床治疗。浅表性胃炎胃酸多正常，广泛而严重的萎缩胃炎胃酸降低，尤以胃体胃炎更为明显，胃窦炎一般正常或有轻度障碍浅表性如疣状胃炎也可有胃酸增高。

2. 血清学检测

慢性萎缩性胃体炎血清胃泌素常中度升高。

3. 胃镜和活组织检查

是诊断慢性胃炎的主要方法。

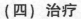

（四）治疗

大部分浅表性胃炎可逆转，少部分可转为萎缩性。萎缩胃炎随年龄逐渐加重，但轻症亦可逆转。因此，对慢性胃炎治疗应及早从浅表性胃炎开始，对萎缩性胃炎也应坚持治疗。

1. 消除病因

祛除各种可能致病的因素，如避免进食对胃黏膜有强刺激的饮食及药品，戒烟忌酒。注意饮食卫生，防止暴饮暴食。

2. 药物治疗

疼痛发作时可用阿托品、溴丙胺太林、颠茄合剂等。胃酸增高如疣状胃炎可用雷尼替丁、氢氧化铝等。胃黏膜活检发现幽门螺杆菌者加服抗生素，如呋喃唑酮、卡那霉素、新霉素等。猴头菌片含多糖、多肽类物质可以应用，胆汁反流明显者可用吗丁啉以增强胃窦部蠕动，减少胆汁反流。考来烯胺、硫糖铝可与胆汁酸结合、减轻症状。缺铁性贫血患者可口服硫酸亚铁或肌注右旋糖酐铁。

3. 手术治疗

慢性萎缩性胃炎伴重度异型增生在目前多认为系癌前病变应考虑手术治疗。预后一般良好。浅表性胃炎可逆转至正常，亦可演变为萎缩性胃炎。少数萎缩性胃炎可能演变为胃癌。

4. 常见胃病

慢性胃炎是最常见的胃病，属中医学"胃脘痛""痞满""吞酸""嘈杂""纳呆"等病范畴。中医认为，慢性胃炎多因长期情志不遂，饮食不节，劳逸失常，导致肝气郁结，脾失健运，胃脘失和，日久中气亏虚，从而引发种种症状。在临床上应根据病人的实际情况给予辨证论治。

第五节 胃十二指肠溃疡

一、临床症状和体征

（一）临床症状

胃十二指肠溃疡在临床症状和体征方面都有其共性和特殊性。其症状主要有：

1. 腹部疼痛

胃十二指肠溃疡以上腹部疼痛为主要症状。大约有 10% 的溃疡病患者可无疼痛。典型的胃十二指肠溃疡疼痛具有以下特点。

（1）慢性反复发作史

由于溃疡病容易复发，故有上腹痛长期反复发作的特点，有的病程可长达几年或数十年。有的溃疡病发作持续时间很短，经治疗后即很快好转，未引起病人注意，因没有经过系统、长期药物的巩固性治疗，所以容易复发。

（2）疼痛的周期性

溃疡病的另一个特点是呈反复周期性发作，十二指肠比胃溃疡更为明显。所谓疼的周期性是指疼痛经数日、数周或数月缓解，而后又复发，一年四季均可复发，但以春、秋、冬季发作更为常见。有的发病时间较长，病情日渐严重，表现为发作更为频繁，发作的持续时间延长而缓解的时间相应缩短。逐渐进入慢性病程后，临床上可失去疼痛的节律性和周期性。有些病人连续几年发作之后，经治疗溃疡可以愈合。

（3）疼痛的性质

由于个体的耐受性与对疼痛刺激的感受阈值的不同，溃疡病疼痛的性质和程度是多种多样的，表现为隐痛、钝痛、刺痛、烧灼痛、刀割样痛、胀痛等。疼痛多不剧烈，以中等度钝痛为主，范围比较局限，可以忍受，偶尔也有疼痛严重者。

（4）疼痛的节律性

节律性疼痛是溃疡病的特征性临床表现。进食与疼痛有一定关系。一般的规律是：胃溃疡疼痛多出现于餐后 1h 左右，经 1~2h 胃排空后缓解，其规律是进食—疼痛—缓解，十二指肠溃疡疼痛常在两餐之间和夜间出现，多在空腹时疼痛，一般在餐后 3~4 小时发作，进食后缓解，其规律是进食—缓解—疼痛。有的病人在夜间 12 时后发生疼痛，称为夜间痛。溃疡性疼痛之所以呈节律性，可能与胃酸分泌有关。进食后 1h 左右胃酸分泌开始增多，胃酸刺激溃疡面而引起疼痛。食物对酸具有缓冲作用，可使胃液 pH 值升高（即酸度降低），所以进食或口服碱性药物可使疼痛症状暂时缓解。在夜间，胃酸分泌处于高峰，因而患者常在半夜痛醒，这也常提示患有十二指肠溃疡病。引起溃疡痛的原因可能涉及胃酸以外的因素，如胃蛋白酶、胃十二指肠张力增高和痉挛、胆盐刺激等。

（5）疼痛的部位

溃疡病疼痛的部位局限，胃溃疡疼痛多位于上腹部偏左；十二指肠溃疡则位于中上腹部或脐的上方偏右。位于胃体和贲门下的胃溃疡呈现右胸下部或左上腹部疼痛。疼痛症状大致可反应溃疡灶所在的位置，发生在十二指肠球部后壁的溃疡以后背部疼痛为主要表现。

2. 疼痛影响因素

疼痛常因精神刺激、过度疲劳、饮食不慎、药物刺激、气候变化等因素诱发和加重，可因休息、进食、服制酸药、用手按压疼痛部位等减轻和缓解。

（二）体征

溃疡病患者缺少特异性的体征，在溃疡病发作期上腹部可有压痛。胃溃疡的压痛常在上腹部偏左，十二指肠溃疡常在上腹部偏右。缓解期无明显体征。

二、发病原因和机理

胃十二指肠溃疡的发病机理较为复杂，迄今尚未完全阐明，概括起来讲，本病是胃、十二指肠局部黏膜损害（致溃疡）和黏膜保护（黏膜抵抗）因素之间失去平衡所致，当损害因素增强和保护因素削弱时，就可出现溃疡。这是溃疡病发生的基本原理。

（一）损害因素

胃酸和胃蛋白酶的消化作用：胃酸和胃蛋白是胃液的主要成分，也是对胃十二指肠黏膜损害的主要因素。胃酸是由壁细胞分泌产生的，正常人壁细胞约有 10 亿个，而十二指肠溃疡患者的壁细胞多在 18 亿~20 亿个。壁细胞表面有 3 种受体：乙酰胆碱受体、组织胺受体、胃泌素受体。这些受体在相应物质的刺激下可分泌大量胃酸。用五肽胃泌素刺激所测得基础胃酸和最大泌酸量显著增高。

1. 胃、十二指肠运动功能障碍

胃溃疡患者的胃运动功能障碍有两方面。一是幽门括约肌异常，二是胃排空延缓。有部分胃溃疡病人的幽门括约肌松弛，幽门关闭不全，容易引起十二指肠液反流于胃腔，反流液中的胆汁、胰液、溶血卵磷脂、胆盐等对胃黏膜上皮细胞有显著的损伤作用。可破坏胃黏膜屏障，引起氢离子逆扩散人黏膜内，刺激肥大细胞释放组胺，使黏膜下血管扩张和毛细血管通透性增加，出现水肿、出血和炎性反应，受损黏膜在胃酸和胃蛋白酶的作用下易形成溃疡。有的胃溃疡病人胃排空时间常常延长，胃固体排空延缓比液体更为明显。胃排空延缓时，胃内容物潴留而使胃窦部张力增高，刺激胃窦黏膜中 G 细胞分泌胃泌素增多，进而增加胃酸分泌，是形成胃溃疡的重要原因。十二指肠溃疡患者的胃排空比正常人为快，液体排空加速更为明显。胃液排空加快后，使十二指肠球部的酸负荷量增大，黏膜易遭损伤而发生溃疡。

2. 精神、神经因素

长期精神紧张、焦虑和情绪波动均可影响胃的分泌和运动功能，其机制可能是通过植物性神经系统和迷走神经反射使胃酸分泌增多、胃运动减弱；通过下丘脑—垂体—肾上腺轴而使皮质酮释放，促进胃酸分泌，减少胃黏液分泌，削弱了黏膜自身防御机能。

3. 饮食不节和失调

粗糙食物不易被胃液消化，可使黏膜发生物理性损伤；过酸和辛辣食物可致化学性损伤。酒、咖啡、浓茶、可口可乐等饮料能刺激胃酸分泌增多。酒精可直接损伤胃及十二指肠黏膜，促进胃酸分泌，是外来的黏膜攻击因子。

4. 药物的不良作用

有些药物对胃十二指肠黏膜有损害作用，最主要的是非甾体抗炎药（阿司匹林）、保泰松、消炎痛（吲哚美辛）、激素等，长期口服这些药品的患者中，10%～25%发生溃疡。非甾体抗炎药损伤胃肠黏膜的原因除了药物对胃黏膜的直接刺激作用外，还可抑制体内的环氧化酶活性，从而干扰胃十二指肠黏膜内前列腺素的合成，削弱后者对胃十二指肠的保护作用。长期、大量应用肾上腺皮质激素可诱发溃疡病。这类药物可使黏液生成减少，从而影响黏膜的防御机能。

（二）黏膜保护因素削弱

1. 黏液—黏膜屏障的破坏

胃黏膜表面上皮是胃黏膜屏障的解剖基础。正常情况下，胃黏膜由上皮细胞分泌的黏液所覆盖，黏液与完整的上皮细胞膜及细胞间连接形成黏液—黏膜屏障。黏液是表面上皮细胞、贲门腺、幽门腺和黏液颈细胞共同分泌的。其主要成分为糖蛋白，具有以下主要功能：润滑黏膜不受食物的机械损伤。阻碍胃腔内 H^+ 反弥散入黏膜；上皮细胞分泌 HCO_3^-，可扩散入黏液，能中和胃腔中反弥散来的 H^+，从而使黏膜表面 pH 保持在 7 左右，维持胃腔与黏膜间酸度差；保持黏膜内外的电位差。这个屏障可被过多的胃酸、乙酸、阿司匹林、非甾体消炎药、十二指肠液反流所破坏。十二指肠黏膜也具有这种屏障，十二指肠腺主要分泌黏液和 HCO_3^-；十二指肠溃疡患者这种分泌减少，不能中和由胃进入十二指肠的胃酸，从而增加了十二指肠的酸负荷，终致十二指肠溃疡形成。

2. 上皮细胞更新

胃黏膜上皮的快速整复是最重要的黏膜防御机制，在正常情况下，胃十二指肠黏膜细胞周转很快，3～5 天全部更新 1 次。因为胃内经常存在损伤因素，表面上皮一旦受损伤而脱落，通过整复过程便可及时将缺损部位掩盖起来，随后再由增殖区细胞的再生过程产生新细胞加以补充代偿。若循环障碍，黏膜缺血坏死，而细胞又不能及时更新，则在胃酸—胃蛋白酶的作用下就可形成溃疡。

3. 黏膜血流和酸碱平衡

胃黏膜血流不仅为黏膜细胞供应营养物质和氧气，而且可带走组织中的 H^+ 和向黏膜表面细胞运送 HCO_3^-，从而对维护细胞的酸碱平衡起重要作用。当血运发生障碍，如失血性休克、黏膜缺血坏死、全身性酸中毒时，组织 pH 值便会下降，从而出现急性应激性溃疡。因此，全身的酸碱平衡状态与黏膜防御功能有着密切关系。

4. 前列腺素的缺乏

外来前列腺素（PG）有细胞保护作用，具有促进胃黏膜上皮细胞分泌黏液与 HCO_3^-，加强黏膜血循环和蛋白质合成等作用，是增加黏膜上皮细胞更新、维持黏膜完整性的一个重要保护因素。能防止乙酸、胆盐、阿司匹林等引起胃黏膜损害。当内生前列腺素合成障碍时，容易导致溃疡病的发生。

5. 胃十二指肠炎症的影响

炎症可破坏黏液—黏膜屏障，削弱黏膜的抗酸能力，为溃疡的形成提供基础。临床观察表明，胃溃疡好发于炎症胃窦与泌酸胃体交接处的胃小弯部位，十二指肠溃疡也均发生在慢性十二指肠炎的基础上。所以，对于胃炎，十二指肠炎要及时治疗，以防止溃疡的形成。

三、胃十二指肠溃疡的诊断及鉴别诊断

（一）诊断

典型的溃疡病一般诊断比较容易，只要详细询问病史，细致地做体格检查，再结合 X 射线钡餐检查与实验室检查，对溃疡的部位、性质是可以确定的。但对于少数症状不典型及无症状的溃疡病则易漏诊，或者诊断指标掌握不严，容易与慢性胰腺炎、胆管炎、慢性胃炎及心肌梗死等有上腹部症状的疾病相混淆，从而造成误诊。

（二）鉴别诊断

1. 功能性消化不良

功能性消化不良是指具有上腹部疼痛、不适或兼有早饱感、饭后胀满感、恶心、腹胀感，使用目前的检查手段未能发现消化性溃疡、肿瘤，并排除反流性食管炎，肝、胆、胰疾病，肠激惹综合征及其他系统疾病的一组临床综合征。

2. 慢性胆囊炎及胆石症

有一部分溃疡病尤其是十二指肠溃疡患者，由于疼痛不典型，并向右季肋部放射，常被误诊为胆囊炎，另有一部分胆囊炎患者，其临床表现为上腹部规律性疼痛，又极似溃疡

病。这种疼痛可能是在两次进餐之间，胆汁在胆囊内积聚而使之扩张，当胆囊有炎症时则可引起疼痛，进食后胆汁排空，胆囊的张力减低，疼痛随之缓解，在临床上很像饥饿性疼痛，因而常被误诊为溃疡病。但慢性胆囊炎多见壮年、肥胖者，平常喜食肉类，呕吐后或服制酸药后并不能缓解其疼痛。疼痛多呈阵发性剧痛或绞痛，继而发生高烧、黄疸，疼痛向右侧肩背放射，查体时胆囊区压痛明显，十二指肠引流液中有感染证据 B 超及胆囊造影可发现胆囊功能不良或有结石。

3. 慢性胰腺炎

慢性复发性胰腺炎的临床表现多有消化不良、上腹不适、剧痛或钝痛以及恶心、呕吐等症状，临床上易与溃疡病相混淆。但前者的疼痛不能因进食而减轻，相反，有时由于进食反而诱发其症状加剧。疼痛多为阵发性，且向腰部及肩部放射。具有鉴别意义的是：慢性胰腺炎的粪便多呈乳糜样，含有大量脂肪，腹泻亦多见，有时还可出现糖尿、黄疸等症状，X 射线钡餐检查无上消化道异常发现。

4. 卓-艾氏综合征

临床特点：

①胃酸分泌极高，夜间 12h 空腹胃液量多超过 1000mL（正常 400mL），游离酸多超过 100mmol（正常为 18mmol）。

②溃疡部位不在一般多发部位，而多位于十二指肠球部后壁或空肠，呈继发性和再生性。

③组织胺注射仅使盐酸分泌略有增加，而抗胆碱能药物不能使胃酸分泌减少。

④血清胃泌素显著增高。

⑤内科治疗和胃大部切除术不能防止复发。

5. 恶性溃疡

早期胃癌常无症状和阳性体征，即使有点症状也常无特异性。而晚期胃癌症状体征虽已明显，但也常因病情复杂要与其它恶性或非恶性疾病相鉴别，故内窥镜及 X 射线检查对诊断具有一定意义。

第六节　反流性食管炎

一、定义

反流性食管炎系指由于胃和（或）十二指肠内容物反流入食管，引起食管黏膜的炎症、糜烂、溃疡和纤维化等病变，属于胃食管反流病。反流性食管炎是指胃、十二指肠内容物反流至食管内而引起的食管黏膜发生的消化性炎症。本病主要是由于各种原因引起的食道-胃接连区高压带的抗反流功能失调，或由于局部机械性抗反流机制障碍。不能阻止胃、十二指肠内容物反流到食管，以致胃酸、胃蛋白酶、胆盐和胰酶等物质损伤了食道黏膜，引起炎症、糜烂、溃疡或狭窄。本病常与慢性胃炎、消化性溃疡或食道癌等病并存。也可单独存在。主要症状为吞酸、吐酸、胸骨后烧灼不适感或灼痛，以及吞咽障碍等。

二、反流性食管炎的发病机理

24h 食管 pH 监测发现，正常人群均有胃食管反流现象，但无任何临床症状，故称为生理性 GER。其特点为：常发生在白天而夜间罕见；餐时或餐后反流较多。在下列情况下，生理性 GER 可转变为病理性 GER，甚至发展为反流性食管炎。

（一）食管胃连接处解剖和生理抗反流屏障的破坏

食管胃连接处抗反流屏障亦称第一抗反流屏障，其中最重要的结构是食管下端括约肌。LES 是在食管与胃交界线之上 3~5cm 范围内的高压区。该处静息压约为 2.0~4.0kPa（15~30mmHg），构成一个压力屏障，起着防止胃内容物反流入食管的生理作用。正常人腹内压增加能通过迷走神经而引起 LES 收缩反射，使 LES 压成倍增加以防 GER。LES 压过低和腹内压增加时不能引起有力的 LES 收缩反应者，则可导致 GER。LESD<0.8kPa 时，很容易发生反流，约有 17%~39% 的反流性食管炎者的 GER 与此有关。胆碱能和 β-肾上腺素能拟似药、肾上腺素能拮抗药、多巴胺、地西泮、钙受体拮抗剂、吗啡及脂肪、酒精、咖啡因和吸烟等药物与食物因素均可影响 LES 功能，诱发 GER。此外，妊娠期、口服含孕酮避孕药期和月经周期后期，血浆孕酮水平增高，GER 的发生率也相应增加。

（二）食管酸廓清功能的障碍

正常食管酸廓清功能包括食管排空和唾液中和两部分。当酸性胃内容物反流时，只需 1~2 次（约 10~15s）食管继发性里蠕动即可排空几乎所有的反流物。残留于食管黏膜陷窝内的少量酸液则可被唾液（正常人每小时约有 1000~1500mL，pH 为 6~8 的唾液经食管入胃）中和。食管酸廓清的功能在于减少食管黏膜浸泡于胃酸中的时限，故有防止反流食管炎的作用。大多数食管排空异常早发于食管炎，而由唾液分泌减少而发生食管炎者则罕见。夜间睡眠时唾液分泌几乎停止，食管继发性蠕动亦罕见有发生，夜间的食管酸廓清明显延迟，故夜间 GER 的危害更为严重。

（三）食管黏膜抗反流屏障功能的损害

食管黏膜抗反流的屏障功能由下列因素组成：上皮前因素包括黏液层，黏膜表面的

HCO_3^- 浓度；上皮因素包括上皮细胞膜和细胞间的连接结构，以及上皮运输、细胞内缓冲液、细胞代谢等功能；上皮后因素系指组织内的基础酸状态和血供情况。当上述防御屏障受损伤时，即使在正常反流情况下，亦可致食管炎。实践发现，食管上皮细胞增生和修复能力的削弱是反流性食管炎产生的重要原因之一。

（四）胃十二指肠功能失常

1. 胃排空异常

在反流性食管炎患者中胃排空延迟的发生率在40%以上，但两者的因果关系尚有争论。

2. 胃十二指肠反流

在正常情况下，食管鳞状上皮细胞有角化表层，可以防止 H^+ 渗入黏膜，以保护食管黏膜面免受酸性反流物的损伤。当幽门括约肌张力和LES压同时低下时，胃液中的盐酸和胃蛋白酶，十二指肠液中的胆酸、胰液和溶血性卵磷脂等均可同时反流入食管，侵蚀食管上皮细胞的角化层，并使之变薄或脱落。反流物中的 H+ 及胃蛋白酶则透过新生的鳞状上皮细胞层而深入食管组织，引起食管炎。

因此，反流性食管炎通常是反流的胆汁和胃酸共同作用于食管黏膜的结果，而在胆汁引起食管损伤前，必先存在幽门和LES功能失调；反流性食管炎者多伴有胃炎。滑动型食管裂孔疝因常致LES和幽门功能失调而易并发本病；十二指肠溃疡多伴以高胃酸分泌而易致胃窦痉挛与幽门功能障碍，故并发本病也较多。雌、大量腹水、妊娠后期、胃内压增高等因素均可诱发本病。

三、临床症状

胃食管反流病的临床表现多样，轻重不一，有些症状较典型，如烧心和反酸，有些症状则不易被认识，从而忽略了对本病的诊治。不少患者呈慢性复发的病程。

（一）烧心和反酸

是胃食管反流病最常见的症状。烧心是指胸骨后或剑突下烧灼感，常由胸骨下段向上伸延。常在餐后1h出现，卧位、弯腰或腹压增高时可加重。胃内容物在无恶心和不用力的情况下涌入口腔统称为反胃。本病反流物多呈酸性，此时称为反酸。反酸常伴有烧心。

（二）吞咽困难和吞咽痛

部分患者有吞咽困难，可能是由于食管痉挛或功能紊乱，症状呈间歇性，进食固体或液体食物均可发生。少部分患者吞咽困难是由食管狭窄引起，此时吞咽困难可呈持续性进行性加重。有严重食管炎或并发食管溃疡，可伴吞咽疼痛。

（三）胸骨后痛

疼痛发生在胸骨后或剑突下。严重时可为剧烈刺痛，可放射到后背、胸部、肩部、颈部、耳后，此时酷似心绞痛。多数患者由烧心发展而来，但亦有部分患者可不伴有胃食管反流病的烧心和反酸的典型症状，给诊断带来困难。

（四）其他

一些患者诉咽部不适，有异物感或堵塞感，但无真正吞咽困难，称为癔球症，可能与酸反流引起食管上段括约肌压力升高有关。反流物刺激咽喉部可引起咽喉炎、声嘶。反流物吸入气管和肺可反复发生肺炎，甚至出现肺间质纤维化；有些非季节性哮喘也可能与反流有关。上述情况，如伴随的反流症状不明显或被忽略，则会因治疗不当而经久不愈。

四、诊断

（一）诊断依据

第一，有明显的反流症状。
第二，内镜下可能有反流性食管炎表现。
第三，胃食管反流的客观证据。

（二）内镜检查

发现有反流性食管炎表现即可诊断。具有典型症状者可作出初步临床诊断。

五、治疗

（一）抗酸剂

包括单一的或复方的碱性药物，可任选一种或几种联合使用，8~12周为1疗程。

1. 氢氧化铝凝胶剂

每次服用4~6mL，1日3次，饭前1h和睡前服用，病情严重时剂量可加倍。

2. 氢氧化铝片剂

使用较少，服法为每次0.6~0.9g，1日3次，饭前服用。

3. 复方氢氧化铝

每次2~4片，1日3~4次，饭前30min或胃痛发作时嚼碎后服用。

4. 胶体次枸橼酸铋

每次1包，1日3~4次，化水冲服，饭前半小时和睡前服用。共用药4~8周，一般用药不要超过 8 周。开始下一个疗程前的 2 个月内不要服用任何铋剂。

（二）抑酸剂

是治疗本病的主要药物，但治愈后一旦停药，症状可复发。因此长疗程维持治疗十分必要。维持治疗的用药剂量一般采用治疗量的半量，维持地间愈长，复发率愈低。

1. 西咪替丁

成人每次 0.2g，1 日 3 次，吃饭时或饭后服用，临睡前再服 0.4g，6~12 周为 1 疗程。儿童每日按每千克体重服用 20~40mg，分次服用；也可于每日睡前顿服 800mg。

2. 法莫替丁

每次 20mg，1 日 2 次，饭后或睡前服用。8~12 周为 1 疗程。

3. 奥美拉唑

每日用药 20mg，1 日 1 次。

4. 雷尼替丁

每次口服 0.15g，早晚各服 1 次，连服 8~12 周为 1 疗程。

（三）胃动力药物

1. 多潘立酮（吗丁财）

每次 10~20mg，1 日 3 次，饭前服用。

2. 甲氧氯普胺（胃复安）

口服每次 5~10mg，1 日 2~3 次，饭前服用。肌肉注射每次 10~20mg，一般每日每千克体重用药量不宜超过 0.5mg。

3. 西沙必利（普瑞博思）

每次 5~10mg，1 日 3 次，饭前半小时服用。

（四）胃黏膜保护剂

硫糖铝：每次 1g，1 日 4 次，餐后 2~3h 服用，需嚼碎吞服。

（五）可选用的中成药

1. 肝胃不和型

（1）开胸顺气丸

每次 3~9g，1 日 1~2 次，温开水送服。

（2）宽胸利膈丸

大蜜丸每次1丸，或水丸每次6g，均为1日2次，温开水送服，小儿酌减。

（3）气滞胃痛片冲剂

每次1袋，1日2~3次，开水冲化服。

2. 痰湿郁阻型

（1）清涎快膈丸

每次1.5~3g，1日3次，温开水送服。

（2）沉香利气丸

每次2丸，1日2次，温开水送服。

3. 胃虚气逆型

（1）香砂养胃丸

每次水丸剂9g，或浓缩丸剂每次1.2g，均为1日2次。

（2）香砂养胃冲剂

每次1袋，1日2次，开水冲服。

（3）香砂养胃口服液

每次1支，1日口服2次。

第三章　临床内分泌代谢疾病

第一节　内分泌疾病概述及发展趋势

一、内分泌疾病概述

内分泌系统的主要功能是促进和协调人体生长、发育、性成熟和生殖等生命过程。内分泌系统与神经系统、免疫系统共同协调，稳定生物整体功能，使肌体保持代谢稳定、对环境变化适应等功能，既维护生物自身的生存，又维系种族的延续。随着细胞生物学、生化学、遗传学、免疫学等学科的飞速进展，有关内分泌学的研究已进入到分子生物学的阶段，许多传统经典的内分泌学概念受到冲击，并使其不断地扩展、丰富和提高，进一步促进了内分泌学的迅速发展。

（一）内分泌激素

内分泌细胞和神经递质细胞均能合成激素，并且通过弥散方式或者囊泡释放。经典的内分泌概念是指内分泌腺体释放激素。内分泌激素是由一系列高度分化的内分泌细胞所合成和分泌的化学信使，进入血液后，在一定生理浓度下，作用于靶细胞引起生物学效应，并对肌体生理代谢活动起调节作用。在体内，多数内分泌细胞聚集形成经典的内分泌腺体，如垂体、甲状腺、甲状旁腺、胰岛、肾上腺和性腺等。

另外，有一些内分泌细胞则分散存在于某些脏器，如肾素—血管紧张素、胃泌素、促胰液素等激素的分泌细胞和参与维生素 D 代谢的细胞等。也有些内分泌细胞广泛分布于全身组织中，如分泌前列腺素和各种生长因子的细胞等。

现知广义的激素既能以传统的内分泌方式起作用，也能直接弥散到邻近的细胞，以旁分泌的方式，或者对分泌细胞自身发生效应的自分泌方式发挥作用。神经递质在神经末梢释放，细胞还能以神经分泌和神经内分泌等方式发挥作用。在正常生理状态时，各种激素凭借下丘脑—垂体—靶腺轴的各种反馈机制及其细胞间相互的调节作用而处于动平衡状态，促进细胞的增殖、分化和凋亡，促进器官的成熟和胚胎发育。

按化学结构，激素可分为 4 类：蛋白质或多肽激素、固醇类激素、氨基酸衍生物、脂肪酸衍生物。其中脂肪酸衍生物主要是前列腺素，它的基本结构为含有一个环戊烷及两个脂肪侧链的二十碳脂肪酸。根据环戊烷上双键位置和取代基的不同可以分为多种类型。

（二）内分泌疾病的病因

人体生长发育与内分泌功能有着密切联系，从胚胎形成至青春发育期，整个肌体均处于动态生长、发育、成熟的过程，肌体内分泌系统参与维系该程序的自稳机制。儿童内分泌功能障碍所致的常见疾病有生长迟缓、性分化和性发育异常、甲状腺疾病、肾上腺疾病和糖尿病等。有些因遗传因素造成的内分泌病患儿在出生后即存在生化代谢紊乱和激素功能异常，如不及早诊断和治疗，常常严重影响其智能和体格发育，造成残疾或夭折。任何引起内分泌激素、受体的结构和功能异常均可造成临床内分泌疾病。主要病因有遗传与环境两大因素。

1. 遗传因素

在儿科领域，一些内分泌疾病由遗传病因所致，主要是一些单基因遗传病。近年来随着分子遗传学的发展，越来越多的单基因突变所致的内分泌疾病被发现，使得内分泌疾病的病种不断增加，有些病因更加明确，包括一些肽类激素基因突变引起的激素功能降低、激素膜受体基因突变引起的功能丧失或者功能获得、合成肾上腺糖皮质激素及盐皮质激素需要一系列的酶系的基因突变导致的类固醇激素合成障碍等。

另外与组织胚胎发育有关的基因缺陷也可导致内分泌疾病，例如垂体发育早期起重要的作用的 *HESX*1、*POU1F1*、*PROP*1 基因发生突变，可引起垂体发育不良，导致联合垂体激素缺乏症。在先天性甲状腺发育不良的患者中发现有 *TTF*1，*TTF*2 和 *PAX*8 基因的突变。目前，内分泌疾病的病因学研究已深入到细胞和分子水平，内分泌疾病在人类分子遗传学中占有重要地位。

2. 环境因素

许多环境因素可引起内分泌疾病。生态环境中缺乏碘可引起地方性甲状腺肿和先天性甲状腺功能减低症，经济发达社会的高热量饮食及活动减少使肥胖发病率迅速增高，胰岛素抵抗和糖尿病的发病率增高。当然，也有些疾病，例如 1 型糖尿病，是由于遗传因素和环境因素共同作用致病。

（三）内分泌疾病的诊断和治疗

传统的内分泌诊断主要依赖内分泌激素测定。近年来各种精确的激素测定法被广泛应用于各种激素的测定，如酶联免疫吸附法、荧光免疫分析法和化学发光免疫法等，并建立了一系列具有临床诊断价值的动态试验；B 超、CT 成像、MRI、PET 等内分泌腺的影像学检查等，大大提高了内分泌疾病的临床诊断水平；临床分子诊断不断深入发展，使某些单基因疾病获得了可靠的诊断，不仅更新了儿科内分泌疾病的临床诊断，同时提出了新的理论和新的概念。

在治疗学方面，除了传统的甲状腺激素、糖皮质激素、盐皮质激素替代治疗外，重组人生长激素的问世不仅对生长激素缺乏引起的矮小症治疗取得了显著效果，并在非生长激素缺乏引起的矮小方面也取得了一定疗效。用于糖尿病治疗的模拟进食后生理性快速胰岛素峰值的吸收特别迅速的胰岛素、模拟基础胰岛素分泌的吸收特别缓慢的胰岛素以及胰岛素泵的应用，提高了患者的生活质量。多种 LHRH 类似物的研发，可有效抑制垂体促性腺激素分泌，降低性激素分泌，使性早熟的治疗更加有效，更好地保障了儿童生长发育。

二、内分泌学的发展趋势

（一）降糖治疗

糖尿病治疗与"循证医学"息息相关。因为，关于糖尿病的治疗，从指南的制订，到强化降糖益处与风险的争论，到降糖药是否增加心血管风险，都是缘起于循证医学所呈现的正反面证据。

循证医学要求临床医师认真、明确和合理应用现有最好的证据来决定具体患者的医疗处理，作出准确的诊断，选择最佳的治疗方法，争取最好的效果和预后。循证医学所要求的临床证据有 3 个主要来源：大样本的随机对照临床试验；系统性循证医学评价；荟萃分析或称为汇总分析。循证医学提供的多种证据，其临床应用的价值并非都是相同的，因而需要对这些证据作评价及分级。

强化控制血糖虽可使冠心病发生风险明显降低，但强化治疗对脑卒中及全因死亡发生风险无明显改善。与此同时，强化治疗对冠心病的受益均伴随着低血糖发生风险的增加而被削弱。糖尿病的全方位治疗，包括对糖尿病并发症危险因素各个组分所进行的全面有效的干预看来让患者获益更大。

（二）内分泌肿瘤

神经内分泌肿瘤是一组起源于肽能神经元和神经内分泌细胞的一大类异质性肿瘤，可发生于整个神经内分泌系统。不同于常见的实体肿瘤，神经内分泌肿瘤因有分泌内分泌激素功能而可引发的典型临床症状。令人烦恼的是，大部分的神经内分泌肿瘤发病机制不清，一些非特异的临床症状如皮肤潮红、腹痛腹泻、红斑等易造成漏诊和误诊，而一些无功能性的神经内分泌肿瘤则因缺乏典型的临床表现，在就诊时往往已出现远处转移。手术切除是局限期神经内分泌肿瘤唯一的根治性治疗手段，但只有一小部分患者可以完全手术切除。发生肝转移的患者，纵使手术也能减轻肿瘤负荷，带来生存获益，但其远期预后仍较差。

另一方面，过去，针对特异分子通路的癌症治疗药物已经是肿瘤药物开发的标志。在少数特殊实例中，以维持肿瘤生长和转移分子为靶点的单个小分子或抗体能有效并长期控制疾病的进程。如伊马替尼（格列卫）可用于治疗慢性髓系白血病、胃肠道间质瘤；赫赛汀可用于乳腺癌的治疗。分子靶向药物治疗是利用肿瘤细胞可以表达特定的基因或基因的表达产物，将抗癌药物定位到靶细胞的生物大分子或小分子上，从而达到抑制肿瘤细胞生长、增殖，最后使其死亡的目的。由于分子靶向药物作用的分子在正常细胞上很少表达或不表达，因而在最大程度上杀伤肿瘤细胞的同时，对正常细胞的伤害很小。分子靶向药物需要解决的问题包括：应选择什么样的靶点和（或）通路；应靶向作用于垂直（抑制同一通路的两个靶点）或平行通路；重要的生物过程和通路，如增殖、血管生成和细胞凋亡均应被抑制；根据经验选择靶点，还是根据药物不同的活性、不良反应和耐药机制的临床前资料；应构建什么动物模型测试疗效；应该如何设计适当的临床研究。

以胰腺神经内分泌肿瘤（PNET）为例，它是来源自胰腺多能神经内分泌干细胞的一种罕见的胰腺肿瘤，病程缓慢，最终发生转移致死。局限于胰腺的仅占14%，发生区域转移占22%，远处转移高达64%。PNET的临床表现和预后差异很大，但总体预后好于胰腺癌。

PNET分为功能性和非功能性，目前治疗有手术、化学疗法、放射治疗、介入、生物治疗以及分子靶向药物治疗。目前使用的靶向药物主要是酪氨酸激酶抑制剂和抗血管生成的药物，以及哺乳动物雷帕霉素抑制剂依维莫司和西罗莫司等。与传统化疗药物及生长抑素类似物取得的有限疗效相比，靶向药物在PNET的治疗中取得了显著的进展。如：血管内皮生长因子抑制剂，包括酪氨酸激酶抑制剂舒尼替尼、索拉非尼和单克隆抗体贝伐珠单抗；mTOR抑制剂，雷帕霉素靶蛋白是一个保守的丝氨酸/苏氨酸激酶，通过对环境因子的应答以及酪氨酸激酶受体（如胰岛素样生长因子受体、血管生长因子受体和表皮生长因子受体等）的下游信号传递，调节细胞生长和代谢，如坦罗莫司和依维莫司。

分子靶向药物在神经内分泌肿瘤中的应用意义是深刻的。神经内分泌肿瘤以个小隐匿，看似良性却有着恶性行为而著称。在既往手术、放化疗无法应对的前提下，期待着有更多的分子靶向治疗药物可给患者带来临床获益，并有着良好的安全耐受性。而基于肿瘤分子标志物的研发更是充满前景和令人期待。

（三）引物

细胞分子生物学曾一度被认为仅仅是科学家们的工作手段，与临床医学毫无关联。但在转化医学的概念提出后，该项技术已愈发显现出它的重要性，并已开始为一些疾病提供新的诊断和治疗方法。除了传统的 PCR 技术、Southern 印迹、Western 印迹和 Northern 印迹等实验室方法，基于基因组学、转录组学、蛋白质组学和代谢组学等新兴的系统生物学的组学研究，已在飞速发展。结合分子遗传学、生化与分子生物学、生物信息学等基础学科领域的成果，细胞分子生物学技术在临床实践中的广泛应用已指日可待。

1. 基因组学

基因组学是研究生物基因组的组成，组内各基因的精确结构、相互关系及表达调控的科学，研究内容包括以全基因组测序为目标的结构基因组学和以基因功能鉴定为目标的功能基因组学，又被称为后基因组研究。基因组学的主要工具和方法包括：生物信息学，遗传分析，基因表达测量和基因功能鉴定。

目前最普遍应用于基因检测的技术是 DNA 探针，它正在广泛应用于基因表达分析、比较基因组杂交、和单一核苷酸多型性分析（SNP）等多种基因分析中。最新的全基因组关联分析（GWAS）技术结合了 SNP 和对比基因组技术，对人类全基因组范围内的常见遗传变异——单核苷酸多态性进行了总体关联分析。令人怦然心动的是：通过在全基因组范围内选择遗传变异进行基因分型，比较病例和对照间每个变异频率的差异，计算变异与疾病的关联强度，即可选出最相关的变异，进行验证后可最终确认某一个或几个基因与疾病相关。GWAS 采用的研究方式与传统的候选基因病例对照关联分析一致，即如果人群基因组中一些 SNP 与某种疾病相关联，理论上这些疾病相关 SNP 等位基因频率在某种疾病患者中应该高于未患病对照人群。

2. 蛋白质组学

蛋白质组成的分析鉴定是蛋白质组学中的与基因组学相对应的主要内容。它要求对蛋白质组进行表征，即实现所有蛋白质的分离、鉴定及其图谱化。双向凝胶电泳（2-DE）和质谱技术是当前分离鉴定蛋白质的两大支柱技术。因为内分泌和代谢性疾病的病因通常极其复杂，往往是多基因共同作用及遗传多态性的结果，发病机制涉及遗传、环境等多个方面，现在越来越多的学者尝试直接从生命功能的执行者——蛋白质入手，研究内分泌和代谢性疾病发生、发展过程中蛋白质种类、数量、功能等的变化，以探索疾病的发病机制和治疗策略。

3. 有潜在价值的分子生物学研究技术

（1）转基因技术

是将人工分离和修饰过的基因导入到生物体基因组中，由于导入基因的表达，引起生物体的性状的可遗传的修饰。通常为了实现动物转基因，需要依原核显微注射法、脉压反转录病毒载体法、胚胎干细胞介导法等技术。

（2）基因敲除

基因敲除技术就是通过同源重组将外源基因定点整合入靶细胞基因组上某一确定的位点，以达到定点修饰改造染色体上某一基因的目的的一种技术。它克服了随机整合的盲目性和偶然性，是一种理想的修饰、改造生物遗传物质的方法。通过对特定基因敲除小鼠的观察，可以得知该基因编码的蛋白质的作用效果。

（3）染色质免疫共沉淀技术（ChIP）

也称结合位点分析法，是研究体内蛋白质与 DNA 相互作用的有力工具，通常用于转录因子结合位点或组蛋白特异性修饰位点的研究。将 ChIP 与第二代测序技术相结合的 ChIP-Seq 技术，能够高效地在全基因组范围内检测与组蛋白、转录因子等互作的 DNA 区段。ChIP-Seq 的原理是：首先通过染色质免疫共沉淀技术（ChIP）特异性地富集目的蛋白结合的 DNA 片段，并对其进行纯化与文库构建；然后对富集得到的 DNA 片段进行高通量测序。通过将获得的数百万条序列标签精确定位到基因组上，从而获得全基因组范围内与组蛋白、转录因子等互作的 DNA 区段信息。

（4）反向染色质免疫共沉淀技术（Reverse ChIP）

是一种在体内状态下分析 DNA-蛋白质相互作用的新方法。它用特异的核酸探针捕获靶 DNA 片段及与其相结合的蛋白质，蛋白质用质谱仪检测，以达到确定靶 DNA 位点全部相关蛋白质的目的。其可对靶 DNA 位点相关蛋白质进行全面、系统地鉴定，特别是寻找已知 DNA 元件相应的调节蛋白。在发现、鉴定靶 DNA 位点相关蛋白质和研究 DNA-蛋白质相互作用中有重要应用价值。

（5）第三代测序系统——PacBio RS

这是一台革命性的 DNA 测序系统，它融合了新颖的单分子测序技术和高级的分析技术，在测序历史上首次实现了人类观测单个 DNA 聚合酶合成过程的梦想。它有着其他系统无法比拟的序列长，高达 3000bp。目前 PacBio 上所使用的 DNA 聚合酶的合成速度大概是 1~3 个碱基/秒。由于在该平台上，聚合酶合成的过程就是序列解读的过程，这意味着测序速度每分钟可超过 100 个碱基。从样品制备到获得碱基序列的全部流程可在 1 天内完成。可应用于：甲基化分析；病原微生物测定；高 GC 含量区域测定。

（6）RNA 干扰（RNAi）技术

RNA 干扰是指外源双链 RNA 进入细胞以后引起的与其同源 mRNA 特异性降解的现象，它参与真核生物抵抗病毒侵染，阻断转座子的异常活动，和调控基因表达。从应用的角度来看，RNAi 非常适合于基因功能的大规模研究。另外 RNAi 具有高度的序列专一性，可以特异地使特定基因沉默，获得功能丧失或降低的突变。因此，RNAi 可作为功能基因组研究的强有力的手段，可以大大加快研究进展，如原来要花费 6 个月至 1 年的时间才能明确一个哺乳动物细胞基因如何关闭，现在只需一个星期就能明确 10 个基因的关闭。将功能未知的基因的编码区（外显子）以反向重复的方式由同一启动子控制，这样在转基因个体内转录出的 RNA 可形成双链 RNA，产生 RNA 干扰使目的基因沉默，进而可以深入研究基因的功能。

第二节　内分泌与代谢疾病的诊断原则

一、功能诊断

内分泌腺的功能判断可按下面的程序进行。

（一）病史询问与体查是内分泌功能诊断的基础

与一般的内科疾病不同，内分泌疾病的临床表现具有以下显著特点。

第一，症状和体征多与肌体的生长发育、代谢、营养或性腺功能有关，而且绝大部分内分泌疾病伴有性腺功能障碍。

第二，症状、体征和实验室指标均带有"定量"的特点，因而绝大多数内分泌疾病需要体现"定性诊断"和"定量诊断"的两个方面特征。事实上，一个内分泌腺分泌的激素从低到高是一个连续的数量谱，其功能状态至少可以被人为地分成减退、正常和亢进 3 类。近年来，由于激素定量技术的快速发展，临床医师应尽量早期诊断那些"亚临床型功能减退症"和"亚临床型功能亢进症"病例，因为早期诊断和早期治疗可明显改善预后。但是，疾病从亚临床型到临床型的发生和发展多较缓慢，早期的表现不典型，诊断较困难。

第三，内分泌疾病和代谢疾病常合并存在，或经常并发其他心身疾病。

第四，许多诊断指标的正常参考值不是固定的，而是随着年龄、性别、地区和环境因素的变化而不同，因而一般要求建立当地的诊断指标正常参考数据库，并需要在特定的条件下评价内分泌腺功能。

第五，评价性腺功能时，要将配偶作为一个临床单位来对待。

第六，在现代社会，某一疾病的真正自然史是不存在的，因为社会和环境对已经发生和未来出现的疾患都有或多或少的干扰，加上医学干预的早期化与多样化，典型的临床表现越来越少见，因而详细的病史询问对诊断显得尤为重要。

(二) 围绕主诉进行鉴别与诊断

1. 身高过长和矮小

身高是指从头顶到足底的长度,是判断体格发育的重要指标之一。正常男性一般在 18 岁,女性在 16 岁发育成熟。影响身高的因素有遗传、种族、激素、营养状态、社会环境和躯体疾病等。人体身高的生长分为青春期前和青春发育期两个阶段。

评判儿童及青少年的身高是否发育过快或缓慢,应与同年龄、同性别的正常人群的平均身高比较。身高大于正常平均身高 2 个标准差者可定为身高过长;反之,身高低于正常平均身高 2 个标准差者为身高增长过慢。

2. 躯体畸形

先天性畸形常提示遗传性疾病,而且某种特定的畸形往往表示特定的遗传性疾病;经验丰富的医师能从表观的畸形中立即追溯到原发疾病。后天性畸形也有特别重要的诊断意义,根据病史和畸形的特点即可提示重大疾病的诊断。组织学的早期变化是骨膜、滑膜、关节囊与毗邻皮下组织水肿及圆细胞浸润,新骨形成并伴有骨吸收加速;有时上、下肢长骨可出现酸痛、压痛或剧痛。在内分泌代谢病领域里,引起杵状指的疾病主要见于神经内分泌肿瘤。

杵状指(趾)与肥大性骨关节病的发病机制基本相同,因为两者的锝代谢示踪观察与杵状指及长骨骨膜的亲和性研究结果与病理表现完全一致。发绀型先心病患者通过右向左分流,使巨核细胞胞质中的血小板生长因子(PGF)及转化生长因子-β(TGF-β)作用于指(趾)的骨膜毛细血管。血小板生长因子是一种强效的有丝分裂原,能与反应细胞的受体结合,但因半衰期极短,所以仅发挥局部作用。这些细胞因子作用于骨髓间质细胞,促进蛋白合成,导致结缔组织增生及细胞增殖;而中性粒细胞、T 淋巴细胞、单核细胞及成纤维细胞的趋化因子促进细胞外基质增生。

3. 肥胖与消瘦

体重是衡量体格发育和营养状态的重要指标之一。超重是指个体的重量超过标准体重的 20% 以内者;肥胖症是指体内脂肪总量占总体重的 20% 以上或体重指数(BMI)在 $25kg/m^2$ 以上。体重低于同年龄、同性别正常人平均标准体重的 20% 以内者为低体重,而低于 20% 以上者称为消瘦。但在特殊人群中,超重 20% 以上不一定代表肥胖。体重受诸多因素的影响,如遗传因素、神经精神因素、躯体疾病、营养、经济状况和某些激素等;后者主要包括 GH、甲状腺激素、胰岛素、瘦素、糖皮质激素、儿茶酚胺和性激素。作用于下丘脑食欲中枢的激素和神经递质对体重也有重要影响,如食欲素和神经肽 Y。发生肥胖的常见内分泌代谢疾病有下丘脑性肥胖、库欣综合征、胰岛素瘤、2 型糖尿病、性腺功能减退症、甲状腺功能减退症、糖原贮积症、多囊卵巢综合征、代谢综合征等。引起消瘦的常见内分泌代谢疾病有甲亢、1型糖尿病、晚期2型糖尿病、肾上腺皮质功能减退症、Sheehan病、嗜铬细胞瘤、内分泌腺肿瘤、神经性厌食、胰性霍乱等。

4. 多饮与多尿

下丘脑的口渴中枢主要受血浆渗透压的调节，血浆渗透压升高引起口渴而多饮，多饮引起多尿。肾脏的水和电解质或其他血液成分滤过增多而肾小管又不能有效重吸收时，尿中的溶质增加而引起尿量增多，水分排出增多使血浆渗透压升高，继而引起多饮。伴有多饮、多尿症状的内分泌代谢疾病主要有糖尿病、醛固酮增多症、肾小管酸中毒、范科尼综合征、甲状旁腺功能亢进症、尿崩症和抗利尿激素不敏感综合征等。

5. 高血压并低钾血症

高血压伴有低血钾的内分泌代谢疾病主要有肾小管性酸中毒、原发性醛固酮增多症、表观醛固酮过多（AME）、肾素瘤、库欣综合征和利德尔综合征等。应该与这些综合征进行鉴别的非内分泌疾病主要有急进型原发性高血压、肾血管性疾病、失钾性肾病等。

6. 皮肤色素沉着和色素脱失

皮肤色素沉着可遍及全身或为局部性。沉着的色素可为黑色素、胡萝卜素或含铁血黄素，其中以黑色素沉着最多见。与黑色素沉着有关的激素有ACTH、雌激素、孕激素和雄激素，前者是由于其分子结构中含有黑色细胞刺激素（MSH）；后者可能有刺激MSH细胞增生的作用。全身性黑色素沉着增加的特点是皮肤色素加深，并以正常色素沉着较多的部位和皮肤摩擦部位更明显，唇、口腔黏膜、牙龈和瘢痕处的色素也加深，一般与正常皮肤无截然分界。皮肤色素沉着主要见于原发性肾上腺皮质功能减退症、纳尔逊综合征、先天性肾上腺皮质增生症、异位CRH/ACTH综合征、CRH/ACTH依赖性库欣病、POEMS综合征等；引起局部黑色素加深的内分泌代谢疾病有A型胰岛素不敏感综合征及其变异型、黄褐斑（女性）及麦丘恩–奥尔布赖特综合征。

虽然咖啡牛奶斑可见于许多临床情况，如1型神经纤维瘤病Noonan综合征、特纳综合征、多内分泌腺肿瘤综合征、类癌综合征、卡尼综合征、心脏皮肤综合征、波伊茨–耶格综合征、库欣综合征、胰高血糖素瘤等，甚至亦可见于肥大细胞增多症、自身免疫性疾病、非内分泌肿瘤、施万细胞瘤、某些皮肤病；但在内分泌疾病的诊断中，皮肤咖啡牛奶斑仍然具有特殊诊断意义。如果患者一旦伴有性早熟，即可基本确立麦丘恩–奥尔布赖特综合征的诊断。

胡萝卜素在肝脏转变为维生素A的过程依赖于甲状腺激素的参与，故甲减导致体内胡萝卜素堆积。胡萝卜素为脂溶性，因而色素沉着只见于皮脂腺较丰富的部位，如口唇周围、手掌和足底。钩虫病引起的贫血也常出现手掌和足底黄色色素沉着，应与甲减引起者鉴别。此外，体内铁堆积（血色病）亦引起色素沉着，色素沉着的皮肤含有多量的含铁血黄素和黑色素。

7. 皮肤紫纹和痤疮

皮肤紫纹是由于皮下结缔组织断裂和毛细血管破裂，加之皮肤变薄形成的。新出现者呈红色，久者变为暗红色，最后形成白纹。皮肤紫纹多见于正常妇女的妊娠期和肥胖症；一般来说，妊娠纹只见于腹部。紫纹的常见部位为下腹两侧、臀外侧、大腿内、腋前区和上臂内侧。伴有紫纹的内分泌疾病主要为库欣综合征，其特征为纵向分布，两头尖，中间宽。

痤疮的发生可能与皮脂腺对雄激素过敏有关，高脂和高糖饮食、刺激性食物或化妆品等为其常见诱因。好发部位为脸部、背部和上胸部，男多于女。痤疮呈红色或暗红色，稍高于皮面，刺破后可挤出白色黏稠物，合并感染时可见脓性分泌物。病理性痤疮见于库欣综合征、先天性肾上腺皮质增生症、多囊卵巢综合征、分泌雄激素的卵巢肿瘤和女性长期服用睾酮制剂等。

（三）生化指标间接反映激素分泌水平

原发性醛固酮增多症和库欣综合征患者的血钾降低，在普通饮食和低钾血症情况下，每日的尿钾排出量仍增多；选择性低肾素低醛固酮血症和原发性慢性肾上腺皮质功能减退症患者的血钾与尿钾的变化相反。引起血钠和血钾异常的内分泌疾病还有继发性醛固酮增多症、巴特综合征、Bartter/Gitelman 综合征、肾素瘤、糖尿病酮症酸中毒、高渗性高血糖状态和胰性霍乱等。抗利尿激素不适当分泌综合征因水潴留而引起继发性血钠和血钾降低。

血钙与 PTH、维生素 D 和降钙素有密切关系。血钙与血磷水平保持一定的浓度比，其中之一的浓度变化可影响到另一个指标值。引起血钙浓度升高的疾病主要是原发性甲旁亢、肿瘤相关性高钙血症和维生素 D 中毒，前两者常伴有血磷降低，而后者的血磷正常；甲旁减的血钙磷变化相反。血糖测定、糖化血红蛋白、饥饿试验和糖耐量试验对糖尿病、糖耐量异常和低血糖症的诊断很有帮助。

（四）根据代谢产物排量推断激素水平

测定 24h 尿皮质醇代谢产物 17-羟皮质类固醇、17-酮皮质类固醇和 17-生酮类固醇可以间接判断皮质醇和肾上腺雄激素的分泌量，但因这些生化指标的特异性和敏感性较差，目前已经基本上被尿游离皮质醇、肾上腺皮质类固醇类性激素测定所代替。测定 24h 尿香草基扁桃酸（VMA）、间甲肾上腺素和间甲-去甲肾上腺素总量可以判断体内肾上腺素和去甲肾上腺素的产量，虽然这些指标的特异性能满足临床诊断的需要，但敏感性较低，难以达到早期诊断的目的。测定尿碘可了解体内是否缺碘，但有时病史和流行病学资料显得更为重要。临床上，也可通过测定同时释放的代谢产物来判断该激素的分泌量，如胰岛素原裂解后释放出来胰岛素和 C 肽；1 分子的胰岛素释放伴有 1 分子的 C 肽生成，因此血清 C 肽反映了胰岛素的分泌量，已使用过胰岛素治疗的糖尿病患者可通过 C 肽了解胰岛 β 细胞的功能。

二、定位诊断

定位诊断的目的是确定疾病的发病部位，即病理解剖诊断。正常人的内分泌激素来源于一定部位（正位分泌），少数可能来源于异位组织（异位分泌）。另外，内分泌腺肿瘤可伴发异位激素分泌综合征，术前必须作出定位诊断，以便确定手术路径和方式。在很多情况下，需要从多个方向进行定位与定性鉴别，鉴别时，考虑的范围要广，尤其不能只局限于内分泌代谢疾病领域，但是，经过鉴别所提出的初步诊断却要求少而精。临床上用于定位诊断的方法如下。

（一）同时测定垂体促激素和靶腺激素协助定位诊断

同时测定血浆 ACTH 和皮质醇，如两者均升高提示病变在垂体；如 ACTH 降低而皮质醇升高则病变在肾上腺皮质。如 TSH 和 T_3/T_4 同时升高，则可能为垂体 TSH 瘤或全身性甲状腺素不敏感综合征；如 TSH 明显降低，而 T_3/T_4 升高则为甲状腺病变引起的甲亢。如 FSH 和 LH 升高，提示病变在性腺；减低则提示病变在垂体或下丘脑，等等。

（二）激素动态试验是定位诊断的重要手段

20 世纪以前，人们根据激素的反馈调节理论和环境因素调节内分泌代谢功能的原理，在内分泌代谢疾病的诊断中设计了许多激素的动态试验，其中一些激素动态试验仍是目前诊断的重要手段。例如，TRH 和 GnRH 兴奋试验可判定甲状腺和性腺功能减退症的病变部位。血清基础 TSH 升高，注射 TRH 后有过度反应，提示病变在甲状腺；基础 TSH 降低，注射 TRH 后无升高反应，提示病变在垂体；如果注射 TRH 后 TSH 有升高反应，但高峰延迟，则病变在下丘脑。GnRH 兴奋试验有与 TRH 相同的定位意义。TRH、GnRH 和 CRH 联合静脉注射，可同时了解甲状腺、性腺和肾上腺皮质疾病的病变部位。但是，随着科学技术的进步，尤其是下丘脑激素测定和高分辨影像检查的应用，激素动态试验在诊断中的地位在逐渐下降，有些敏感性和特异性较差或不良反应较大的动态试验已经少用或被淘汰。

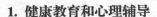

1. 健康教育和心理辅导

进行动态功能试验前，应详细向患者和家属讲解试验的目的、意义、操作方法、要求与注意事项等。帮助患者消除顾虑，取得充分配合，确保试验的预期完成。

2. 试验护理

认真负责、准确无误、熟练轻巧地完成试验，如按规程完成各项操作，正确采集血、尿标本，定时测量体重和血压，保证液体的准时、准量输入等。

3. 操作规程

应严格执行查对制度，检查采集血标本的抗凝管是否准确；做好环节质量管理，杜绝因工作疏忽而造成的误差。

4. 病情观察

某些激素分泌的动态试验具有特殊的时间要求，但病情又容易出现变化，如饥饿试验要认真交代禁食的时间，密切观察巡视，及时发现和处理低血糖反应；又如，在执行下丘脑-垂体功能检查或钙负荷试验时，必须事先做好抢救预案，静脉推注加压素或钙制剂的速度要慢，出现面色苍白、胸闷不适等表现时，要及时处理。

5. 采集标本

避免应激情况的发生，进行皮质醇或儿茶酚胺标本采集，告知患者避免饥饿、紧张、兴奋、活动、失眠等应激情况。进行尿儿茶酚胺代谢产物测定要详细指导患者收集小便，避免进食咖啡、柑橘、西红柿、香蕉、巧克力等干扰检测结果的食物。采集的血标本要及时送检或放置在适宜容器内，有的标本应放在4℃干冰容器中或按照特殊要求送检。

6. 测定方法

20世纪50年代逐渐用放射免疫法（RIA）淘汰了化学比色法和生物测定法，后来又用免疫放射分析法（IRMA）取代了RIAO目前采用的放射受体法（RRA）、酶免疫分析法（EIA）、酶联免疫分析法（ELISA）、化学发光酶免疫分析法（CLEIA）和时间分辨免疫荧光法（TRFIA）、电化学发光免疫分析法（ECLIA）、免疫聚合酶链反应法（IPCR）有了更高的敏感性和特异性。有条件的单位应及时更新检测方法。

（三）影像检查为定位诊断提供依据

1. X线照片

对骨骼病变的诊断意义较大，对某些内分泌腺病变（如垂体肿瘤）也有定位价值。例如，蝶鞍增大、蝶鞍骨质被吸收而变薄、前或后床突抬高或被破坏提示垂体占位性病变，而空泡蝶鞍综合征一般需用CT/MRI才能确诊。

2. B超检查

B超检查用于甲状腺、肾上腺、胰腺、性腺和甲状旁腺肿瘤（或结节）的定位，但肿瘤或结节太小（直径小于0.5cm）不能检出，而且B超技术的发展似乎总是跟不上CT/MRI的步伐。但是，术中B超检查可用于多种内分泌肿瘤手术时的定位。

3. CT MRI PET PET/CT

CT和MRI是目前用于内分泌腺病变性质检查的常用方法。一般病变直径大于0.5cm均可检出（高分辨CT）。为提高病变的检出率，内分泌腺的CT成像和MRI检查要注意以下3点：扫描层厚要薄，如小于3mm，最好1mm；同时做增强和（或）脂肪抑制扫描；对腺体进行连续的动态观察。

一般认为，CT与MRI的差异是：MRI观察病变与邻近组织的关系比CT效果好，而增强扫描比平扫使病变显示更清楚。CT和MRI虽可对病变作出精确定位，但不能分辨病变的性质。如CT和MRI难以分辨肾上腺肿瘤的部位（皮质或髓质）。正电子断层扫描（PET）可协助动态观察肾上腺、甲状腺、胰腺的功能变化甚至代谢过程，除了解腺体形态变化外，还具有功能定量的优点，是诊断许多疑难内分泌疾病（如MEN）的重要方法，用放射性药物做肾上腺显影能提供髓质功能的有关信息；双模式显影平台将CT成像与核素显影技术结合起来，提高了肾上腺功能的评价水平。

（四）有创检查协助疑难病例的定位诊断

1. 静脉插管分段采血

属于有创性诊断方法，不作为常规定位方法。一般仅在临床症状提示某种激素分泌增多，而以上定位检查又不能精确定位时采用。此方法对异位激素分泌综合征的诊断特别有效。插管至所怀疑的内分泌腺或异位激素分泌肿瘤的引流静脉或邻近静脉中，采血后边退出导管，边采血至周围静脉，测定各节段血中的激素水平，一般激素最高水平的部位就是病变的部位。垂体病变可插管到岩下窦采血测垂体激素（如ACTH）。胰腺肿瘤可插管到门静脉分支，采血测定胰岛所分泌的激素以确定胰岛肿瘤的部位。

双侧岩下窦采样（BIPSS）用于疑难库欣病的诊断效率很高。库欣病患者中枢的ACTH浓度明显高于外周血，而异源性CRH/ACTH综合征患者无此变化。结合CRH试验，比较注射前后中枢与外周血ACTH的浓度差别，库欣病的诊断准确性进一步提高；或在BIPSS同时做去氨加压素试验，可明显提高ACTH依赖性库欣综合征的鉴别效率。

2. 选择性动脉造影

对于直径较小而不能用CT和MRI等方法作出定位时，可采用此方法。将导管经动脉插管到内分泌腺或肿瘤的动脉分支中（B超引导），然后注入造影剂多时相照片。肿瘤的血管丰富，因此血管丛集的部位即为病变部位。此方法检查获得成功的前提是插管位置必须精确。

3. 术中定位

垂体、胰岛和甲状旁腺的术前精确定位相当困难，但只要能在术前确定腺体存在病变，那么可以在探查性手术中，通过直视、超声等方法进一步确定病变的具体位置和性质。例如，甲状旁腺术中可用高分辨超声定位，必要时结合 MIBI 定位，这样可发现 90% 以上的腺瘤。血 PTH 监测也有助于术中定位。

第三节　内分泌与代谢疾病的治疗原则

一、内分泌腺功能减低的治疗

内分泌腺功能减低的病因有发育异常、激素合成所需酶的缺陷、内分泌腺分泌变异型激素、激素作用障碍、腺体炎症或肿瘤等。其中许多病因无法根除，这类内分泌疾病的治疗方法如下。

（一）激素替代治疗

对于病因不能根除的内分泌疾病可采取激素替代治疗（hormone replacement therapy，HRT）。HRT 是根据所缺乏的激素而补充生理剂量的相同激素。应当注意的是，有些激素的所需量随体内外环境变化而波动，其中最明显的例子是肾上腺糖皮质激素。在应激中，所需的糖皮质激素量成倍增加。因此肾上腺皮质功能减低者在遇有应激时，应在 HRT 生理剂量的基础上，增加 HRT 量，否则可引发肾上腺皮质危象。1 型糖尿病用胰岛素治疗也属 HRT。

抑制性 HRT 主要用于先天性肾上腺皮质增生症的治疗。用非生理剂量的糖皮质激素以抑制垂体 ACTH 的分泌，减少肾上腺皮质雄激素的分泌，使男性假性性早熟和女性患者的男性化得到遏制。所需糖皮质激素的剂量应个体化。

肾上腺皮质腺瘤引起的库欣综合征作腺瘤侧肾上腺全切后，因为这些患者的健侧肾上腺皮质分泌大量糖皮质激素，抑制了垂体 ACTH 的分泌，使健侧因较长期得不到 ACTH 刺激而萎缩。切除腺瘤侧肾上腺腺瘤后，健侧肾上腺皮质不能立即恢复正常的糖皮质激素分泌，故在手术后应短期补充适量的糖皮质激素。随着健侧肾上腺皮质功能恢复后，将补充的糖皮质激素逐渐减量，直到完全撤除。

甲状腺癌术后需较长时间服用小剂量的甲状腺激素以抑制垂体 TSH 的分泌，可防止术后甲状腺癌复发，也属抑制性 HRT，但 HRT 的原因不是甲状腺功能减退。

（二）药物治疗

利用药物刺激某种激素分泌或增强其作用，以达到控制内分泌症状的目的。这类药物为对症治疗，不能根治疾病。如氯磺丙脲、卡马西平、氢氯噻嗪、吲达帕胺用于治疗中枢性尿崩症；磺脲类、双胍类、α 糖苷酶抑制剂和胰岛素增敏剂治疗糖尿病；用补充钙剂及维生素 D 治疗甲旁减等。免疫调节剂也可用于治疗某些内分泌疾病（如内分泌腺癌）。

（三）器官、组织或细胞移植

一些内分泌腺体功能减退症可通过移植同种器官、组织或细胞达到治疗目的。这是一条很有前途的治疗内分泌腺功能减退的途径。如用全胰腺或部分胰腺（胎胰）、胰岛或胰岛细胞移植治疗 1 型糖尿病，将甲状旁腺碎片移植到前臂肌肉组织中以治疗甲旁减和多发性内分泌肿瘤综合征等，除后者是移植自身甲状旁腺组织不遭排异外，其他异体组织移植均会遭受排异反应。

（四）基因治疗

一些内分泌和代谢性疾病都与基因变异有关，基因治疗是这些疾病的根本治疗。目前多数基因治疗尚处于动物实验阶段，但结果令人鼓舞。

1. I 型糖原贮积症

I 型糖原贮积症是由于 6-磷酸葡萄糖酶（G-6-Pase）缺陷所致。在缺乏 G-6-Pase 小鼠动物模型实验中，静脉滴注含有正常鼠 G-6-Pase 基因的腺病毒载体后，可使缺乏 G-6-Pase 小鼠 100%存活，90%存活 3 个月，输注后 G-6-Pase 恢复了 19%，其活性至少持续了 70 天；同时血糖、胆固醇和尿酸均恢复正常，原来肿大的肝脏和肾脏也明显缩小，受累组织和器官中的糖原沉积也接近正常。用缺乏酸性 a 糖苷酶（用敲除酸性 α 糖苷酶基因的小鼠模型）的小鼠做实验，用含有这种酶的腺病毒载体 1 次静脉注射，骨骼肌和心肌中均有这种酶，在肌肉组织中糖原堆积也被纠正。

2. 1 型糖尿病

治疗 1 型糖尿病的最终出路是胰岛 B 细胞移植或基因治疗。人的 ES 细胞可被诱导成胰岛素分泌细胞，使胰岛再生，达到根治 1 型糖尿病的目的。

3. 内分泌腺肿瘤

许多内分泌腺肿瘤（包括癌）的发生与一些原癌基因的激活或肿瘤抑制基因的失活有关，故有理由认为这些内分泌肿瘤也可采用基因治疗，目前有三种战略设想：

（1）突变代偿

矫正导致恶变的癌细胞中的分子病变，包括抑制显性癌基因的表达和矫正抑癌基因表达的失活。

（2）分子化疗

包括注射毒素基因以消除肿瘤细胞，同时给予药物抵抗基因以保护由化疗所引起的骨髓抑制，增强抗癌疗效，通过释放靶基因载体或转录打靶将毒素引渡到肿瘤细胞中，杀灭肿瘤细胞。给予药物抵抗基因的目的在于减少抗癌药物的不良反应，增强对抗癌药物的耐受性。

（3）遗传性免疫加强

通过基因转输方法，达到抗肿瘤的主动免疫。因为肿瘤细胞特异性抗原缺乏，能逃脱肌体免疫监护系统而不被消灭，延长肿瘤浸润淋巴细胞的存活时间，增加抗肿瘤效力，增强识别肿瘤的能力；肿瘤浸润淋巴细胞成为更有效的细胞毒性淋巴细胞群，表达 MHC-1（主要组织相容性复合物-1），肿瘤能被肿瘤浸润淋巴细胞识别而被杀灭。

4. 其他疾病

此外，还有用基因工程合成正常的酶以治疗有此酶缺陷（如Ⅱ型糖原贮积症）的患者。基因重组酶国外已能大规模生产，一些酶基因突变所引起的疾病（如卟啉病、半乳糖血症、血色病、黏多糖增多症等）将可获痊愈。

二、内分泌腺功能亢进的治疗

内分泌腺功能亢进的治疗目的是使激素分泌减少，缓解或治愈激素分泌过多综合征。

（一）手术治疗

多用于有功能的内分泌腺肿瘤，某些非肿瘤性内分泌腺功能亢进症如 Graves 病、库欣病等也可用手术治疗。内分泌腺肿瘤手术前必须对肿瘤作出精确的定位。近年来，采用腹腔镜切除肾上腺肿瘤，其创伤小，术后康复快。

（二）药物治疗

用以治疗内分泌腺功能亢进的药物很多，其作用机制也各不相同：抑制激素的合成和（或）分泌，如硫唑类和咪唑类治疗甲亢；碘剂治疗甲亢危象，酮康唑、氨鲁米特（氨基导眠能）和美替拉酮（甲吡酮）治疗库欣综合征等；破坏内分泌腺体组织如酚妥拉明和洛帕米（苯苄明）治疗嗜铬细胞瘤，螺内酯（安体舒通）治疗醛固酮增多症等；竞争性抑制激素与其受体结合，如环丙孕酮治疗中枢性性早熟，与雌激素配伍使用治疗女性多毛症；抑制内分泌腺癌的生长，如抗癌药物治疗内分泌癌等。

某些内分泌腺激素分泌受神经系统调节，且以神经递质为介导，因此采用神经递质分泌的抑制剂或其增强剂也可达到减少靶激素分泌的目的。如 ACTH 分泌可由中枢血清素能神经递质抑制（如赛庚啶），可用以治疗库欣病。泌乳素分泌受泌乳素释放抑制激素（PIF，多巴胺）的抑制。溴隐亭为多巴胺受体激动剂，故可用来治疗高泌乳素血症。丙戊酸钠可增强神经递质 γ-氨基丁酸的作用，可用于治疗库欣病及纳尔逊综合征。

激素也是药物，激素与激素之间有反馈作用或拮抗作用，利用激素之间的这些作用也可用来治疗内分泌疾病。生长抑素能抑制很多激素的分泌，临床上可用以治疗 GH 瘤、胰岛素瘤、胰高血糖素瘤、胃泌素瘤和 VIP 瘤等。激素类似物也可用来治疗内分泌疾病，如促性腺激素释放激素类似物亮丙瑞林可用以治疗儿童中枢性性早熟、前列腺癌和女性多毛症，并可作为男性避孕药。糖皮质激素依赖性醛固酮增多症可用地塞米松治疗；雌二醇及甲地孕酮可用以治疗肢端肥大症等。药物治疗只能改善症状，对疾病无根治作用。

（三）放射性核素治疗

某些内分泌腺有浓聚某种化学元素的功能，故可用核素治疗。放射性核素是通过释放射线以破坏组织，从而达到治疗的目的，可治疗内分泌恶性或良性肿瘤和非肿瘤性内分泌腺功能亢进性疾病。

（四）放射治疗

有深度 X 线、^{60}Co、直线回旋加速器和 γ 刀等，后两者的射束集中，对周围正常组织损伤少，但价格较贵。如直线加速器治疗 Graves 病突眼的疗效较好；此类方法也用于内分泌腺恶性肿瘤而又不能耐受手术或有远处转移者；或在恶性肿瘤手术后作为辅助治疗。有些良性肿瘤如 GH 瘤，在手术切除后也可用放射治疗以根除可能残存的肿瘤组织。

（五）介入治疗

不愿意做手术者，可用动脉栓塞治疗内分泌腺肿瘤。如用纯乙醇作局部动脉灌注治疗醛固酮瘤患者，此方法成功的关键是在注射血管栓塞剂（无水酒精）之前须作选择性病侧肾上腺动脉造影，对被注射的肾上腺肿瘤的动脉分支要作出精确定位。对单侧肾上腺皮质腺瘤也可采用此种方法治疗。也有学者采用颈部动脉插管堵塞两侧甲状腺上（或下）动脉以治疗 Graves 病；或者将无水酒精直接注入甲状腺内，使组织坏死，以达到药物切除甲状腺的目的，用于治疗伴功能亢进的甲状腺腺瘤更为适宜。

第四节 胃肠胰内分泌疾病

一、胰岛素瘤

胰岛素瘤又称胰岛 β 细胞瘤，是由于大量胰岛素分泌而引起的以发作性低血糖为特征的临床综合征。

（一）诊断要点

1. 临床表现

（1）症状

多缓慢发病，表现为空腹或餐后 4~5h 发作的低血糖症状。低血糖发作时神经低血糖表现比交感神经刺激症状明显。

①反复晕厥同时伴有交感神经兴奋症状，如面色苍白、大汗、心慌、烦躁、软瘫、饥饿、口渴等，症状多发生在夜间、清晨餐前或延迟进食、体力劳动后。

②在饥饿或空腹状态下出现精神、神经的异常，如癫痫样发作、暂时性意识障碍、精神错乱、幻听幻视、行为异常，易误诊为"癔病"或"精神分裂症"。

③反复发作的一次性头昏、头痛、瘫痪、呕吐、抽搐、昏迷，可误认为颅内占位病变。

④部分患者因为进食可以缓解症状和预防发作而频繁进食以致胖。

⑤较长时间不明原因昏迷。

⑥患者如长期得不到治疗，由于反复低血糖发作对大脑的损害而致痴呆。

（2）体征

一般无阳性体征，多食者可较肥胖。

2. 实验室检查

（1）饥饿试验

禁食 24h 后或禁食终止前 2h 增加运动，可激发低血糖，少数需要延迟到 48~72h 才发作。发作时血糖<2.8mmol/L（50mg/dL），而胰岛素水平不下降，计算胰岛素/血糖比值升高（>0.3）。

（2）刺激试验

包括 D860 与胰升糖素试验、C 肽抑制试验。①甲苯磺丁脲（D860）试验，可采取口服，试验前 3d 糖类摄入量不少于 300g/d，前 24h 停用一切降糖药，前 1d 晚餐后禁食，试验晨空腹抽血测血糖，及碳酸氢钠，服药后口服 D860 及碳酸氢钠各 4.0g，服药后 1/2、1、2、3h 抽血测血糖及胰岛素。患者在 1/2~1h 血糖下降到空腹的 40% 以下，至 2~3h 仍不能恢复，常诱发低血糖。也可采用静脉法，用 D860 钠盐 1g 溶于 20mL 注射用水，患者开放静脉于 2min 内注入，每 5min 取血测血糖及胰岛素共 3 次，如胰岛素 >195μU/mL 则支持诊断。②胰升糖素刺激试验，于空腹或进食后 6~8h 采血测血糖，然后用胰升糖素 1mg 静脉注射后每 5min 测胰岛素，如大于 135μU/mL 则支持诊断。上述激发试验由于刺激胰岛素大量分泌而诱发低血糖，因此应严格掌握适应证。③C 肽抑制试验，静注胰岛素 [0.1U/（kg·h）] 后引起低血糖，从而抑制 C 肽释放。抑制率为 ≥50% 为正常，若不受抑制，则提示有自主分泌的胰岛素瘤。

（3）定位检查

对于大的腺瘤可采用超声波和 CT 成像进行肿瘤定位，但大部分肿瘤瘤体较小（多数直径在 5.5~10mm 之间），可采用选择性动脉造影来进行术前定位。

（二）诊断思维程序

确诊后须与其他原因引起的低血糖症进行鉴别。

1. 功能性低血糖反应

多见于易于激动、紧张、焦虑等自主神经功能紊乱的人。诊断依据：①有餐后低血糖症状，自觉症状明显，但无昏迷和癫痫，半小时左右可自行恢复。②延长口服糖耐量试验，空腹和餐后第 1 小时血糖正常，但第 2~3h 降低，以后可自行恢复。③饥饿试验能耐受，无低血糖发作。④胰岛素水平及胰岛素/血糖比值正常。⑤对低糖、高蛋白质饮食有效。⑥无糖尿病、胃肠手术等器质性疾病史。

2. 严重肝脏疾病所致低血糖症

可见于严重肝炎、晚期肝癌、肝硬化、严重脂肪肝等。

3. 晚期低血糖症

为糖尿病早期表现之一。此病空腹血糖可正常，口服糖耐量试验血糖第 1 小时高于 10mmol/L（180mg/dL），第 3~4 小时下降低于 2.8mmol/L（50mg/dL），多有肥胖和糖尿病史。

4. 药物引起的低血糖

如胰岛素和口服降糖药、磺胺类药、对氨水杨酸、四环素等均可引起低血糖。

（三）治疗

1. 手术治疗

手术治疗是治疗方法之一。

2. 药物治疗

对于不能手术者可试用，但长期应用可引起钠潴留、心悸、血压升高、面部毛发增多、食欲减退等。

（1）二氮嗪

二氮嗪抑制胰岛素的分泌和释放，剂量 50~300mg/d，分 3 次口服。

（2）连服佐菌素、氟尿嘧啶及深部 X 线照射

链脲佐菌素、氟尿嘧啶及深部 X 线照射等治疗破坏胰岛 β 细胞。

（四）预后

对确诊为胰岛素瘤或高度疑似本病者，应及早手术，摘除肿瘤，可获治愈。

二、胃泌素瘤

胃泌素瘤是一种具有分泌胃泌素功能的肿瘤，常位于胰和十二指肠。其临床表现主要是由于高胃泌素血症所致的胃液、胃酸分泌过多而引起的多发、难治、非典型部位的消化性溃疡和（或）腹泻等综合征群。随着对胃泌素瘤的认识不断深入，进一步将其分为两种类型：单发型，较多见，倾向于恶性腺癌；多发性内分泌瘤 1 型（multiple endoCOrine neoplasia type 1，MEN-1）组成中的胃泌素瘤，常染色体显性遗传，多为良性腺瘤，占胃泌素瘤的 20%左右。

（一）病理

过去认为胃泌素瘤大多数发生在胰腺，近来发现胰外的胃泌素瘤日益增多，主要位于十二指肠，和位于胰内的胃泌素瘤同样多，其次可位于肝、肾、脾门、肠系膜、胃、淋巴结及卵巢等部位，有位于心、胆总管、空肠、网膜的少见报告。80%~90%的胃泌素瘤位于"胃泌素瘤三角区"内，其上方为胆囊管和胆总管交点，中间为胰腺的颈、体连接部，下方为十二指肠的第 2、3 部接合点。

胃泌素瘤有完整或不完整的包膜，切面呈均质灰白色，大的肿瘤可显示出血、坏死及囊性变。肿瘤由排列成索、巢、带状或弥漫成片的腺泡组织组成，与其他内分泌肿瘤相似，如行免疫组织化学染色可见胃泌素颗粒和嗜铬素 A 阳性。当肿瘤直径大于 3cm 时应高度怀疑为恶性。

胃泌素瘤释放大量胃泌素，产生高胃泌素血症和高胃酸分泌。由于胃泌素有滋养胃黏膜细胞作用，使胃黏膜细胞增生肥厚，形成巨大胃黏膜皱襞，壁细胞总数可比正常增加 3~6 倍。有 MEN-1 的患者可有甲状旁腺、垂体和胰岛细胞腺瘤或增生，也可发生肾上腺皮质肿瘤、类癌瘤、脂肪瘤等。

（二）临床表现

胃泌素瘤的确切发病率不太清楚，据国外估计年发病率1/100万左右。发病年龄以35~65岁多见，男女比例为3：2。胃泌素瘤虽多数为恶性，但因瘤体小，发展缓慢，所以肿瘤本身很少引起明显的症状，直至疾病的晚期才出现恶性肿瘤浸润或转移的症状。其临床表现主要与大量胃酸分泌有关。

1. 腹痛

常是由于消化性溃疡所致，是最常见的症状，发生率在80%以上。疼痛较严重，呈持续进行性。消化性溃疡常为多发性，以在不典型部位（球后十二指肠降段和水平段，或空肠近端）为特点，对常规的抑酸药物、根治幽门螺杆菌及手术疗效欠佳，且易发生出血、穿孔及幽门梗阻等并发症。此外疼痛也可以是由于胃酸反流入食管引起胃灼热的症状，约占20%。

2. 腹泻

是本病的第二个常见症状，占60%~70%。有10%~20%的患者腹泻可先于消化性溃疡。腹泻量大呈水样或脂肪泻，严重者可产生水、电解质和酸碱平衡紊乱。

3. MEN-1

MEN-1是常染色体显性遗传性疾病，常有家族史，最常见的症状是由甲状旁腺增生或肿瘤引起的，90%以上患者表现为高钙血症和肾结石，80%的患者伴胰腺内分泌肿瘤，60%的患者伴垂体肿瘤，部分伴泌乳素瘤，可表现为溢乳和性功能减退等症状。

（三）诊断

1. 临床诊断

本病临床上少见，容易被忽视，有下列临床表现者应高度怀疑本病：①难治、多发、非典型部位及胃大部切除术后迅速复发的消化性溃疡，且不伴有幽门螺杆菌感染。②消化性溃疡伴有不明原因的腹泻。③胃镜显示异常粗大的胃黏膜皱襞。④消化性溃疡伴有内分泌疾病家族史。⑤消化性溃疡多次发生出血、穿孔或幽门梗阻和食管狭窄等并发症。⑥消化性溃疡伴有高钙血症、肾结石或其他内分泌疾病的临床表现。

2. 定性诊断

（1）胃液分析

有一定价值。夜间12h胃液总量>1000mL（正常<100mL），空腹胃液pH<2.5，基础酸分泌量（BAO）绝大多数患者>15mmol/h，胃大部切除术或迷走神经切断术后常>5mmol/h。本病患者胃内的壁细胞几乎全部处于最大刺激状态，对五肽胃泌素刺激反应较弱，故BAO/MAO>60%。

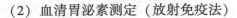

（2）血清胃泌素测定（放射免疫法）

正常人或十二指肠溃疡的患者空腹血清胃泌素浓度平均为 50~150ng/mL。胃泌素瘤的患者中 99%~100% 空腹血清胃泌素水平是升高的，当空腹血清胃泌素浓度 >1000ng/mL，伴有相应的临床症状和胃酸高分泌，可确定胃泌素瘤的诊断。

（3）激发试验

适用于临床怀疑本病而空腹血清胃泌素水平为临界值或轻度升高者（150~1000ng/mL），激发试验的方法有三种。

①促胰泌素（secretin）刺激试验：是激发试验中最可靠、最有价值的一种。常用促胰泌素 2U/kg 静脉注射，于注射前 5min 及注射后 2min、5min、10min 分别采血样本测定血清胃泌素浓度，本病患者血清胃泌素值可增加 200ng/mL 以上，称促胰泌素刺激试验阳性。

②钙输注试验：用于临床高度怀疑本病，而促胰泌素刺激试验可疑者，常使用葡萄糖酸钙每小时 5mg/kg 静脉滴注 3h，于注射前及注射后每 30min 分别采血样本测定血清胃泌素值。本病患者常在滴注后第 3 小时达高峰，常大量增加 >400ng/mL。十二指肠溃疡仅少量增加。高钙血症患者禁做此试验。

③标准试餐试验：常以一片面包（或等量馒头），200mL 牛奶，一只煮熟鸡蛋，50g 乳酪，餐前 15min 及餐后每隔 15min 采血样本，共 90min，分别测定血清胃泌素浓度。本病患者仅少量增加，而胃窦 G 细胞功能亢进的患者，血清胃泌素水平可增加 2 倍以上，十二指肠溃疡的患者呈中度增加。

④MEN-1 的胃泌素瘤患者常伴血钙、甲状旁腺素、泌乳素、卵泡刺激素升高。

3. 定位试验

（1）超声、CT 成像、MRI 核素扫描

均属无创伤性检查，应首先采用，有助于胃泌素瘤的定位和瘤体大小的诊断，但阳性率较低，尤其对肿瘤直径较小者不易发现。

（2）内镜和超声内镜检查

内镜可发现位于上消化道内的溃疡和黏膜皱襞的变化。超声内镜用于检测胰腺，与生长抑素受体核素成像联用，能检出 93% 的胃泌素瘤，敏感性 75%~85%，特异性 95%（对胰腺），最小可检出 2~3mm 的病损，但对十二指肠胃泌素瘤的检出率仅为 50%。

（3）选择性血管造影术

选择性腹腔和肝动脉造影，有助于胃泌素瘤的定位，尤其对判断肿瘤有无肝内转移是最好的检查手段，但对瘤体直径较小者敏感性不高。

（4）经皮经肝门静脉插管采血样本测定血清胃泌素的浓度检查

价值有限，但当所有影像检查阴性时可以试行。

（5）手术探查

因为胃泌素瘤大多数为恶性，故有人主张只要患者无手术禁忌证和多处肝转移，应行外科剖腹探查，有条件的医疗单位可行术中超声。

（四）治疗

对本病的根本治疗是手术切除产生胃泌素的肿瘤，对不能发现肿瘤及肿瘤不能完全切除者可用药物治疗，如肿瘤发生浸润和转移可用化疗药物。

1. 手术治疗

手术治疗是最佳治疗。胃泌素瘤如为单个、且无转移者，手术切除肿瘤，胃酸分泌和血清胃泌素可迅速恢复正常，临床症状消失，疾病可获治愈。由于术中发现原发灶大于3cm 的胃泌素瘤 60% 已有肝转移，小于 3cm 的胃泌素瘤只有 10% 有肝转移，建议对小于2.5cm 的胃泌素瘤手术切除以防转移。对于不能发现原发病灶或已有转移灶无法切除的胃泌素瘤不主张行全胃切除或胃大部切除术。

2. 药物治疗

（1）H_2受体拮抗剂

能有效降低胃酸分泌，促使溃疡愈合，消除消化性溃疡和腹泻等症状。

（2）质子泵抑制剂

是治疗胃泌素瘤的首选药物。其强力抑酸效果能有效控制胃酸高分泌引起的症状，没有减效或失效现象。

（3）生长抑素

能减少抑酸剂的用量，抑制胃泌素的分泌，短期内肿瘤不增大。

（4）α-干扰素

短期内肿瘤不增大，但并无减小。

（5）化疗药物

对于肿瘤不能切除，且已发生浸润和转移者，可用链佐星、阿霉素和 5-氟尿嘧啶等，可改善症状，但只有短期效果，没有延长生存期的作用。副作用有恶心、呕吐、骨髓抑制和肾衰竭。

（五）预后

一旦胃泌素瘤完全切除，则疾病得到治愈。胃泌素瘤的恶性程度较低，生长缓慢，尽管肿瘤较大或伴有肝或别处转移，患者仍能正常生活多年，死亡的主要原因为恶性肿瘤的肝转移。

第五节 多发性内分泌腺病

一、多发性内分泌腺病综合征

多发性内分泌腺病综合征是指同一患者同时有两种或两种以上内分泌腺肿瘤，且能产生与相应腺体相同或完全不同的激素或类激素，引起复杂多变的内分泌综合征。常见受累的腺体有甲状旁腺、垂体、胰腺、甲状腺和肾上腺。本病有明显的家族遗传倾向，为常染色体显性遗传。

（一）诊断要点

1. 多发性内分泌肿瘤1型

多发性内分泌肿瘤1型简称 MEN-1 型，又称 Wermer 综合征，主要受累腺体有甲状旁腺、垂体和胰腺等。

（1）临床症状

发病率低，幼年以后发病，常有家族史。

①甲状旁腺功能亢进：病理多为主细胞增生，少数是腺瘤。表现与原发性甲状旁腺功能亢进相同，多为轻度的高钙血症，很少有肾和骨的并发症。

②垂体瘤：良性嫌色细胞瘤最常见，多为无功能腺瘤，主要引起压迫症状，如视神经交叉、头痛、垂体功能减退等。少数是功能性腺瘤，如泌乳素瘤、生长激素瘤、ACTH 瘤。

③胰岛细胞瘤：多为腺瘤、腺癌，少数为增生。常见胃泌素瘤引起胃酸明显增多，有顽固多发溃疡、腹泻；胰岛素瘤则表现为空腹严重低血糖，有交感神经兴奋症状、昏睡、昏迷；血管活性肠肽瘤可有明显的胃肠症状；另可有胰升糖素瘤、胰多肽瘤、生长抑素瘤及降钙素瘤。

④其他：肾上腺皮质多为双侧增生；甲状腺可为无功能腺瘤、甲状腺肿或桥本甲状腺炎等。

（2）实验室检查

根据所累及的腺体行有关生化及激素的检测。如甲状旁腺功能亢进：有典型血高钙低磷、血 PTH 增加、尿钙增加、磷廓清率增高等。

（3）特殊检查

CT、MRI、B 超可确定相应腺体有无肿瘤或增生，甲状腺病变还可行核素扫描或穿刺细胞学检查。

2. 多发性内分泌肿瘤2型

简称 MEN-2 型，又称 Sipples 综合征。主要受累腺体为甲状腺、肾上腺髓质及甲状旁腺。

（1）临床症状

多为常染色体显性遗传疾病，发病年龄多在 40~50 岁。主要表现为甲状腺髓样癌和嗜铬细胞瘤。

①甲状腺髓样癌：分泌降钙素的甲状腺细胞增生。临床可引起腹泻、皮肤潮红、消化性溃疡、高血压等，并可出现甲状腺肿大或结节，癌肿可向纵隔淋巴结转移，也可转移至肺、肝、肾上腺等部位。

②嗜铬细胞瘤：多累及双侧肾上腺髓质，分泌肾上腺素或去甲肾上腺素引起相应临床症状。

③甲状旁腺功能亢进：常无症状，晚期有高钙血症。

（2）实验室检查

有甲状腺髓样癌者血降钙素增高；嗜铬细胞瘤者血、尿儿茶酚胺水平增高，尿 VMA 定性阳性，定量增高；甲状旁腺功能亢进者可测血钙、血磷、AKP、PTH、尿钙及尿磷等。

（3）特殊检查

CT、MRI、B 超可发现相应腺体异常。甲状腺髓样癌可行核素扫描或穿刺细胞学检查。嗜铬细胞瘤者可行^{131}I-MIBG 扫描。

3. 多发性内分泌肿瘤3型

多发性内分泌肿瘤 3 型简称 MEN-2b 型。

（1）临床症状

特征表现为黏膜多发性神经细胞瘤并发甲状腺髓样癌、嗜铬细胞瘤。黏膜多发性神经细胞瘤可分布于胃肠道各个部位，常见口腔黏膜、颊部、唇、舌，常呈特殊面容：嘴唇肥厚、鼻梁宽、睑外翻和多发性神经病。类马凡体型多见：消瘦、四肢细长、上下部量比例异常、关节过度伸展、肌肉发育不良、张力低下及多种骨畸形。

（2）实验室检查

同 MEN-2。

（3）特殊检查

X 线检查可见结肠袋及黏膜皱襞异常，结肠憩室与巨结肠，食管节段性扩张，胃扩张，小肠节段性扩张，胃食管反流，胃排空延迟。其他同 MEN-2。

(二) 诊断思维程序

多发性内分泌腺病病有时表现隐匿不易发现，例如胃泌素瘤无明显临床症状时必须测血胃泌素水平；甲状腺髓样癌早期可无症状，且降钙素亦无明显升高；某些甲状旁腺功能亢进症血钙正常，PTH 亦不升高均易被误诊为单一腺体病。对有多发性内分泌腺病病家族史的患者更应高度警惕，全面检查。

(三) 治疗

手术切除肿瘤为首选。

(四) 预后

手术切除后对相应腺体功能不全者应给予激素替代治疗，大部分患者术后半年至一年可恢复，少部分患者腺瘤可复发，须行第二次手术。

二、多发性内分泌腺自身免疫综合征

多发性内分泌腺自身免疫综合征（polyendocrine gland autoimmune syndrome，PGAS）是指在同一患者发生 2 种或 2 种以上内分泌腺体自身免疫性病变，而引起腺体或组织功能减退的综合征。其临床特点是：多内分泌腺功能减退，偶尔为功能亢进如 Grave 甲亢；血中可查及针对内分泌腺或组织的器官特异性抗体；可合并其他自身免疫病，如 1 型糖尿病、重症肌无力、慢性病毒性肝炎、白癜风、恶性贫血、慢性萎缩性胃炎等；病因与遗传自身免疫缺陷有关，有的为常染色体隐性遗传，有的则与组织位点相容抗原 HLA 异常有关。

(一) 分型

通常将 PGAS 分为三型，具体病变如下。

1. PGAS-I 型

PGAS-I 型又称自身免疫多发性内分泌-念珠菌病综合征（autoimmune polyendocrine-candidiasis syndrome，APECS）。

①原发性自身免疫性肾上腺皮质功能减退症（Addison 病）。

②皮肤黏膜念珠菌病。

③其他病变，包括：自身免疫性甲状腺病（主要为慢性淋巴细胞性甲状腺炎、原发性甲减）；白癜风；恶性贫血；慢性活动性肝炎；1 型糖尿病；原发性性腺功能减退；角膜炎；萎缩性胃炎；斑秃。

2. PGAS-Ⅱ型（Schmidt 综合征）

①原发性自身免疫性肾上腺皮质功能减退症（Addison 病）。

②自身免疫性甲状腺病（主要为慢性淋巴细胞性甲状腺炎、原发性甲减）。

③Ⅰ型糖尿病。

④其他病变，包括：重症肌无力；白癜风；恶性贫血；原发性性腺功能减退；萎缩性胃炎；斑秃。

3. PGAS-Ⅲ型

PGAS-Ⅲ型又分为 3 个亚型。

（1）PGAS-ⅢA 型

自身免疫性甲状腺病（主要为慢性淋巴细胞性甲状腺炎、原发性甲减）；1 型糖尿病。

（2）PGAS-ⅢB 型

自身免疫性甲状腺病（主要为慢性淋巴细胞性甲状腺炎、原发性甲减）；恶性贫血；萎缩性胃炎。

（3）PGAS-ⅢC 型

自身免疫性甲状腺病（主要为慢性淋巴细胞性甲状腺炎、原发性甲减）；重症肌无力；白癜风；斑秃。

以上分型中未提及自身免疫性垂体炎引起的垂体功能减退，但在临床实践中确有自身免疫性垂体炎伴其他自身免疫性内分泌腺功能减退的 PGAS 患者。例如自身免疫性垂体炎（即淋巴细胞性垂体炎）引起的腺垂体功能减退症患者，可同时伴 1 型糖尿病、Addison 病、原发性性腺功能减退或原发性甲减，当应属于 PGAS 范围，故有学者认为上述分型有待进一步完善。

（二）病因及发病机制

与遗传因素、自身免疫异常（包括细胞免疫与体液免疫）及病毒感染有关，不同型别的 PGAS 其病因有侧重点，但其共同的病理特点是：

第一，有关内分泌腺均有自身免疫性病理改变，如不同程度的淋巴细胞浸润。

第二，血中均存在有相关的内分泌腺或组织自身抗体。

第三，腺体均有不同程度的萎缩与破坏，从而导致功能减退。

（三）临床表现

1. PGAS-Ⅰ型

临床三个主要病变即 Addison 病、原发性甲状腺功能减退症、皮肤黏膜念珠菌病，组成特征性三联征，三者可先后发生或两种以上同时出现，起病年龄较轻，男女性别无太大差异。

其他病变如白癜风、恶性贫血、慢性活动性肝炎、自身免疫性甲状腺炎、斑秃、原发性性腺功能减退等均不多见，但不发生重症肌无力。

2. PGAS-Ⅱ型

此病以中年女性多见，家族聚集性较 PGAS-Ⅰ型明显，可累及几代人。

Addison 病为恒定的临床表现。可同时伴有自身免疫性甲状腺病与 1 型糖尿病。前者以慢性淋巴细胞性甲状腺炎及原发性甲减为最常见，偶可为 Grave 甲亢。

其他临床表现包括重症肌无力、白癜风、恶性贫血、斑秃、原发性腺功能减退等，但不发生慢性活动性肝炎。

3. PGAS-Ⅲ型

本型包括三个亚型，即 PGAS-Ⅲ A、B、C 三种。这三种亚型的共同临床特点是：必须有自身免疫性甲状腺病再加上其他一种或几种前述自身免疫性疾病的临床表现。

（四）诊断依据

第一，有两个以上的内分泌腺功能减退的临床症状与体征，或至少有一个内分泌腺功能减退的临床症状与体征，同时合并其他自身免疫性疾病。

第二，有相应内分泌腺功能减退的实验室证据，主要包括激素测定与内分泌腺功能试验（主要为兴奋试验）。偶尔可以为功能亢进症（如 Grave 甲亢）。

第三，相关内分泌腺自身抗体阳性。

第四，注意两个腺体病变可先后发生，有时甚至相隔十余年以上，因此对仅具有一个腺体病变者应进行长期随访，以及时发现新的组合病变。

第五，由于本病有家族遗传倾向，有时可累及数代人，故对患者的亲属尤其是一级亲属要定期进行筛查（包括特异性自身抗体），以早期发现患病者及隐性患者。

第六，某些非内分泌性自身免疫病可与 PGAS 伴发，并可先于内分泌病之前发生，如白癜风、恶性贫血、慢性活动性肝炎、重症肌无力、皮肤黏膜念珠菌病、斑秃等，对具有这些病变患者要注意有无 PGAS。

第七，应与非自身免疫性多内分泌腺减退症鉴别。例如甲状腺手术后发生甲旁减的患者又因肾上腺结核而发生 Addison 病；白癜风患者因甲状腺多发性腺瘤手术而发生甲减，均不属于 PGAS 范畴。

第八，下丘脑-垂体病变，包括自身免疫性垂体炎所引起的继发性靶腺功能减退，是由于缺乏相关促激素所致，而非靶腺自身免疫性炎症破坏造成，故不应诊断为 PGAS。除非查到相应功能减退靶腺自身抗体明显阳性。

（五）治疗

第一，针对功能减退的腺体、给予相应的激素进行替代治疗，应调整激素的用量恰到好处，即最佳激素替代剂量。这一剂量因腺体功能受损的程度不同而有个体差异。须进行摸索后决定。剂量过大将引起不良反应，剂量过小达不到治疗要求。

第二，皮肤黏膜念珠菌病可给予抗真菌药物治疗如酮康唑、氟康唑、伊曲康唑等。通常采用后两者，因其不良反应小，患者易耐受、氟康唑常用量为 50～150mg/d，伊曲康唑常用量为 100mg/d。疗程一般为半个月至 2 个月，停药后复发者可重复治疗。病变范围小者亦可用局部涂抹霜剂或溶液。

第三，甲旁减时可服用钙剂与维生素 D 制剂。

第四，免疫抑制疗法可用于治疗 PGAS，但只能作为辅助手段，不能取代激素治疗。

第五，几点注意事项：①当原发性甲减与 Addison 病并存时（PGAS-Ⅱ型），宜先给予肾上腺皮质激素 1～2 天，然后再给予甲状腺激素，或至少要二者同时服用，切忌先服甲状腺激素，因为甲状腺激素可增加肾上腺皮质负荷，易诱发肾上腺皮质功能减退症恶化，甚至诱发肾上腺危象。肾上腺皮质激素制剂宜首选氢化可的松，甲状腺激素宜首选左旋甲状腺素（L-T4），亦可用干甲状腺片。②使用氟康唑类抗真菌药时，由于该药能进一步抑制肾上腺皮质激素的合成，这对有 Addison 病的 PGAS 患者有潜在危险，故在用药过程中要密切观察肾上腺皮质功能，如有进一步减退证据应酌情增加肾上腺皮质激素的用量。此外对伴有慢性活动性肝炎的 PGAS 患者，使用氟康唑类抗真菌药有可能使肝功能恶化甚至引起黄疸，故要特别注意。有报告用转移因子与抗真菌药合用治疗念珠菌病取得了满意疗效。③PGAS-Ⅱ型患者伴有 1 型糖尿病，须常规给予胰岛素注射，宜首选人胰岛素，并应早期及时应用，如条件允许，可采用强化治疗方案，有望使患者进入蜜月期。但若同时存在肾上腺皮质功能减退，则不宜采用强化治疗方案，而且胰岛素用量须适当减少，以免引发严重低血糖反应。反之如果给予肾上腺皮质激素剂量过大，又易导致糖尿病加重甚至诱发酮症酸中毒，故要合理安排用药剂量。④PGAS 由 Grave 甲亢组成时，应当同时给予抗甲状腺药物丙硫氧嘧啶或甲巯咪唑治疗，以及时控制甲亢，这样可以避免由于高甲状腺激素血症引起其他腺体功能减退状况，如肾上腺皮质功能减退、1 型糖尿病等加重。

第六节　妊娠内分泌疾病

一、妊娠合并甲状腺功能异常

（一）甲状腺功能亢进症（甲亢）

甲状腺功能亢进症（甲亢）是一种常见的内分泌疾病，系甲状腺激素分泌过多所致。甲亢妇女常表现为月经紊乱、减少或闭经，生育力低；但在治疗后或未经治疗的甲亢妇女中，怀孕者亦不少，其发生率约为 1 :（1000~2500）次妊娠。妊娠期甲亢大多数是 Graves 病，这是一种主要由自身免疫和精神刺激引起，特征有弥漫性甲状腺肿和突眼。其他原因包括毒性腺瘤，多结节甲状腺肿，亚急性甲状腺炎，人为甲亢以及慢性自身免疫甲状腺炎。当早孕期诊断有甲亢时，应除外葡萄胎引起甲亢。

妊娠晚期由于免疫系统的变化可以使 Graves 病有所缓解，但产后期症状可加剧，因此分娩后应密切随访甲亢者。

1. 病因和发病机制

Graves 病（毒性弥漫性甲状腺肿）已肯定系一自身免疫疾病，但其发病机制尚未阐明。1956 年 Adams 等发现长效甲状腺刺激素（LATS）作用与 TSH 作用相似。最初取名的 LATS，以后由于不同测定方法，可有别的名称如人甲状腺刺激素（HTS）、促甲状腺激素刺激免疫球蛋白（TS1）或促甲状腺激素刺激性抗体（TSAb），可统称为 TSH 受体抗体（TRAb），为 Graves 病分泌的 IgG，其对应的抗原为 TSH 受体或邻近甲状腺细胞质膜面部分，当 TSI 与甲状腺细胞结合时，TSH 受体被激活，以致甲状腺的功能受到刺激，引起甲亢和甲状腺肿，其作用与 TSH 作用相似。

Graves 病的始动原因目前认为可能由于患者病体 Th 细胞的免疫监护和调节功能有遗传性缺陷，当有外来精神刺激等因素时，或有感染等其他因素时，体内免疫遭破坏，"禁株"细胞失控，产生 TSI 的 B 细胞增生，功能变异，在 Th 细胞的辅助下分泌大量的 TSI 自身抗体而致病。

2. 临床表现

妊娠期甲亢诊断有一定困难，正常妊娠可类似于甲亢患者的症状和体征，例如畏热、心悸等，有些患者有严重的毒性症状，甚至发生充血性心力衰竭，但直到甲状腺功能测定后才明确病因。同时，不是每个患者均出现甲亢的症状与体征，只有通过仔细询问病史和体检才使医生怀疑有甲亢。早期诊断、早期治疗对预防母儿病率与死亡率非常重要，而大多数并发症的发生是由于未及时诊断和治疗所致。

3. 妊娠期甲亢的诊断

在产前检查时发现有甲亢的症状和体征时，应进一步做甲状腺功能测定以明确诊断。妊娠期甲亢的诊断标准为：有高代谢症候群，血清总甲状腺素（TT_4）≥180.6nmol/L，总三碘甲状腺原氨酸（TT_3）>3.54nmol/L，游离甲状腺素指数（FT_4I）>12.8。甲亢的病情以 TT_4 最高水平小于 1.4 倍正常值上限者为轻度甲亢；大于 1.4 倍正常值上限为中度甲亢；有危象，甲亢性心脏病以及心力衰竭、肌病等为重度甲亢。

（二）妊娠合并甲状腺功能减退症（甲减）

甲状腺功能减退症是由甲状腺分泌不足引起的以肌体代谢率减低为特征的病症。功能减退始于胎儿期或出生不久的新生儿，称为呆小病（又称克汀病）；功能减退始于成人期，称为甲减，严重时出现黏液性水肿。严重甲减可引起月经紊乱，并且影响生育，即使妊娠也易致流产和早产。母亲有甲减的儿童，先天性缺陷与智力迟缓的发生率高得多，但是严重甲减的孕妇也可分娩出正常的后裔。

1. 病因与分类

妊娠期甲减最常见的原因是甲状腺自身免疫病。慢性桥本甲状腺炎的甲状腺肿是生育期，然后是妊娠期妇女最常见的自然原发性甲状腺功能衰退的类型。淋巴浸润引起甲状腺增大。有些妇女也可发生甲状腺萎缩而不能摸到甲状腺，这种类型也是由于自身免疫过程导致甲状腺破坏所致。很多甲减患者不是慢性甲状腺炎引起，而是继发于以前 Graves 甲亢使用放射性碘或甲状腺切除术治疗所造成的。妊娠期也见到很罕见的甲状腺受大剂量体外放射治疗所引起的（即霍奇金淋巴瘤）。桥本甲状腺炎患者的甲状腺对过多摄取的碘特别敏感，摄入大量碘剂可以阻碍甲状腺激素的合成，引起甲减及甲状腺肿，常导致永久性甲减。某些药物也可引起甲减，如碳酸锂，抗甲状腺药物如甲硫氧嘧啶、丙硫氧嘧啶及甲巯咪唑等也可引起甲减。先天性甲状腺激素合成障碍可引起严重的或部分的甲状腺功能减退。

甲减可分为两大类，原发性甲减（较为常见）和由下丘脑—垂体功能不足引起的继发性甲减。原发性甲减的发生率有升高的趋势，这是由于慢性淋巴细胞甲状腺炎发生率增高以及甲亢时经常使用放射性碘治疗的缘故。下丘脑和垂体功能不足引起的继发性甲减较为少见，但它在妇产科临床上很重要，因为常常伴发性腺功能减退，引起闭经与不育。在继发性类型中，甲状腺功能不足的临床表现比原发性为轻，但往往伴有继发于 ACTH 功能不足的肾上腺功能不足以及性腺的累及。

2. 诊断

（1）病史

以往甲状腺手术、放射性治疗或桥本甲状腺炎的病史可提示甲减的诊断。

（2）症状和体征

妊娠期甲减的症状与体征主要有全身疲乏、声音嘶哑、黏液性水肿外貌、语言徐缓和精神活动迟钝等，而脉缓、畏寒、皮肤干燥和出汗少等症状不明显。血清 T_3、T_4 测定有助于甲减的诊断，血 FT_4 和 FF_4I 显示低值而 TSH 增高有力支持原发性甲减的诊断。继发性甲减有 TSH 减低，促甲状腺激素兴奋试验亦可帮助鉴别原发性或继发性甲减。原发性甲减和继发性甲减的鉴别有其重要性，因为继发性甲减按原发性甲减单用甲状腺激素治疗时，易导致肾上腺皮质危象而死亡。

（3）实验室检查

诊断甲减最好的实验室检查是血清 TSH 测定，它能在甲减症状和体征出现之前，很早期地诊断原发性甲减。测定 TSH 也可准确地监护甲减治疗。

当 TSH 升高时，尚应测定 T_3、T_4、FT_3、FT_4。不管何种类型甲减，TT_4 和 FT_4 均多低下。

抗体测定：怀疑甲减由自身免疫性甲状腺炎所引起时，应测定甲状腺球蛋白抗体（TGA）、甲状腺微粒体抗体（MCA）和甲状腺过氧化酶抗体（TPOAb），其中以 MCA 和 TPOAb 的敏感性和特异性较高。

3. 妊娠与甲减的相互关系

甲减可以损害患者的生育力。如果怀孕，甲减最严重的后果是黏液性水肿昏迷，在妊娠期这种并发症极为少见，但为内科急症，死亡率可达 20%。黏液性水肿昏迷的临床表现包括低温、心动过缓、跟腱反射降低和意识变化；也可出现低血钠、低血糖、缺氧、高碳酸血症。一俟诊断确立，应即开始支持疗法和甲状腺激素替代治疗。治疗 12~24h 后症状往往可以改善。甲减母亲对胎儿的影响包括流产、先天性畸形和死产的增加。

4. 处理

（1）妊娠前

甲减患者在妇科门诊往往主诉为不育。这些患者应推迟怀孕直到药物水平达到维持量时。妊娠期需再确信这些制剂应用的安全性。

（2）妊娠期

妊娠期甲减应予充分的甲状腺激素替代治疗。考虑到对胎儿的影响，在妊娠期给予甲状腺激素应稍多。①甲状腺片：每日 20mg，以后每 1~2 周增加 20mg，最终剂量约为 120

~240mg/d，待达到正常代谢的高值维持治疗，一般维持量较非妊娠者稍大。②T_3 和 T_4 的混合制剂：T_4 和 T_3 的剂量按 4：1 的比例，这种制剂符合正常甲状腺素分泌。③对垂体性甲减的孕妇在补充甲状腺片前数天，应先服用替代量的肾上腺皮质激素。

新生儿甲减：临床表现有腹胀、便秘、呕吐、反应迟钝、少哭、少动、皮肤干燥、囟门特大（后囟尤甚）、舌大、低温等。T_4 及 TSH 的测定是目前筛选检查甲减的主要方法，当出现 T_4 降低、TSH 升高时，则可确诊为新生儿甲减。确诊后需用甲状腺激素治疗 6~12 个月，剂量为年龄 6 个月内，每日服 T_4 25~50μg，年龄 6~12 个月，每日服 T_4 50~75mg。

二、妊娠合并糖尿病

（一）妊娠期糖代谢特点

正常妊娠时，胎儿生长发育所需营养物质主要为氨基酸和葡萄糖，氨基酸是否通过胎盘取决于母儿氨基酸浓度梯度，而葡萄糖可自由通过胎盘，因而胎儿的主要能源来源于葡萄糖。胰岛素及胰高血糖素不能通过胎盘，胎儿对葡萄糖的利用主要依靠胎儿自身产生的胰岛素水平。

妊娠期间，正常孕妇血浆葡萄糖随妊娠进展而降低，空腹血糖较非妊娠时下降约 10%，且妊娠中、晚期空腹血糖明显低于妊娠早期。妊娠期空腹血糖下降的原因有：胎盘产生的雌、孕激素刺激胰腺 B 细胞增殖和分泌，致使血浆胰岛素明显增加，从而增加母体对葡萄糖的利用；孕妇除本身的代谢需要外，还需供应胎儿生长发育所需要的能量；妊娠期肾血流量及肾小球滤过率均增加，但肾小球对糖的再吸收不能相应增加，导致部分孕妇尿糖排出量增高。因此，孕妇长时间空腹易发生低血糖及酮症酸中毒。

（二）妊娠期糖尿病发病机制

妊娠中晚期，孕妇体内抗胰岛素样物质，如雌激素、孕激素、胎盘生乳素、皮质醇、肿瘤坏死因子和胎盘胰岛素酶等增加，使胰岛素靶组织对胰岛素的敏感性和反应性降低，肌肉和脂肪组织摄取葡萄糖量减少，肝脏分解糖原和糖异生作用受限，导致糖负荷后高血糖和高脂血症。为了维持正常糖代谢平，胰岛素需求量就必须相应增加，对于胰岛素分泌受限的孕妇，或胰岛素增加但不足以弥补因敏感性下降而需增多的需要量，则可发生糖耐量异常、妊娠糖尿病（GDM），或使原有的糖尿病病情加重。

孕 24~28 周胎盘激素迅速增加，到孕 32~34 周达最高峰，这两个时期的抗胰岛素作用分别变得明显和最明显，是孕妇筛查妊娠期糖尿病的最佳时机。

（三）妊娠对糖尿病的影响

妊娠可以看成是糖尿病的一个致病因素，可使隐性糖尿病显性化、使既往无糖尿病的孕妇发生妊娠糖尿病、使原有糖尿病病情加重。妊娠期肠道吸收脂肪能力增强，尤其自妊娠中期起脂肪储存量增加而利用减少，三酰甘油、胆固醇、高密度脂蛋白、低密度脂蛋白均有上升趋势。胎盘分泌的生乳素主要有抵抗胰岛素，促进脂肪分解和酮体形成作用，当体内胰岛素相对不足，或者饥饿、疲劳、感染、手术等刺激时，均可促使肌体脂解作用增强，导致血中游离脂肪酸和酮体生成增加，发生酮症或酮症酸中毒。

孕早期空腹血糖较低，与非孕期相比，孕早期胰岛素用量减少和增加者各占1/3，提示孕早期糖尿病孕妇的处理必须个体化。随着妊娠进展，肌体胰岛素抵抗作用增强，胰岛素用量需要不断增加，否则血糖会升高。分娩过程中，体力消耗较大，同时进食量少，若不及时减少胰岛素用量容易发生低血糖。产后随着胎盘排出体外，胎盘所分泌的抗胰岛素物质迅速消失，胰岛素用量应立即减少，否则易出现低血糖休克。由于妊娠期糖代谢的复杂变化，应用胰岛素治疗的孕妇，若不能及时调整胰岛素用量，部分患者会出现血糖过低或过高，严重者甚至会导致低血糖昏迷及酮症酸中毒。

第四章　临床神经系统疾病

第一节　周围神经疾病

一、概述

周围神经系统是位于脊髓及脑干软脑膜外所有的神经结构，包括从脊髓腹侧和背侧发出的脊神经根组成的脊神经，从脑干腹侧发出的脑神经，但不包括嗅神经和视神经，后两者属于中枢神经系统的特殊延续。

（一）解剖生理

根据周围神经与中枢神经连接部位和分布区域的不同，一般将其分为以下三部分：

1. 脊神经

与脊髓相连，共有 31 对，主要分布在四肢的皮肤和肌肉。每对脊神经都由前根和后根与脊髓相连，前根属运动神经，后根属感觉神经。后根在近椎间孔处有一梭形膨大，称为脊神经节，前后根在椎间孔处合成为一条脊神经干，运动性和感觉性纤维在干中混合，成为混合性神经。

2. 脑神经

共有 12 对，主要分布在头部，部分分布于颈、胸、腹腔的脏器，支配脏器平滑肌的运动和腺体的分泌。

3. 内脏神经

与脑和脊髓相连，主要分布在内脏、心血管、腺体。

在脊神经及脑神经中共含有四种纤维成分：躯体感觉纤维、内脏感觉纤维、躯体运动纤维、内脏运动纤维。神经纤维根据其外周有无髓鞘包绕，可分为有髓神经纤维和无髓神经纤维。有髓神经纤维外包绕的髓鞘由施万细胞产生，髓鞘相隔一定的距离由郎飞结隔开，神经冲动在郎飞结呈跳跃性传布。无髓神经纤维直径很细，无髓鞘包绕，故有髓神经纤维传导速度比无髓神经纤维快。

周围神经元由许多神经束集合而成，神经干外有结缔组织膜，称神经外膜。各神经束外的结缔组织称为神经束膜。神经束内含很多神经纤维，神经纤维之间为神经内膜。周围神经的血液供应来自局部的血管，小血管在神经内膜中成为毛细血管丛，其相邻内皮细胞间连接紧密，因此在神经内膜中，大分子物质不能渗出毛细血管，成为血神经屏障。但神经根及神经节并无血-神经屏障，这可能是某些免疫性或中毒性疾病在该处易于致病的原因之一。

（二）病理

周围神经病变有四种病理改变。

1. 沃勒变性

神经纤维切断后，受损远端轴突及髓鞘发生变性、解体，被施万细胞和巨噬细胞吞噬，而近端的神经纤维被损伤。如损害接近胞体，可引起胞体的坏死。

2. 轴索变性

轴索变性是中毒代谢性和营养障碍性神经病最常见的病理改变，自轴索的远端向近端出现变性和脱髓鞘，称为逆死性神经病，纠正病因后轴索可以再生。

3. 神经元变性

神经元变性是神经元胞体变性坏死继发轴索变性和髓鞘破坏，病变与轴索变性类似，但神经元坏死使轴索全长在短时间内变性、解体，称为神经元病。

4. 节段性脱髓鞘

原发性损害在髓鞘沿神经纤维有长短不等的节段性髓鞘破坏，轴突正常。常发生于急性感染性脱髓鞘多发性神经病、白喉、铅中毒等。

无论哪种原因引起的周围神经损害，只要胞体完好，就有再生的能力。不同的病理改变，再生所需要的时间不同。

（三）临床分类

从不同的角度，周围神经病可有不同的分类。按起病方式和病程长短可分为突然起病（数小时至 2 天）、急性（一周）、亚急性（一个月以内）、慢性（一个月至数年）、复发性（急性和亚急性起病后多次复发）；按病变的性质可分为轴突变性、脱髓鞘性变；按受损神经的分布形式可分为单神经病、多发性神经病；按病因可分为感染性、中毒性、营养障碍性、免疫性、缺血性、物理损伤性、原因不明等。

（四）临床表现

主要为受损神经支配区的感觉、运动和自主神经功能障碍。

1. 感觉功能障碍

表现为感觉减退、感觉过敏、感觉过度、感觉异常、感觉分离、疼痛等。

2. 运动功能障碍

（1）刺激症状

①肌束震颤：可见于各种下运动神经元损伤疾病以及某些正常人，出现肌肉静息时自发性放电导致肌肉颤动，呈短暂的单一收缩。

②肌痉挛：见于放射性损伤、局限性周围神经压迫和代谢性疾病，出现短暂自发的痉挛性收缩，较肌束震颤缓慢，持续时间长，邻近运动单位呈交替性间断收缩。

③痛性痉挛：常见于腓肠肌，是一种正常生理现象，肌肉或肌群收缩时出现的疼痛现象。在许多疾病中均可出现，用力收缩可诱发。

（2）麻痹症状

①肌力减退或消失：可出现肌力下降甚至消失，如多发性神经病出现的肢体远端肌无力。

②肌萎缩：肌肉失去营养而出现的肌肉萎缩的现象，程度常与肌无力一致。

3. 自主神经功能障碍

周围神经损害可出现多汗或无汗、皮温降低、皮肤苍白或发绀、性功能障碍、膀胱直肠功能障碍、直立性低血压及泪腺分泌减少等。

4. 其他症状

可见马蹄足、爪形足和脊柱畸形等。

（五）辅助检查

1. 神经传导速度和肌电图检查

此检查对诊断周围神经病有很大的价值。神经传导速度测定可早期发现亚临床病例和帮助病变的定位，也可见鉴别脱髓鞘与轴索损害，脱髓鞘病变神经传导速度明显减慢，轴索病变波幅降低，神经传导速度正常或轻度减慢。肌电图在脱髓鞘病变中不出现失神经支配，轴索损害显示肢体远端失神经，可用以鉴别运动神经病与肌肉疾病所致的肌萎缩。

2. 周围神经活体组织检查

当无法鉴别时，可行此项检查，但因此项检查为创伤性检查，需严格把握适应证，一般用于诊断困难者。

3. 其他检查

根据疾病的特点，可行相应的检查，如类风湿因子、抗核抗体、血沉、血细胞计数、

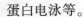

蛋白电泳等。

二、三叉神经痛

三叉神经痛又称为痛性抽搐，是指一组原因不明的三叉神经分布区内短暂的、反复发作的阵发性剧痛。本病 40 岁以上患者达 70%～80%。多数单侧发病，仅少数患者为双侧性。

（一）病因和发病机制

一般指原发性三叉神经痛，病因不明，可能为致病因子使三叉神经脱髓鞘而产生异位冲动或伪突触传递所致。

（二）临床表现

多见于 40 岁以上的中老年人，女性多于男性。疼痛多局限在一侧面部，多在某一分支区内，以第二、三支多见，随病情发展，可扩散到两支或三支。疼痛呈阵发性，持续时间短暂，数秒至 2min，疼痛性质呈刀割样、电击样、针刺样或撕裂样剧痛，严重者常伴有面部肌肉反射性抽搐，口角牵向一侧，又称为"痛性抽搐"。发病早期，发作次数较少，间歇期较长，可数日发作一次。大多数患者随病情发展而逐渐加重，疼痛发作次数渐频繁，甚至数分钟发作一次，最终致终日不止。病程可呈周期性发作，发作期可持续数周至数年，缓解期可数天至数年。疼痛以面颊、鼻翼、口角、舌部为敏感区，轻触即可诱发，似"触发点"或"扳机点"，以致患者精神抑郁、口腔不洁、面容憔悴。本病很少自愈，神经系统查体无阳性体征。

（三）诊断与鉴别诊断

1. 诊断

根据疼痛的部位、性质、"扳机点"的存在，神经系统检查无阳性体征的特点，可予诊断。

2. 鉴别诊断

（1）继发性三叉神经痛

表现为持续性疼痛及其他颅神经损伤的症状，如面部感觉减退、角膜反射消失等。继发于桥小脑角肿瘤、三叉神经根或半月节部肿瘤、血管畸形、动脉瘤、蛛网膜炎、多发性硬化等。

（2）牙痛

三叉神经痛容易被误诊为牙痛，故可有拔牙史。但牙痛常为持续性，部位在牙龈部，进冷热食物使疼痛加剧，必要时可行 X 线检查以明确病情。

（3）颞颌关节病

受累部位在颞颌关节，疼痛发生在咀嚼时，颞颌关节局部可有压痛。

（4）鼻窦炎

鼻窦部呈持续性钝痛，局部有压痛，可有发热、流脓涕、白细胞增高等炎症表现。

（5）舌咽神经痛

少见，多见于青年女性。疼痛的部位在舌根、软腭、扁桃体、咽部、外耳道等处。发作时疼痛剧烈，性质与三叉神经痛相似，每次持续数秒至 1min，吞咽、咳嗽、打哈欠等动作可诱发。检查可见咽喉、舌根和扁桃体窝可有疼痛触发点。用 4%可卡因或丁卡因等喷涂咽部，如疼痛缓解，可确诊。

（四）治疗

1. 药物治疗

药物治疗为原发性三叉神经痛的首选治疗方法。

（1）抗癫痫药物

①卡马西平：常为首选，起始剂量为 0.1g，口服，2 次/天，以后每天增加 0.1g，直到疼痛停止。常用剂量为 0.6g/d，最大剂量 1.0g/d。疼痛停止后，逐渐减量，采用最小有效剂量维持，一般为 0.6~0.8g/d，有效率为 70%~80%。孕妇忌用。常见的不良反应有皮疹、恶心、呕吐、嗜睡、眩晕、白细胞一过性减少等，停药后可恢复。

②苯妥英钠：0.1g，口服，3 次/天。如无效，可加大剂量，每天增加 25~50mg，最大剂量为 0.6g/d。有效率为 54%~70%。

（2）氯硝西泮

2mg，口服，3 次/天，40%~50%的能完全控制，25%明显缓解。不良反应有嗜睡、步态不稳，老年患者可出现短暂性精神错乱（少见），停药后消失。

（3）维生素 B_{12}

大剂量应用维生素 B_{12} 可能缓解疼痛，机制不明。剂量为 1000~2000/μg 肌内注射，每周 2~3 次，连用 4~8 周为 1 个疗程。

（4）巴氯芬

5mg，口服，3 次/天，可逐渐增量，每隔 3 天增加 5mg，至每次 10mg，3 次/天，敏感者需减少起始剂量和增加的速度。常用剂量为 30~40mg/d。本药通过抑制单突触和多突触兴奋传递，刺激 γ-氨基丁酸受体而抑制兴奋性氨基酸的释放，降低兴奋性来达到治疗的作用。不良反应有嗜睡、运动失调、呼吸抑制，偶见头痛、失眠、眩晕、疲劳、便秘、低血压等。

2. 封闭治疗

用无水乙醇、甘油等注射在神经分支或半月节上，使之破坏，注射区面部感觉丧失，但可达到止痛的目的。

3. 经皮半月节后射频电凝疗法

在 CT 下将射频电极针经皮插入半月神经节，通电加热至 65~75℃，维持 1min，此温度可选择性破坏半月节后无髓鞘的神经纤维，保留有髓鞘的纤维，疗效可达 90%。适用于年老患者、有系统疾患、不能耐受手术者。但可出现面部感觉异常、角膜炎、咀嚼无力、复视等并发症。

4. 手术治疗

手术方法有周围支切除及抽除术、三叉神经感觉根部分切断术、三叉神经脊束切断术、三叉神经显微血管减压术，目前以最后一种手术方法应用较多。并发症有包括听力减退或丧失，面部感觉减退，滑车、外展、面神经暂时性麻痹等。也可用 7 刀治疗，有一定的疗效。

三、特发性面神经麻痹

特发性面神经麻痹是指茎乳突孔内面神经非特异性炎症导致的周围性面瘫，又称为 Bell（贝尔）麻痹或面神经炎。可发生于任何年龄，但以中青年男性多见。

（一）病因及病理

病因目前尚不明确。可能是病毒感染、头面部受风寒引起局部营养神经的血管痉挛，导致神经缺血、水肿、受压所致。

特发性面神经炎的病理改变主要是神经的水肿和脱髓鞘，严重者可有轴突变性。

（二）临床表现

本病多急性起病，常于数小时至 3 天达高峰。病变多累及一侧，很少累及双侧。患者出现患侧周围性面瘫，表现为表情肌瘫痪，额纹消失，不能做皱眉、闭目、鼓腮、噘嘴等动作，眼裂变大，鼻唇沟变浅，口角下垂，露齿时口角歪向健侧，鼓腮和吹口哨时，因漏气而不能完成动作，喝水时水常从患侧漏出。闭目时因眼球转向上、外方露出角膜下缘的巩膜，称为 Bell 征。

临床症状可因神经病变在不同的部位，也可出现不同的症状。如鼓索神经受损时，还可同时出现病侧舌前 2/3 味觉障碍。如在镫骨肌分支以上受损，则有味觉损害和听觉过敏。膝状神经节被累及时，除有面神经麻痹、听觉过敏和舌前 2/3 味觉障碍外，还有病侧乳突部的疼痛、耳郭和外耳道感觉迟钝、外耳道或鼓膜出现疱疹，构成 Hunt 征。

（三）诊断与鉴别诊断

根据本病的典型症状和体征，做出诊断并不难。但需与下列疾病相鉴别。

1. 急性脑血管病变

急性脑血管病变可出现面瘫，但多半以中枢性面瘫多见，如出现周围性面瘫，均同时伴有偏瘫等上运动神经元损害的体征，不难鉴别。

2. 急性炎症性多发性神经病

可有周围性面瘫，但常为双侧性，有对称性的肢体运动和感觉障碍，四肢下运动神经元性瘫痪。可有前驱感染病史。

3. 中耳炎并发症

因中耳感染可出现面神经麻痹，除面神经瘫痪外，可伴有病侧舌前 2/3 的味觉丧失，并有中耳炎的病史和耳部的阳性体征。

（四）治疗

治疗原则是采取有效的措施使水肿、受压的神经得到缓解，促使其功能的恢复。

1. 一般治疗

（1）保护眼角膜

可采用戴眼罩、滴眼药水、涂眼膏的方法保护暴露的眼角膜，防止结膜炎的发生。

（2）按摩

患者可自己按摩瘫痪的面部，促进瘫痪面肌的血液循环，减轻对侧正常面肌的牵引，防止痉挛发生。可每天数次，每次 5~10min。

（3）理疗

急性期可给予热敷，或者红外线超短波照射，或者短波透热，有利于消除水肿、减轻局部症状。恢复期可给予碘离子透入疗法。

（4）针灸、电针治疗

必要时可采用。

2. 药物治疗

（1）糖皮质激素

急性期选用，可以减轻神经水肿，缓解神经受压，促进神经功能的恢复。尽早使用泼尼松 30mg/d，顿服或分 2 次服用，连续 1~2 周，随后逐渐减量；或者可用地塞米松 10~15mg/d，7~10 天。

（2）营养神经

可口服或肌内注射维生素 B_1、维生素 B_{12}。

（3）巴氯芬可通过减低肌张力改善局部血循环，达到治疗的目的。5mg/次，3 次/天，逐渐增加剂量至 30~40mg/d。

3. 康复治疗

当患侧面肌功能开始恢复时，要尽早做功能锻炼，对着镜子进行各种功能的锻炼，如皱眉、蹙额、闭眼、鼓腮、露齿、吹口哨等，每天数次，每次数分钟。鼓励患者树立信心，坚持锻炼。

4. 手术治疗

若经过正规治疗后，在肯定其面部神经功能不能恢复时，可考虑行面-副神经或面-膈神经吻合术，手术的目的是恢复瘫痪面肌的张力，使安静时面部外形对称，但随意动作需经过锻炼才能进行。此疗法的疗效尚不能确定。

（五）预后

轻度面瘫预后较好，90%以上可痊愈。年轻患者预后好，老年患者伴乳突区疼痛，或合并有糖尿病、动脉硬化、高血压等疾病者，预后差。

四、坐骨神经痛

坐骨神经痛是指沿着坐骨神经通路及其分布区的疼痛，可由多种原因引起。坐骨神经由 L_4~S_3 神经根组成，是全身最长最粗的神经，经臀部分布于整个下肢。

（一）病因和发病机制

根据病因将坐骨神经痛分为原发性坐骨神经痛和继发性坐骨神经痛两种。原发性坐骨神经痛即坐骨神经炎，少见，原因不明，可因牙齿、鼻旁窦、扁桃体等感染病灶，经血液而侵及神经引起，多和肌炎及纤维组织炎同时发生。继发性坐骨神经痛是由于坐骨神经在其通路上受邻近组织或病变的压迫引起。

根据病变部位分为根性坐骨神经痛和干性坐骨神经痛两种。

1. 根性坐骨神经痛

常见病变部位主要在椎管内，如腰椎间盘突出、椎管内肿瘤引起，其次可见于脊椎骨关节病、骨肿瘤、骨结核、损伤及蛛网膜炎等疾病。

2. 干性坐骨神经痛

病变部位主要在椎管外，常见腰骶神经丛和神经干邻近的病变，骶髂关节炎、骶关节结核、腰大肌脓肿、盆腔肿瘤、子宫附件炎、妊娠子宫压迫、各种损伤、神经本身肿瘤等疾病。

（二）临床表现

本病多见于青壮年男性，常急性起病，多单侧，多见。常先出现下背部酸痛和腰部僵直感，数日后出现沿坐骨神经分布区的疼痛。疼痛呈放射性，由腰部、臀部向股后、小腿外侧及足部放射。疼痛呈电击样、烧灼样或刀割样，可阵发性加剧，夜间加重。行走、弯腰、咳嗽、喷嚏时可使疼痛加重，休息或卧床时疼痛减轻。为减轻疼痛，患者常采取某种特殊的体位，如睡眠时偏向健侧，病侧髋关节和膝关节微屈。如让仰卧位的患者坐起时，患者患侧的膝关节弯曲，这种现象称为起坐症状。坐下时，患者首先健侧臀部着力，站立时身体略向健侧倾斜，病侧下肢在骶、膝关节处微屈，造成脊柱侧凸，多数凸向病侧。

疼痛持续时间和严重程度因病而异。一般来说，患者在发病后经卧床休息可使疼痛缓解或消失。坐骨神经炎的患者，常在疾病最初的 5~10 天疼痛最为剧烈，此后逐渐减轻，在恰当的治疗措施下，6~8 周内可恢复。

坐骨神经痛常有压痛点，压痛点可见于坐骨孔点、转子点、腓点、踝点、跖中央点。直腿抬高试验阳性，常伴有小腿外侧、足背的皮肤感觉减退或消失，足及趾背屈时屈肌力减弱，踝反射减弱或消失，坐位时较行走疼痛明显，卧位疼痛缓解或消失。

（三）辅助检查

腰骶部、骶髂、髋关节 X 线摄片可发现骨折、脱位、先天性脊柱畸形。CT 或 MRI 检查可发现脊柱及椎管内疾病，肌电图和神经传导速度对损害部位、程度及预后有意义。

（四）诊断与鉴别诊断

根据疼痛的分布和性质、压痛点和加重环节的因素、直腿抬高试验阳性、感觉减退等检查，可作出诊断。临床上需与梨状肌综合征、腰肌劳损、髋关节炎等鉴别。

（五）治疗

针对病因治疗，如为肿瘤所致，需行手术治疗。在急性期，需卧硬板床，一般需 3~4 周。疼痛剧烈者，给予止痛药物治疗如非甾体抗炎药，如布洛芬每次 0.2~0.4g，3~4 次/天。肌肉痉挛者，给予地西泮 5~10mg，口服。病情严重者，可给予激素地塞米松 10~15mg/d，静脉滴注，疗程 7~10 天；或给予口服泼尼松 10mg，3~4 次/天，10~14 天为 1 个疗程。

其他治疗方法如针灸、推拿、理疗可配合治疗，封闭疗法也有一定的疗效。腰椎间盘突出可行牵引治疗。

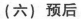

（六）预后

坐骨神经痛经适当的治疗，一般 6~8 周可恢复，预后较好。继发性坐骨神经痛多为慢性病程，症状时轻时重，持续数月，少数患者可持续数年不愈。

第二节 脊髓疾病

一、概述

脊髓在枕骨大孔处与延髓相连，以第一颈神经脊神经根的最高根丝发出之处为界，下端至第一腰椎下缘形成脊髓圆锥，属中枢神经系统。脊髓的主要生理功能是感觉、运动的传导通路，对躯干起着营养的作用，支配内脏活动和反射活动。

（一）脊髓的解剖

1. 外部结构

脊髓位于椎管内，呈圆柱形，上从枕骨大孔处开始，下抵第一腰椎下缘。脊髓全长 42~45cm，占据椎管的上 2/3，自上而下发出 31 对脊神经，其中颈神经（C）8 对、胸神经（T）12 对、腰神经（L）5 对、骶神经（S）5 对、尾神经 1 对。各神经根从相应的椎间孔离开椎管。C_1 神经根没有感觉神经，只有运动神经，它从寰椎的上缘离开椎管，C_2 神经根从寰椎和枢椎之间的第一个椎间孔离椎管。因脊髓短于整个的椎管，各脊髓节段的位置大约为颈髓高出 1 个椎骨，胸髓上中部高出 2 个椎骨，胸髓下部高出 3 个椎骨，腰髓相当于 T_{10}~T_{12} 椎骨水平，骶髓相当于 T_{12}~L_1 椎骨水平。腰段的神经根几乎垂直下降，形成马尾，由 L_2 至尾节组成。

脊髓表面有脊膜，由三层构成。最外层是硬脊膜，是硬脑膜的延续；中层是一层薄而透明的蛛网膜，该膜的下面为充满脑脊液的间隙，称为脊髓蛛网膜下腔，与脑蛛网膜下腔相连；最内层紧贴脊髓表面为软脊膜。

脊髓的全长有两个膨大的部位，称为颈膨大和腰膨大。颈膨大由 C_5~T_2 脊髓组成，发出的神经主要支配上肢；腰膨大由 L_1~S_2 脊髓组成，发出神经支配下肢。腰膨大以下脊髓逐渐细削，称为圆锥。圆锥的下端由一细长的索状结构相连，称为终丝。

2. 内部结构

脊髓的切面上可见由白质和灰质两种组成。白质主要包含神经纤维及大量胶质细胞。灰质由神经细胞和一部分胶质细胞组成。灰质居中央，外由白质包绕，其中央有中央管。

（1）灰质

呈蝴蝶形排列在脊髓的中央，可分为前角、后角和侧角。前角内含运动神经元，发出神经纤维支配相应的骨骼肌。后角含痛温觉和部分触觉的第二级感觉神经细胞，传导感觉冲动。在 C_8~L_2 及 S_2~S_4 脊髓处有侧角，C_8~L_2 内含交感神经细胞，发出纤维经前根、交感神经径路支配和调节内脏、腺体功能。其中 C_8 和 T_1 的侧角发出的交感神经，一部分沿颈内动脉入颅，支配同侧瞳孔扩大肌、睑板肌、眼眶肌，另一部分支配同侧面部血管及汗腺；S_2~S_4 侧角为脊髓副交感中枢，发出的纤维支配膀胱、直肠和性腺。

（2）白质

以灰质的前、后角为界，把白质分为前索、后索和侧索。白质主要由上下行传导束组成。上行传导束有脊髓丘脑束、脊髓小脑前后束、薄束、楔束等；下行传导束有皮质脊髓束、红核脊髓束、顶盖脊髓束等。

后索中含有薄束和楔束，薄束传导同侧下半身的深感觉和精细触觉，楔束在 T_4 以上才出现，传导同侧上半身深感觉和精细触觉，薄束在内，楔束在外，共同维持同侧躯干与肢体的平衡和协调。

侧索中有上行的脊髓小脑前束、脊髓小脑后束、脊髓丘脑侧束，脊髓丘脑侧束传导痛、温度、轻触及压觉，其纤维在束内按躯体部位呈层状排列，自内向外其秩序为颈、胸、腰、骶。侧索中也有下行的皮质脊髓侧束、红核脊髓束等，皮质脊髓侧束传导对侧随意运动，红核脊髓束主要参与维持肌张力。

前索中含有皮质脊髓前束等。皮质脊髓前束由未交叉的锥体束纤维组成，位于前索的内侧靠近正中裂处，在下行过程中不断越过前联合，支配对侧前角内的运动神经元。至上胸段水平，所有的纤维都已交叉，故在胸脊髓以下就不再有此束存在。左右前索相连之处称白质前连合，是痛温觉纤维交叉之处。

（二）脊髓损害的临床表现

脊髓病变的主要临床表现有运动和感觉障碍、反射改变及自主神经功能障碍等。

1. 脊髓选择性损害

某部位损害，出现相应支配区的功能障碍，主要部位损害的表现如下。

（1）前角损害

出现同侧节段性下运动神经元性瘫痪。

（2）后角损害

发生同侧节段性痛、温觉障碍，而深感觉和精细触觉保存，称为分离性感觉障碍。

（3）灰质前连合损害

出现两侧对称性节段性痛、温觉障碍。

（4）侧角损害

发生相应阶段的同侧自主神经功能障碍。

（5）锥体束损害

引起同侧损害平面以下的上运动神经元性瘫痪。

（6）前索损害

当前索中的脊髓丘脑前束受损造成病灶对侧水平以下粗触觉障碍，刺激性病变出现病灶对侧水平以下难以形容的弥散性疼痛，伴有感觉过敏。

（7）后索损害

薄束和楔束损害时出现振动觉、位置觉障碍以及感觉性共济失调。如为刺激性病变，可出现相应区域的电击样剧痛。

（8）侧索损害

皮质脊髓束损害导致病变同侧肢体上运动神经元性瘫痪。

2. 脊髓半切损害

脊髓的一半受到损害时，引起脊髓半切综合征。主要的临床特点是病变同侧损害节段以下的上运动神经元性瘫痪和深感觉障碍；对侧损害平面以下的痛、温觉障碍，但触觉保持良好。

3. 脊髓横贯性损害

不同的节段横贯性损害，出现不同的临床表现。大多表现为受损平面以下完全性运动和感觉障碍、大小便障碍及自主神经功能障碍等。若脊髓为急性横贯性损伤，可出现脊髓休克，表现为肌张力降低、弛缓性瘫痪、腱反射消失、病理征阴性和尿潴留，常持续 2~6 周后逐渐转变为中枢性瘫痪，出现肌张力增高、腱反射亢进、病理征阳性和反射性排尿等。脊髓病变的定位诊断主要依据阶段性症状来判断。

二、急性脊髓炎

急性脊髓炎是指一组原因不明的脊髓白质脱髓鞘或坏死性病变，可导致急性脊髓横贯性损害，其临床特征为病损水平以下肢体瘫痪、传导束性感觉以及大小便障碍。冬末春初或秋末冬初较为常见。

（一）病因

病因不清楚，但多数患者在发病前 1~4 周有上呼吸道感染或腹泻等病毒感染的症状，推测其发病与病毒感染有关。但在脑脊液中、血清中、神经组织中均未找到病毒，因此目前认为该病与病毒感染后引起的变态反应有关，是一种由病毒引起的自身免疫病，外伤和过度疲劳可为其诱因。

（二）病理

急性脊髓炎可发生于任何脊髓节段，以胸段最为多见，其次为颈髓、腰髓。病变可仅侵犯脊髓的灰质、白质，或者累及脊髓膜、脊神经根和脑实质，也可为横断性损伤。病变可局限于一个脊椎节段，也可为多个病灶，或多灶融合，但这样的情况少见。大体上，可见受损脊髓肿胀，质地变软，软脊膜充血，或有炎性渗出物。断面上可见脊髓软化、边缘不整、灰白质界限不清。显微镜下可见到髓内和软脊膜的血管扩张、充血，血管周围炎性细胞浸润，以淋巴细胞和浆细胞为主，也可有少量的中性粒细胞。灰质内的神经细胞肿胀、碎裂、溶解、消失。白质中可见髓鞘肿胀、变性、脱失。

（三）临床表现

本病可发生于任何年龄的患者，但以青壮年为多见，呈散在发病。患者常在发病前数天或数周有发热、全身不适等上呼吸道感染的症状，或有负重、扭伤等诱因。部分患者在发病前可有背部疼痛、腹痛、肢体麻木、乏力等前驱症状。本病呈急性发病，常在数小时内至 2 天发展到完全性截瘫。

病变累及不同的阶段，可出现不同的症状和体征。当脊髓损害由下向上呈进行性发展时，临床表现也从下肢瘫痪开始，逐渐上移，可发展至胸、臂、颈甚至呼吸肌的瘫痪和感觉缺失、吞咽困难、言语不能、呼吸困难等，称为上升性脊髓炎。

1. 运动障碍

早期即可出现肌张力降低，腱反射消失，病理征阴性，浅反射如腹壁反射、提睾反射消失，这种现象称为脊髓休克现象。休克持续时间差异较大，数天到数周不等，但以 2~4 周为多见。脊髓休克期后，逐步出现肌张力增高、腱反射亢进、病理征，肢体肌力由远端逐渐恢复。

2. 感觉障碍

急性期在病变节段以下的所有感觉缺失，部分患者在病变节段上方的 1~2 个脊髓节段分布的区域可有感觉过敏区。局灶性脊髓炎出现脊髓半切型感觉障碍。随病情的好转，感觉水平可逐步恢复，但其速度远比运动功能恢复的慢而且差。

3. 自主神经功能障碍

早期大小便潴留，无膀胱充盈感，呈无张力性神经源性膀胱，膀胱充盈过度出现充盈性尿失禁；随着脊髓功能恢复，膀胱容量缩小，尿液充盈到 300~400mL 时自主排尿，称为反射性神经源性膀胱。还可出现损害平面以下无汗或少汗、皮肤干燥脱屑、趾甲松脆足底皲裂等。

（四）辅助检查

1. 影像学检查

脊柱 X 线片常显示正常。MRI 检查典型显示病变部脊髓增粗，病变节段髓内多发片状或斑点状病灶，T_1 低信号，T_2 高信号，强度不均，可有融合。

2. 脑脊液检查

脑脊液外观无色透明，细胞数和蛋白质含量正常或轻度增高，细胞以淋巴细胞为主。压力正常，压颈试验通畅，少数病例脊髓水肿严重可呈不完全性梗阻。

3. 电生理学检查

视觉诱发电位正常。下肢体感诱发电位波幅可明显减低；运动诱发电位异常，可作为判断疗效和预后的指标；肌电图呈失神经改变。

（五）诊断与鉴别诊断

1. 诊断

根据急性起病，有典型的截瘫，传导束性感觉障碍，膀胱直肠功能障碍为主的自主神经功能障碍等脊髓损害，可做出诊断。

2. 鉴别诊断

（1）视神经脊髓炎

可以出现脊髓炎的症状，但还可以出现视力下降及视神经诱发电位异常，视神经病变可以出现在脊髓症状之前、同时或之后。

（2）急性硬膜外脓肿

可出现急性脊髓横贯性损害，但多数患者病前常有身体其他部位的脓肿或细菌感染，伴有高热、周身无力等中毒症状，常伴有根性痛、脊柱叩痛，感觉系统可呈传导束性感觉缺失，但感觉平面不清楚。血常规检查可见白细数增高。脑脊液中细胞数和蛋白质含量增高。CT 及 MRI 检查有助于诊断。

（3）急性脊髓压迫症

脊柱结核或转移癌，造成椎体破坏，突然塌陷而压迫脊髓，出现急性横贯性损害。脊柱影像学检查可见椎体破坏、椎间隙变窄等表现。

（4）急性脱髓鞘性多发性神经病

出现双侧肢体迟缓性瘫痪，末梢型感觉障碍，可以出现颅神经损害，括约肌功能障碍少见。

（5）脊髓血管病

缺血性疾病中脊髓前动脉综合征可在相应部位出现根性痛，短时间内出现截瘫、痛温觉缺失、尿便障碍，但深感觉保留。脊髓出血少见，多由外伤或脊髓血管畸形引起，起病急骤，有剧烈背痛、肢体瘫痪和尿便潴留，脑脊液可呈血性，脊髓 MRI 检查有助于诊断。

（六）治疗

治疗主要包括减轻脊髓损害、防治并发症及促进功能恢复。

1. 药物治疗

无特效药物治疗。主要致力于减轻脊髓损害、防治并发症和促进功能恢复。

（1）糖皮质激素

在急性期可应用大剂量的甲基泼尼龙冲击疗法：$500 \sim 1000mg$ 静脉滴注，1 次/天，连用 $3 \sim 5$ 天；或用地塞米松 $10 \sim 20mg/d$ 静脉滴注，$7 \sim 14$ 天为 1 个疗程。静脉滴注后可改用泼尼松 $30 \sim 60mg/d$，顿服，维持 $4 \sim 6$ 周后，逐步减量，直至停药。

（2）免疫球蛋白

急性上升性脊髓炎或横贯性脊髓炎急性期应早期使用，成人用量为 $0.4g/$（$kg \cdot d$），静脉滴注，连用 $3 \sim 5$ 天为 1 个疗程。

（3）维生素

维生素 B_{12}、维生素 B_1、维生素 B_6 可有助于恢复神经功能。

（4）其他

烟酸、尼莫地平等血管扩张药可应用。神经营养药，疗效未确切。双下肢痉挛者，可以使用巴氯芬。如果有感染，应及时选用有效抗生素治疗。

2. 一般治疗

由于起病急骤，瘫痪严重，患者常出现精神忧郁、焦急等情绪反应。此时要向患者讲解疾病的发生发展过程，鼓励患者树立战胜疾病的信心，密切配合医护人员的治疗。要勤翻身、拍背，防止坠积性肺炎。保持皮肤干燥清洁，经常按摩皮肤，在骶尾部、足跟、骨隆起处放置气圈，防止压疮的发生。导尿管要定期夹闭，防止尿路感染及痉挛性小膀胱的发生。当膀胱出现节律性收缩时，残余尿量在 200mL 以上需继续保留导尿管，但在 100mL 左右，可撤除导尿管。高位脊髓炎患者，可有呼吸困难，应保持呼吸道通畅通，有分泌物者鼓励患者咳出，如不能咳出可吸痰，必要时行气管插管或气管切开。吞咽困难者，给予鼻饲。

3. 康复治疗

早期康复治疗对预后有着决定性意义。保持正确的体位至关重要，需让患者下肢伸直，膝关节稍屈曲，足底放置支架、沙袋或棉垫。下肢保持适当屈髋和屈膝体位，在膝关节处和外踝处置气枕，保持足背屈的体位。棉被不宜太重，防止发生垂足。忌用热水袋，防止烫伤。在瘫痪期，可采用被动活动肢体、按摩以及积极主动的上半身运动，改善肌体的血液循环，促进肢体功能的恢复。肌力部分恢复时，鼓励患者多做运动，促使瘫痪的功能尽早恢复。必要时可行针灸和中药治疗。

（七）预后

本病如无严重并发症，多于3~6个月内基本恢复。完全性截瘫6个月后肌电图仍为失神经电位者；病变范围广泛，如多于10个脊髓节段者；上升性脊髓炎和弥漫性脊髓炎者，预后不良。有并发症如并发褥疮、尿路感染、肺部感染等，常影响恢复，遗留后遗症。

三、脊髓压迫症

脊髓压迫症是一组由于椎管内占位性病变引起的脊髓受压综合征，病变呈进展性，不同的病因病情进展速度不同，随病情发展，脊髓、脊神经根、血管供应均遭受压迫，导致脊髓水肿、变性、坏死等病理变化，严重者出现脊髓横贯性损害和椎管阻塞的表现。

（一）病因和发病机制

1. 病因

（1）肿瘤

最常见，占脊髓压迫症的1/3以上。多数为神经鞘膜瘤，其次为脊髓肿瘤，髓内恶性胶质瘤及转移癌等。

（2）炎症

脊柱结核、椎管内反复注药、严重椎管狭窄等，可导致蛛网膜粘连，或压迫血管影响血液供应，引起脊髓、神经根受损症状。化脓性炎症血行播散可引起急性硬膜外或硬膜下脓肿。

（3）外伤

外伤引起骨折、脱位、椎管内血肿等。

（4）先天性疾病

颅底凹陷症、寰椎枕化、颈椎融合畸形等。

（5）脊柱退行性病变

如椎间盘脱出、后纵韧带钙化和黄韧带肥厚等导致椎管狭窄，引起症状。

2. 发病机制

不同的病因，可导致不同的症状，但其结果均是脊髓受压，出现相应的症状和体征。

对脊髓的影响总是表现在两方面：一方面是机械压迫，一方面是血供障碍。机械压迫引起的症状常迅速出现，致伤性强，压迫因素解除后，功能的恢复常需数小时或数天。脊髓压迫的早期血液循环障碍可逆，但压迫时间久或压迫程度加剧后，则变为不可逆。动脉受压导致供应区的组织缺血缺氧，发生变性坏死；静脉受压后出现组织淤血，引起水肿，加重脊髓的损害。

（二）临床表现

急性压迫者病情进展迅速，常于短时间内即出现脊髓功能损害，多表现为脊髓横贯性损害，出现脊髓休克，病变水平以下呈弛缓性瘫痪，各种感觉消失，各种反射不能引出，大、小便潴留。慢性压迫者病情进展缓慢，随病情进展，症状的演变可分为三期：根性神经痛期、脊髓部分受压期、脊髓完全受压期。

1. 神经根症状期

神经根症状期又称为神经根刺激期。以髓外压迫者多见，髓内病变较少见。病变的早期，脊神经根和硬脊膜受到刺激，出现神经根的症状。主要表现为根痛或局限性运动障碍。根痛为后根分布区域自发性、放射性疼痛，呈电击、烧灼、刀割或撕裂样疼痛，在压力增高（如用力大便、咳嗽等）时疼痛加剧。开始时为一侧性，突然发作，呈间歇性，每次发作持续数秒至数分钟。当压迫加重，疼痛可加剧，变为持续性、双侧性，甚至较广泛。神经根受压迫到一定程度后，可出现感觉减退或消失。若病变位于脊髓腹侧可无根痛症状，因邻近前根，可出现运动神经根刺激症状，表现为肌束颤动、"肉跳"、痉挛、腱反射减弱或消失。

2. 脊髓部分受压期

随病变的发展，出现脊髓受压的表现，此期历时一般比根痛期短，为数月左右。但两期常重叠，不能截然分开。脊髓开始受到压迫，出现脊髓传导束障碍，表现为受压平面以下的肢体运动、感觉和括约肌功能减退或消失，通常运动障碍比感觉障碍先出现。髓内压迫者，运动感觉障碍呈离心式发展，即自受压平面向下、向远端发展，可有感觉分离，根性痛较少，括约肌功能障碍较早。髓外压迫者，运动感觉障碍呈向心式发展，即自下、远端向压迫水平发展，这与神经分布有关；根性痛常见，括约肌功能障碍出现较晚。病变发展到一定程度，可出现脊髓半切综合征，即表现为病变节段以下同侧上运动神经元性瘫痪、深感觉障碍及血管舒缩功能障碍，对侧痛、温觉障碍，触觉保留。

3. 脊髓完全受压期

脊髓完全受压期为晚期出现的症状。脊髓双侧受压，出现脊髓横贯性损害，受压平面以下双侧运动、感觉、括约肌功能障碍，皮肤指甲营养亦出现障碍。表现为病变平面以下的各种感觉缺失，截瘫或四肢瘫。

（三）辅助检查

1. 影像学检查

（1）脊柱 X 线片

可作正位、侧位片，必要时加作斜位片。重点观察有无骨折、错位、脱位和椎间隙狭窄等。

（2）CT 和 MRI 检查

可显示脊髓受压情况，能确切地显示肿瘤位置和脊髓的关系。MRI 检查对脊髓病变的部位、上下缘界限、位置以及性质能提供最有价值的信息。

2. 脑脊液检查

行脑脊液检查，在放脑脊液和压颈试验时，可能造成占位病灶移位使症状加重，需注意。如怀疑为硬脊膜外脓肿时，切忌在脊柱压痛处进行操作，防止引起蛛网膜下腔感染。压颈试验可了解椎管通畅情况。脑脊液常规和生化检查常显示蛋白质含量高，尤其是梗阻时间越长、梗阻平面越低、梗阻越完全，则蛋白质含量越高。严重梗阻时脑脊液可出现蛋白质-细胞分离现象，蛋白质含量超过 10g/L 时，脑脊液可自动凝结，此现象称为 Froin 征。

（四）诊断与鉴别诊断

1. 诊断

诊断的基本步骤有：首先确定是否为压迫性，其次确定脊髓受压迫的部位和平面，进一步明确病变在脊髓内还是脊髓外，以及病变的性质与程度。

（1）判断脊髓是压迫性还是非压迫性的

脊髓压迫症的早期通常有根痛症状，逐渐发展为脊髓半切综合征甚至脊髓横贯性损伤，结合脑脊液的检查，通常能确诊。

（2）确定脊髓压迫的平面

根据早期的阶段性症状，有助于确定受损平面，尤其是感觉障碍的平面对确定损伤平面有着至关重要的作用。行脊髓 CT、MRI 或造影检查可明确病变部位。

（3）明确病变在硬膜内还是硬膜外

硬膜内又分为髓内和髓外，可根据临床症状出现的顺序作出鉴别。

（4）确定病因和病变性质

一般来说，髓内或髓外硬脊膜下压迫以肿瘤为多见；硬脊膜外压迫多见于腰椎间盘突出，腰段、颈下段多见，常有外伤史。脊髓蛛网膜炎导致的病损常不对称，时轻时重，感觉障碍多呈自限性、节段性或斑块不规则分布，压颈试验可有梗阻，蛋白质含量增高，椎管造影显示造影剂呈滴状或斑块分布。肉瘤、淋巴瘤肉瘤等转移肿瘤，常起病较快，根痛明显，脊柱骨质常有明显破坏。硬膜外脓肿，常有发热等感染的表现。外伤性硬膜外血肿发病迅速，有外伤史。

2. 鉴别诊断

（1）急性脊髓炎

多发生于青壮年患者，急性起病，病前 1～2 周常有上呼吸道感染或疫苗接种史。常在数小时至 1～2 天发展到完全性瘫痪，呈脊髓横贯性损害。脑脊液蛋白质含量正常，无椎管梗阻的现象。

（2）脊髓空洞症

起病隐袭，病程长，需与髓内占位性病变鉴别。表现为病变水平以下分离性感觉障碍，下肢锥体束征，皮肤营养改变明显，根性痛少见。病变节段支配区肌肉萎缩及营养障碍，脑脊液检查多无异常。MRI 检查可显示脊髓内长条形空洞。

（五）治疗

治疗原则为尽早祛除受压的病因，能行手术者及早进行手术治疗；恶性肿瘤患者，需联合化疗和放疗治疗。急性脊髓压迫者，更需抓紧时间，尽量在 6h 内解除压迫。在手术后，应积极进行康复治疗和功能锻炼，长期卧床者应防止泌尿系统感染、压疮、肺炎和肢体挛缩等并发症。

（六）预后

预后与多种因素有关，如压迫病变性质和可能解除的程度；脊髓功能障碍的程度；脊髓受压平面的高低；压迫病因解除的早晚；病变属于急性还是慢性；解除压迫后脊髓功能恢复的程度等。

第三节　脑疾病

一、概述

（一）脑的解剖和功能

脑由大脑、间脑、脑干、小脑组成。

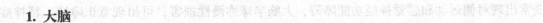

1. 大脑

大脑由两个半球组成，每个半球分为额叶、颞叶、枕叶、顶叶、岛叶。大脑半球表面由灰质组成，中间由神经纤维组成，为白质。大脑半球深部有多个灰质核团，称为基底节，由豆状核、尾状核、屏状核、杏仁核组成，位于丘脑、豆状核、尾状核之间的白质纤维，称为内囊，是神经传导束通过的重要之处。损伤后，可造成偏瘫、失语、偏盲等症状。

2. 间脑

间脑位于中脑和大脑半球之间，被两侧大脑半球所掩盖，外侧部与大脑半球的实质融合，间脑与两半球之间的境界不明显。间脑可分为背侧丘脑、上丘脑、下丘脑和底丘脑四部分，中间为第三脑室。视神经在其间穿过。背侧丘脑是各种感觉信息进入大脑皮质的门户，也是复杂调节中枢，可实现对躯体运动的调节，同时也参与对情感、记忆等多种生理活动的调节。后丘脑为视觉和听觉的传导通路。底丘脑为锥体外系的一部分。下丘脑是自主神经的皮质下中枢，对饮食、水盐平衡、体温、情绪反应、昼夜节律、生殖和内分泌等活动进行广泛的调节，同时也是控制内分泌功能活动的重要场所，对维持内环境的平衡起着非常重要的作用。

3. 脑干

脑干自下而上由延髓、脑桥、中脑三部分组成。延髓在枕骨大孔处与脊髓相连，中脑上与间脑和端脑相连续，脑干的背面与小脑相连；脑干从上到下有 3~12 对脑神经根出入，内部有许多重要的神经中枢。脑干内有上下行传导束，还有重要的网状结构，是基本的生命中枢。

4. 小脑

小脑位于颅后窝，在延髓和脑桥的后方，借小脑下脚、中脚和上脚与脊髓、延髓、脑桥、中脑和背侧丘脑相连。小脑由小脑半球和小脑蚓部组成，小脑表面为灰质，内面为白质。它通过传出和传入纤维与脊髓、脑干、大脑密切联系，具有协调运动和维持平衡的功能。小脑扁桃体靠近枕骨大孔，颅内压增高时，可压迫小脑，形成小脑扁桃体疝，压迫延髓，可危及生命。

（二）临床表现

病变部位不同，性质不同，可出现不同的临床表现。可表现为头痛、抽搐、瘫痪、麻木、视力障碍、眩晕、耳鸣、构音不清等。常见的表现具体如下。

1. 大脑半球的损害

刺激性病变可引起癫痫，破坏性病变可引起神经功能缺失的症状和体征。一侧半球病变常出现对侧运动和感觉神经功能障碍，大脑半球弥漫性损害，可出现意识障碍、精神症状、感觉障碍和肢体瘫痪等。顶叶病变可出现中枢性感觉障碍、失用、失读等；额叶病变可出现强握反射、失语（表达性）、失写、癫痫发作和精神症状等；枕叶病变可出现视野缺损、皮质盲和癫痫伴视觉先兆等；颞叶病变出现感觉性失语、象限盲和钩回发作等。

2. 脑干病变

双侧脑干病变可出现意识障碍、四肢瘫痪、双侧锥体束征和脑神经受损的症状；延髓病变可见病变同侧面部和对侧肢体交叉性感觉障碍；中脑或脑桥病变可出现病变同侧脑神经瘫痪和对侧肢体瘫痪，呈交叉性运动障碍。

3. 小脑病变

小脑司平衡，当出现病变时常出现小脑性共济失调、眼球震颤、构音障碍和肌张力减低等。小脑半球病变出现同侧肢体共济失调，蚓部病变出现躯干共济失调。

4. 基底节病变

因基底节处有多种神经纤维经过，当病变发生时可出现肌张力改变（增高或减低）、运动异常（增多或减少）和震颤等。黑质-苍白球病变可引起静止性震颤和肌张力增高、运动减少等；壳核、尾状核病变出现肌张力减低、运动增多等。

二、急性脑血管病

脑血管疾病是指由各种原因导致的急、慢性脑血管病变。其中脑卒中是指由于急性脑循环障碍所致的局限或全面性脑功能缺损综合征（或称急性脑血管事件）。

急性脑血管病是神经系统的常见病、多发病，死亡率高，约占所有疾病的 10%，是目前人类疾病三大死亡原因之一。

（一）急性脑血管病的分类

依据病理性质分为缺血性卒中和出血性卒中。缺血性卒中又称为脑梗死，包括脑血栓形成、脑栓塞、腔隙性脑梗死等。出血性卒中包括脑出血和蛛网膜下腔出血。

根据神经功能缺失症状持续的时间，将不足 24h 者称为短暂性脑缺血发作（TIA），超过 24h 者，称为脑卒中。

依据病情严重程度不同，分为小卒中、大卒中和静息性卒中。

（二）脑的血液供应

脑的血液由颈动脉和椎-基底动脉系统供应。颈动脉系统主要通过颈内动脉，以及它的分支如眼动脉、后交通动脉、前脉络膜动脉、大脑前动脉及大脑中动脉供应眼球及大脑半球前 3/5 部分的血液。椎基底动脉系统主要通过两侧的椎动脉、基底动脉以及它的分支如小脑上动脉、小脑前下、后下动脉和大脑后动脉供应大脑半球后 2/5 部分的血供。两侧大脑前动脉之间由前交通动脉互相沟通，大脑中动脉和大脑后动脉之间由后交通动脉沟通，在脑底形成了一个大脑动脉环。

大脑动脉环是脑部最重要的建立侧支循环的基础，对沟通脑前后及左右的血液供应，以及在血管病变时的血液调节及平衡作用很重要。但脑底动脉环的发育异常相当常见，影响了在血管病变时的侧支循环建立。因此，临床上有时发现有 1 或 2 根大的血管闭塞，但可以完全没有任何症状，但有些患者因有血管发育异常，不能迅速地建立侧支循环而导致严重脑梗死。

脑循环的其他侧支循环有颈外-颈内动脉的吻合支，例如颈外动脉的面动脉与颈内动脉的眼动脉之间；枕动脉的脑膜支与大脑后动脉分支之间；颈外动脉的上颌动脉通过鼓室前动脉、脑膜中动脉与颈内动脉的颈鼓室动脉及大脑中动脉分支之间。在大脑前、中、后动脉的远端软脑膜分支之间也存在吻合支。

（三）脑血液循环调节及病理生理

正常成人脑的重量为 1500g，占体重的 2%~3%，每分钟流经脑组织的血液为 750~1000mL，占每分心搏量的 20%，表明脑血液供应非常丰富，代谢极其旺盛。脑组织耗氧量占全身耗氧量的 20%~30%。脑细胞几乎无能量储备，需要循环不间断地供应氧和葡萄糖，因此脑组织对缺血、缺氧特别敏感。若血流完全被阻断，30s 后脑代谢开始改变，1min 后神经功能停止活动，5min 后因缺氧而开始一系列的改变，最后导致死亡。若含氧气的血流能很快重新恢复供应，损害可以逆转。

在正常情况下，脑血流量具有自动调节作用。在一定范围内脑血流量与脑灌注压成正比，与脑血管阻力成反比。在缺血和缺氧的情况下，脑血管的自动调节机制紊乱，血管扩张或反应异常，引起脑水肿或颅内压升高，就会出现缺血区内充血和过度灌注或脑内盗血现象。

由于脑组织血流量的分布并不均匀，灰质的血流量远高于白质，大脑皮质的血液供应最丰富，其次为基底核的小脑皮质，因此急性缺血时大脑皮质可发生出血性梗死，白质易出现缺血性梗死。

不同部位的脑组织对缺血、缺氧性损害的敏感性亦不相同，大脑皮质（第 3 层、第 4 层）、海马神经元对缺血缺氧性损害最敏感，其次为纹状体和小脑 Purkinje 细胞，脑干运动神经元的耐受性较高。因此相同的致病因素在不同的部位可出现程度不同的病理损害。

（四）急性脑血管病的病因

1. 血管壁的病变

以动脉粥样硬化和高血压性动脉硬化最常见，其次以结核、梅毒、结缔组织病和钩端螺旋体等所导致的动脉炎多见。其他还有动脉瘤、血管畸形和先天性血管狭窄等先天性血管病；外伤、颅脑手术、插入导管和穿刺等原因导致的脑血管损伤；药物、毒物、恶性肿瘤等导致的血管损伤。

2. 血液成分和血液流变学的改变

脱水、红细胞增多症、白血病等可使血液黏度增加，形成高黏血症，使血流缓慢，容易导致血栓或栓塞的形成；某些血液病、应用抗凝剂、口服避孕药等可导致凝血机制异常，易出现出血性的急性脑血管病。

3. 心脏病和血流动力学改变

心功能障碍、传导阻滞、心脏瓣膜病、心律失常，高血压、低血压或血压急骤波动等超出脑血管调节能力而致病。

4. 其他病因

包括空气、脂肪、血栓、癌细胞、寄生虫等栓子引起的栓塞以及脑血管的受压、痉挛等。部分脑血管病的病因不明。

（五）脑血管病的危险因素

1. 高血压

高血压是最重要和独立的危险因素。无论收缩压和（或）舒张压增高，都会增加脑血管病的发病率。血压长期持续高于正常，发生脑卒中的危险性高，血压越高，脑卒中的危险性越大。控制血压可显著降低急性脑血管病的发病率。

2. 心脏病

如心瓣膜病、心房纤颤、冠心病、二尖瓣脱垂、心脏黏液瘤、心功能不全等均可增加TIA、缺血性脑卒中的发病率。当心脏功能减弱时，由于心排血量和循环血量减少，脑部的血供相应减少。因此，积极治疗各种心脏病，也是预防和治疗脑血管病的重要措施。

3. 糖尿病

糖尿病是脑卒中的危险因素。糖尿病能引起微血管或大血管病变，血脂代谢紊乱。糖尿病或糖耐量异常患者发生卒中可能性较一般人群成倍增加，是缺血性和出血性脑卒中的重要危险因素，高血糖可进一步加重卒中后脑损害。

4. 吸烟和酗酒

吸烟可增加血液黏度及血管壁损伤，使血管收缩、血压升高。吸烟量越大和持续时间越长，卒中风险越高，戒烟 2 年后卒中风险才会降低。酗酒者使血管扩张，更易引起脑出血，酗酒者卒中发病率是一般人群的 4~5 倍。

5. 高脂血症

血脂升高导致血液黏稠度增高，并可同时加速脑动脉硬化的进程。

6. TIA 和脑卒中史

约 20% 的脑梗死患者有 TIA 史，T1A 发作愈频繁，发生脑卒中的危险性愈高。

7. 其他

包括过度肥胖、滥用药物、口服避孕药、感染、活动减少、饮食等均与脑卒中发生有关，这些危险因素是可以干预的。但有些危险因素如高龄、性别、种族、气候等危险因素是无法改变的。

（六）脑卒中的预防

脑卒中的预防分为一级预防和二级预防。一级预防是对有卒中倾向、尚无卒中病史的个体进行的预防。二级预防是对已有脑卒中或 TIA 病史的个体再发卒中的预防。这些预防措施中，主要是针对危险因素进行的综合防治，尤其是那些可逆因素，要重点防治。

三、癫痫

癫痫是一组由大脑神经元过度放电所引起的，以短暂中枢神经系统功能失调为特征的临床综合征，是一组常见的脑部疾病。由于异常放电的神经元部位以及放电扩散的范围不同，可表现为发作性的运动、感觉、自主神经、意识及精神障碍。每次发作称为痫性发作，发作具有短暂性、复发性、刻板性的特点。我国癫痫发病率为 1%，患病率为 5%。

（一）病因和发病机制

1. 病因

（1）特发性癫痫

有遗传倾向，无明显病因，在某一特殊年龄段发病，有典型的临床表现和脑电图特征。

（2）症状性癫痫

有明确的病因或可能的中枢神经系统疾病，如中枢神经系统感染、中毒、肿瘤、脑血管疾病等。

（3）隐源性癫痫

临床表现提示为症状性癫痫，但找不到明确的病因，也可能在特殊年龄段起病，但却没有特定的临床表现和脑电图表现。

2. 诱因

（1）生理因素

发热、过量饮水、过度换气、饮酒、睡眠不足、过劳和饥饿等均可诱发癫痫发作。抗癫痫药物突然撤换减量亦可导致癫痫发作。仅在月经前或经期内发作者，称经期性癫痫；仅在妊娠早期发作者称妊娠癫痫。

（2）感觉因素

某些患者对某些特定的感觉（如视、听、嗅、味、前庭、躯体觉等）较为敏感，当受刺激时可引起不同类型的癫痫发作，称反射性癫痫。

（3）精神因素

某些患者在强烈情感活动、情绪激动、受惊、计算、弈棋、玩牌等时可促癫痫发作，称精神反射性癫痫。

3. 发病机制

癫痫发作被部分患者认为是因遗传因素所致，神经元的异常放电是其病理基础。目前认为脑组织的病变或结构异常，直接或间接导致癫痫发作，CT 或 MRI 可显示病理灶，但有的很小，需在显微镜下才能发现。有的是因为致痫灶的存在，由于局部皮质神经元减少和胶质增生所致。直接导致癫痫发作并非癫痫病理灶而是致痫灶。神经元放电与神经递质和突触传递影响神经元兴奋性有关。抑制性神经递质减少，导致兴奋性递质相对增多，从而导致癫痫的发生。

（二）分类

1. 原有的国际分类

20 世纪 80 年代国际抗癫痫联盟对癫痫发作进行了分类，一直沿用至今。我国目前使用的是这种分类方法。

（1）部分（局灶）性发作

①单纯性部分发作：无意识障碍，可分运动、感觉（体感觉或特殊感觉）、自主神经、精神症状性发作。

②复杂性部分发作：有意识障碍，可为起始的症状，也可由单纯部分性发作发展而来，并可有自动症等。

③部分性发作继发泛化：由部分性发作起始发展为全面性发作。

（2）全面（泛化）性发作

包括强直-阵挛、强直、阵挛、肌阵挛发作（抽搐性）；失神（典型失神与非典型失神）、失张力性发作（非抽搐性）。

2. 国际新分类

21世纪初国际抗癫痫联盟根据癫痫的病因、发病机制、临床表现、治疗效果、预后等综合因素提出了癫痫和癫痫综合征的分类，该分类比较复杂，这里不做详细介绍。

（三）临床表现

1. 部分（局灶）性发作

根据发作过程是否有意识障碍分为单纯部分性发作和复杂部分性发作。

（1）单纯部分性发作

持续时间短，一般不超过1min，无意识障碍。可分为以下四型。

①部分运动性发作

病灶位于中央前回及附近。表现为局限于一侧面部或肢体远端如口角、大拇指、眼睑或足趾等的不自主抽动，有时表现为言语中断。如大脑放电沿大脑皮质运动区分布逐渐扩展，临床表现为抽搐从一侧拇指开始沿腕部、肘部和肩部扩展，称为杰克逊发作。如发作后遗留短暂的肢体无力或轻偏瘫，称为托德瘫痪。

②部分感觉性发作

根据发作时感觉的不同，分为体觉性发作和特殊感觉性发作。体觉性发作多表现为口角、舌、手指或足趾、躯干等部位的麻木感和针刺感，病变多在中央后回体感觉区。特殊感觉性发作可表现为视、听、嗅、味的幻觉和眩晕性发作等。

③自主神经性发作

表现为发作性自主神经功能障碍，可出现面色苍白、多汗、立毛、瞳孔散大、呕吐、腹鸣、腹痛、大小便失禁等。临床上此类表现很少单独出现，病灶多位于杏仁核、岛回或扣带回，易扩散，出现意识障碍，成为复杂部分性发作的一部分。

④精神性发作

病灶位于边缘系统，以精神症状为突出表现。表现为各种类型的遗忘症、情感异常、幻觉、错觉、言语困难和强制性思维等。可单独出现，也可为复杂部分性发作和全面性强直-阵挛发作的先兆。

（2）复杂部分性发作

复杂部分性发作时有精神症状，又可有运动症状，故又称为精神运动性发作；因病变的部位多数在大脑的颞叶，因此又称为颞叶癫痫。发作起始出现精神症状或特殊感觉症状，随后出现意识障碍、自动症和遗忘症，有时发作开始即为意识障碍。自动症以不协调的不自主动作为特征，在神志模糊的情况下出现没意识、不合时宜的动作，例如，咂嘴、流口水、做连续吞咽动作或抚摸衣扣、脱衣穿衣或机也地继续其发病前正在进行的活动（如骑车、开车等），清醒后对发作情况毫无所知。运动症状可表现为不对称性强直、阵挛和变异性肌张力动作，出现各种特殊姿势等。在睡眠中发病的患者，可表现为一开始即出现意识障碍和各种运动。

（3）部分性发作继发泛化

单纯部分性发作可发展为复杂部分性发作，单纯或复杂部分性发作均可泛化为全面性强直-阵挛发作。

2. 全面性发作

（1）全面性强直阵挛发作

癫痫最常见的发作形式，又称为大发作，以意识丧失、双侧强直后紧跟有阵挛的序列活动是全面性强直-阵挛发作（GTCS）的主要临床特征。可由部分性发作演变而来，也可一起病即表现为全身强直-阵挛发作。发作可分为以下三期。

①强直期

典型表现为意识突然丧失，全身骨骼肌呈持续性痉挛，颈部及躯干自前屈转为角弓反张，双目上视，喉部痉挛，口中发出叫声，口突然闭合，咬破舌头，上肢强直或屈曲，下肢自屈曲后转变为强烈伸直及足内翻。如呼吸肌强直收缩可导致呼吸暂停。强直持续 10～30s 后，肢端出现细微震颤，震颤幅度逐渐增大并延至全身，即进入阵挛期。

②阵挛期

肌肉出现一张一弛的节律性抽动，频率逐渐减慢，最后在一次强烈的痉挛后，出现全身肌肉的松弛。可同时伴有口吐白沫，历时 1～3min。在此期和强直期可伴有心率加快、血压升高、瞳孔散大和光反射消失等。

③痉挛后期

阵挛停止后，患者有一段持续数分钟的意识模糊期，伴随着全身肌肉松弛，膀胱括约肌松弛导致小便失禁。呼吸肌松弛，呼吸随后恢复，心率、血压和瞳孔恢复正常，意识逐渐苏醒。从开始发作到意识清醒，一般历时 5～10min。部分患者可进入昏睡，持续数小时或更长。清醒后患者常有头痛、周身酸痛和疲乏，对发作全无记忆。部分患者在意识完全恢复前出现自动症、暴怒等。

（2）强直性发作

多见于儿童，脑损害呈弥漫性，睡眠中发作较多，表现为全身或部分肌肉强烈持续的强直性收缩，无阵挛期，伴有意识丧失，可出现面部青紫、呼吸暂停和瞳孔散大等。发作持续数秒至数十秒。

（3）阵挛性发作

发生于婴幼儿，以重复阵挛性抽动伴意识丧失、无强直期为特征。其特征为某一肢体或双侧对称的抽动，幅度、频率和分布多变，持续一至数分钟。

（4）肌阵挛发作

多为遗传性疾病，特征是突发短促的震颤样肌收缩，对称出现，也可表现为全身闪电样抖动，或面部、某一肢体或个别肌群肉跳。肌阵挛发作单独或连续成串出现，以刚入睡时或清晨欲醒时多见。肌阵挛发作可见于任何年龄。

（5）失神发作

失神发作又称为小发作，可分为典型失神发作和非典型失神发作。

①典型失神发作

主要见于儿童和青年，表现为突发短暂的意识丧失和正在进行的动作中断，双目茫然凝视，呼之不应，无抽搐。部分患者可伴有简单自动性动作，如擦鼻、咀嚼、吞咽等；或伴轻微阵挛、失张力，但一般不会跌倒，对所发生的事情全无记忆。每天可发作数次甚至数百次。不典型者容易误诊。

②非典型失神发作

与上述典型失神发作相比，发生及停止缓慢，伴有肌张力改变较明显。多见于有弥漫性脑损害的患儿，预后差。

（6）失张力性发作

临床表现为部分或全身肌张力突然降低导致垂颈、张口、肢体下垂、躯干失张力跌倒或猝倒发作，持续时间为数秒至1min，时间短者意识障碍不明显，长者有短暂意识丧失，发作后立即清醒和站起。失张力性发作可与强直性、非典型失神发作交替出现。

第四节　神经-肌肉接头和肌肉疾病

一、重症肌无力

重症肌无力（myasthenia gravis，MG）是一种神经肌肉接头传递障碍的获得性自身免疫性疾病。病变主要累及神经-肌肉接头突触后膜上乙酰胆碱受体，临床特征为部分或全身骨骼肌极易疲劳，通常在活动后症状加重，经休息或胆碱酯酶抑制剂治疗后症状可减轻。发病率为8~20/10万。

（一）病因和发病机制

目前重症肌无力被认为是由于神经～肌肉接头突触后膜乙酰胆碱受体（AChR）被自身抗体损害所致的自身免疫性疾病。发病机制与自身抗体介导的 AChR 的损害有关。主要由 AChR 抗体介导，在细胞免疫和补体参与下突触后膜的 AChR 被大量破坏，不能产生足够的终板电位，导致突触后膜传递功能障碍而发生肌无力。针对 AChR 的免疫应答与胸腺有着密切关系，重症肌无力患者中有 80% 有胸腺增生，10%~20% 伴发胸腺瘤。胸腺中的"肌样细胞"具有 AChR 的抗原性，对 AChR 抗体的产生有促进作用。胸腺切除后 70% 的患者临床症状改善或痊愈。

（二）病理

重症肌无力主要病理改变发生在神经-肌肉接头，可见神经-肌肉接头的突触间隙加宽，突触后膜皱褶变浅并且数量减少。免疫电镜可见突触后膜崩解，其上 AChR 明显减少并且可见 IgG-C3-AChR 结合的免疫复合物沉积等。肌纤维本身变化不明显，有时可见肌纤维凝固、坏死、肿胀。慢性病变可见肌萎缩。

（三）临床表现

重症肌无力各年龄均可发病，以 20~40 岁多见，40 岁以前女性患病率为男性的 2~3 倍；中年以上发病者以男性居多，胸腺瘤多见于 50~60 岁中老年患者；10 岁以前发病者仅占 10%，家族性病例少见。起病隐匿，整个病程有波动，缓解与复发交替。晚期患者休息后不能完全恢复。多数病例迁延数年至数十年，靠药物维持。少数病例可自然缓解。

患者肌无力的显著特点是每日波动性，肌无力于下午或傍晚劳累后加重，晨起或休息后减轻，此种波动现象称之为"晨轻暮重"。全身骨骼肌均可受累，以眼外肌受累最为常见，其次是面部及咽喉肌以及四肢近端肌肉受累。肌无力常从一组肌群开始，范围逐步扩大。首发症状常为一侧或双侧眼外肌麻痹，如上睑下垂、斜视和复视，重者眼球运动明显受限，甚至眼球固定，但瞳孔括约肌不受累。面部及咽喉肌受累时出现表情淡漠、苦笑面容、连续咀嚼无力、饮水呛咳、吞咽困难、说话带鼻音、发音障碍等。累及胸锁乳突肌和斜方肌时则表现为颈软、抬头困难、转颈及耸肩无力。四肢肌肉受累以近端无力为重，表现为抬臂、梳头、上楼梯困难，腱反射通常不受影响，感觉正常。呼吸肌受累往往会导致不良后果，出现严重的呼吸困难时称之为"危象"。诱发因素包括呼吸道感染、手术（包括胸腺切除术）、精神紧张、全身疾病等。心肌偶可受累，可引起突然死亡。

除了肌无力症状以外，重症肌无力还可以合并胸腺瘤和胸腺增生以及其他与自身免疫有关的疾病如甲状腺功能亢进症、甲状腺功能减退症、视神经脊髓炎、多发性硬化、系统性红斑狼疮、多发性肌炎、类风湿性关节炎和肌无力综合征等。

（四）临床分型

为了便于分层治疗和预后判断，Osserman 将重症肌无力分为以下 4 个类型，其中 II 型又可分为 2 个小类，这种分型目前已被广泛接受。

I 型（眼肌型）：仅上睑提肌和眼外肌受累，预后好，占 20%~30%。

II A 型（轻度全身型）：以四肢肌肉轻度无力为主要表现，对药物治疗反应好，无呼吸肌麻痹，约占 30%。

II B 型（中度全身型）：较严重的四肢无力，生活不能自理，药物治疗反应欠佳，但无呼吸困难，约占 25%。

III 型（急性暴发型）：急性起病，半年内迅速出现严重的肌无力症状和呼吸困难，药物治疗反应差，常合并胸腺瘤，死亡率高，约占 15%。

IV 型（晚期重症型）：临床症状与 III 型相似，但病程较长，多在 2 年以上，由 I 型或 11 型逐渐发展形成，约占 10%。

此外，重症肌无力母亲分娩的新生儿有 15% 出生后出现一过性肌无力症状，称为新生儿型重症肌无力，表现为吸奶困难、哭声无力、四肢活动减少、全身肌张力降低，多在 6 周内自然减轻、痊愈。

（五）辅助检查

1. 肌电图检查

肌收缩力降低，振幅变小，最小终板电位振幅降低和低频极限重复电刺激逐步衰减。单纤维检测可见肌纤维间兴奋传递不一或阻滞现象。

2. 血、尿、脑脊液检查

常规检查一般均正常。80%~90% 的全身型和 60% 的眼肌型患者可以检测到血清 AChR 抗体。抗体滴度的高低与临床症状的严重程度并不完全一致。

3. 重复神经电刺激

此为常用的具有确诊价值的检查方法。应在停用新斯的明 17h 后进行，否则可出现假阴性。典型改变为低频和高频重复刺激尺神经、面神经和腋神经等运动神经时，当出现动作电位波幅第 5 波比第 1 波递减 10% 以上或 30% 以上时为阳性，80% 的病例低频刺激时为阳性，且与病情轻重程度相关。

4. 肌疲劳试验

令受累骨骼肌重复连续收缩，若出现肌无力或瘫痪，而休息后缓解为阳性。

5. 药物试验

（1）新斯的明试验

给予新斯的明 1~2mg 肌内注射，20min 后症状改善者为阳性。可同时注射阿托品 0.5mg 以对抗新斯的明的毒蕈碱样反应。

（2）腾喜龙试验

腾喜龙 10mg 用注射用水稀释至 1mL，先给予 2mg 静脉注射，如无出汗、唾液增多等不良反应，可注射其余的 8mg，如 1min 内症状好转为阳性。

6. 胸腺 CT、MRI 或 X 线扫描检查

可发现胸腺增生和肥大。

（六）诊断与鉴别诊断

1. 诊断

重症肌无力临床诊断的主要依据是具有病态疲劳性和每日波动性的肌无力表现。确诊依靠细致准确的新斯的明试验，绝大多数患者均是通过此项试验来确诊，但新斯的明试验阴性不能完全排除本病。重复神经电刺激、单纤维肌电图以及 AChR 抗体检测可以为新斯的明试验不确定的患者提供有价值的实验室诊断依据。

2. 鉴别诊断

（1）兰伯特-伊顿综合征

其又称肌无力综合征。主要表现：①男性患者居多，约 2/3 患者伴发癌肿，尤其是燕麦细胞型支气管肺癌，也可伴发其他自身免疫性疾病；②下肢近端肌无力为主，活动后即疲劳，但短暂用力收缩后肌力反而增强，而持续收缩后又呈疲劳状态；③脑神经支配的肌肉很少受累；④约半数患者伴有自主神经症状，出现口干、少汗、便秘、阳痿等；⑤新斯的明试验可阳性，但不如重症肌无力敏感，⑥神经低频重复刺激时波幅变化不大，但高频重复刺激波幅增高达 200% 以上；⑦血清 AChR 抗体阴性；⑧用盐酸胍治疗可使 ACh 释放增加而使症状改善。以上这些特征可与重症肌无力鉴别。

（2）肉毒杆菌中毒

肉毒杆菌作用在突触前膜，影响了神经-肌肉接头的传递功能，出现骨骼肌瘫痪。但患者多有肉毒杆菌中毒的流行病学史，应及时静脉输注葡萄糖和生理盐水，同时应用盐酸胍治疗。

（3）多发性肌炎

多发性肌炎的肌无力伴有肌肉压痛，病情无晨轻暮重，血清肌酶增高，肌电图为肌性改变，肌肉活检可确诊。

（七）治疗

1. 抗胆碱酯酶药物

抗胆碱酯酶药物能抑制胆碱酯酶的活性，使胆碱能神经末梢释放的乙酰胆碱破坏减少，突触间隙中乙酰胆碱积聚，可改善症状，但不能影响疾病的病程。应用时应从小剂量开始，常用的有溴化新斯的明 15~30mg/次口服，3~4 次/天，或溴吡斯的明 60~120 毫克/次，4 次/天。不良反应可见恶心、呕吐、腹泻、流泪、流涎等症状，可用阿托品 0.5~1mg 肌内注射。

2. 糖皮质激素

糖皮质激素可作为眼肌型、轻度全身型的首选治疗。ⅡB 型、Ⅲ型和Ⅳ型患者在选用血浆置换或大剂量免疫球蛋白等临时措施的同时，也要加用激素。此外还用于胸腺切除手术前的诱导缓解治疗。激素疗法要掌握足量、足够疗程、缓慢减量和适当维持剂量的治疗原则。

3. 免疫抑制剂

适用于激素治疗无效的患者。环磷酰胺 100mg，2~3 次/天；硫唑嘌呤 50~200mg，2 次/天。使用时需注意药物的副作用。

4. 血浆置换

用于病情急骤恶化或肌无力危象的患者，可减少乙酰胆碱受体抗体，改善症状，但维持时间不长，需重复应用。每次置换血浆 1000~2000mL，连续 5~6 次为 1 个疗程。

5. 手术治疗

现今认为胸腺切除是治疗重症肌无力最根本的方法。5 岁以前的儿童因考虑到胸腺在生长和发育过程中的生理作用，一般不采用手术治疗。65 岁以上的老年人考虑到对手术的耐受性比较差，也应谨慎选择胸腺切除治疗。Ⅰ型对激素反应良好者，一般可不手术。Ⅱ~Ⅳ型重症肌无力患者，胸腺切除均可作为首选治疗方案，病程越短手术效果越好。任何年龄的胸腺瘤患者都是胸腺切除的绝对适应证。胸腺切除术后容易发生危象，甚至术中死亡，术前应先给予免疫抑制、血浆置换或静脉用丙种球蛋白治疗，待肌无力症状得到明显改善后再做手术。术后应继续给予免疫抑制剂，以减少术后危象的发生，降低死亡率。胸腺切除的疗效多在术后几个月以后才能显现。

6. 危象的治疗

危象是重症肌无力最危急的状态，病死率为 15.4%~50%。不管何种危象，基本处理原则如下。①保持呼吸道通畅，但自主呼吸不能维持正常通气量时应及早行气管切开，选用人工辅助呼吸；②积极控制感染：选用有效、足量对神经-肌肉接头无阻滞作用的抗生素控制感染；③糖皮质激素：选用大剂量甲泼尼龙 500~1000mg/d，或地塞米松 20mg/d 静脉滴注 3~5 天，再逐步递减；④血浆置换；⑤严格执行气管切开后和鼻饲护理、无菌操作，保持呼吸道湿化，严防窒息和呼吸机故障。

（1）肌无力危象

最常见，约 1%的重症肌无力患者出现，常因抗胆碱酯酶药量不足引起，注射腾喜龙后症状减轻可证实。肺部感染或大手术（包括胸腺切除术）后患者常发生肌无力危象，呼吸肌无力、构音障碍和吞咽困难患者易吸入口腔分泌物导致危象。应维持呼吸功能、预防感染，直至患者从危象中恢复。

（2）胆碱能危象

抗胆碱酯酶药过量可导致肌无力加重，出现肌束震颤及毒蕈碱样反应，腾喜龙静脉注射无效或加重，可伴苍白、多汗、恶心、呕吐、流涎、腹绞痛和瞳孔缩小等。应立即停用抗胆碱酯酶药，待药物排出后重新调整剂量或改用其他疗法。

（3）反拗危象

因抗胆碱酯酶药不敏感所致。腾喜龙试验无反应。应停用抗胆碱酯酶药，选择输液维持或改用其他疗法。

二、周期性瘫痪

周期性瘫痪是以反复发作的骨骼肌弛缓性瘫痪为特征的一组肌肉疾病。根据发作时血清钾的浓度，可分为低钾型、高钾型和正常血钾型三类，临床上以低钾型最常见。其中部分病例合并甲状腺功能亢进症、肾功能衰竭和代谢性疾病，称为继发性周期性瘫痪。这里只叙述低钾型周期性瘫痪。

（一）病因和发病机制

目前认为低钾型周期性瘫痪是常染色体显性遗传性骨骼肌钙通道疾病。其致病基因位于 1 号染色体长臂（1q31），为编码肌细胞钙离子通道 α-1 亚单位基因的突变而致病。

低钾型周期性瘫痪的发作与细胞内外的 K^+ 转运密切相关，常在饱餐、饮酒、疲劳后发作，因此时肝和肌细胞合成糖原增加，带入大量的 K^+，使细胞外和血清中的 K 浓度降低，细胞极化过度，细胞应激性降低而瘫痪。

（二）病理

主要变化为肌浆网空泡化，肌原纤维被圆形和卵圆形空泡分隔，空泡内含透明的液体和少数糖原颗粒。电镜下可见空泡因肌浆网终末池和横管系统扩张所致。发作间歇期上述病理改变可恢复，但不完全，故肌纤维间仍可见数目不等的小空泡。

（三）临床表现

任何年龄均可发病，以 20~40 岁男性较多见，随年龄增长而发作次数减少，疲劳、饱餐、寒冷、酗酒和精神刺激等是常见诱因。

多在夜间或清晨醒来时发病，表现为四肢弛缓性瘫痪，程度可轻可重，肌无力常由双下肢开始，后延及双上肢，两侧对称，近端较重；肌张力减低，腱反射减弱或消失。患者神志清楚，构音正常，头、眼、面部、咽喉肌肉很少受累，大小便功能正常，但严重病例，可累及膈肌、呼吸肌、心肌等，出现血压下降、严重的心律失常，治疗不及时可能发生心搏骤停或因呼吸肌麻痹而死亡。发作一般经数小时至数日逐渐恢复，最先受累的肌肉最先恢复。发作间期一切正常，发作频率不等，可数周一次，也可数月一次，个别病例发作频繁，甚至每天都发作。

（四）辅助检查

1. 血清钾测定

发作期常低于 3.5mmol/L，间歇期正常。

2. 心电图

心电图呈典型的低钾改变，U 波出现，T 波低平和倒置，P-R 间期和 Q-T 间期延长，ST 段下降，QRS 波群增宽。

3. 肌电图

肌电图显示运动电位时限短，波幅低，完全瘫痪时运动单位电位消失，电刺激无反应。膜静息电位低于正常。

（五）诊断与鉴别诊断

1. 诊断

依据睡眠中或晨起后突发的四肢弛缓性瘫痪，头面和咽喉肌不受累，周期性短时期发作，无意识障碍和感觉障碍，发作期间血钾低于 3.5mmol/L，心电图呈低钾性改变，补钾后迅速好转等，不难诊断。有家族史者更支持诊断。

2. 鉴别诊断

（1）高钾型周期性瘫痪

本病一般在 10 岁以前发病，尤以白天运动后发作频率较高，肌无力症状持续时间短。患者血钾增高，补钙后停止发作。

141

（2）正常血钾型周期性瘫痪

常在夜间发病，肌无力持续的时间更长，无肌强直表现。患者血钾正常，补钾后症状加重，服钠后症状减轻。

（3）重症肌无力

本病症状呈波动性，晨轻暮重，病态疲劳。疲劳试验及新斯的明试验阳性。血清钾正常，肌电图重复神经电刺激检查可资鉴别。

（4）吉兰-巴雷综合征

本病呈四肢弛缓性瘫痪，伴有周围性感觉障碍和脑神经损害。脑脊液呈蛋白质细胞分离现象，肌电图为神经源性损害，可与低钾型周期性瘫痪鉴别。

（5）其他散发病例除甲状腺功能亢进症外，应与可反复引起低血钾的疾病鉴别，如原发性醛固酮增多症、肾小管酸中毒、失钾性肾炎、腹泻、药源性低钾麻痹。但上述疾病均有原发病的其他特殊症状可资鉴别。另外，还应与癔病、急性感染性多发性神经炎，多发性肌炎、肌红蛋白尿等鉴别。

（六）治疗

发作时给予10%氯化钾或10%枸橼酸钾40～50mL顿服，24h内再分次口服，一天总量为10g。也可静脉滴注氯化钾溶液以纠正低血钾状态。对发作频繁者，在发作间期可用钾盐1g，每天3次口服；或乙酰唑胺250mg，每天4次口服；或螺内酯200mg，每天2次口服，以预防发作。低钠高钾饮食也有助于减少发作。呼吸肌麻痹者应予以辅助呼吸，严重心律失常者应积极纠正。伴有甲状腺功能亢进症（甲亢）者，甲亢控制后发作将明显减少或终止发作。

（七）预防

应避免各种诱因，平时少食多餐，忌浓缩高碳水化合物饮食，并限制钠盐摄入。甲亢性低血钾性周期性瘫痪积极治疗甲亢可预防复发。

第五章　临床循环系统疾病

第一节　急性心肌梗死

一、概述

心肌梗死（myocoardial infarction，MI）是冠状动脉血供急剧减少或中断，使相应的心肌严重而持久地急性缺血所致的部分心肌急性坏死。心肌梗死最常见的病因是在冠状动脉粥样硬化病变的基础上继发血栓形成所致，其他非动脉粥样硬化的原因包括冠状动脉栓塞、主动脉夹层累及冠状动脉开口、冠状动脉炎、冠状动脉先天性畸形等。

二、发病机制

（一）斑块的稳定性

回顾分析急性心肌梗死患者梗死发病前的冠状动脉造影资料，68%的梗死相关血管发病的狭窄程度<50%，86%的梗死相关血管发病前的狭窄程度<70%，即心肌梗死并非在冠状动脉严重狭窄的基础上发生。易损斑块（vulnerable plaque）是在冠状动脉粥样硬化的基础上，粥样斑块不稳定、裂纹或破裂，使斑块内高度致血栓形成的物质暴露于血流中，引起血小板在受损表面黏附、活化、聚集，形成血栓，导致病变血管完全性或非完全性闭塞、导致临床急性心肌梗死的发病。易损（不稳定）斑块具有如下特征：脂质核较大，纤维帽较薄，含大量的巨噬细胞和T淋巴细胞，血管平滑肌细胞含量较少。

导致粥样斑块破裂的机制如下：第一，斑块内T-淋巴细胞通过合成细胞因子γ干扰素（interferon-γ），抑制平滑肌细胞分泌间质胶原，使斑块纤维帽结构变薄。第二，斑块内巨噬细胞、肥大细胞可分泌基质金属蛋白酶如胶原酶、凝胶酶、基质溶解酶等，加速纤维帽胶原的降解，使纤维帽变薄、更易破裂。第三，冠脉管腔内压力升高、血管张力增加或痉挛、心动过速时心室过度收缩和扩张所产生的剪切力，以及斑块滋养血管破裂均可诱发斑块与正常管壁交界处的部位破裂。

（二）血小板活化与聚集

在稳定型心绞痛患者中，也可能出现斑块破裂，甚至是多个斑块的破裂。在稳定型心绞痛患者中，约1/3的患者冠脉中存在多个易损斑块。斑块的破裂是急性心肌梗死发病的基础，而血小板的活化和聚集是触发血管内凝血的始动因子。由于不稳定动脉粥样斑块的破裂或表面溃烂，使内皮下基质暴露，与血小板表面受体结合，引发血小板的黏附和激活，继而形成富含血小板的血栓，同时凝血系统激活使已形成的血栓增大，部分或完全造成血管腔闭塞，最终发生急性心肌梗死。抗血小板治疗可以抑制血小板的黏附、聚集和释放功能，从而阻抑血栓形成，预防急性心肌梗死的发生。在20世纪80~90年代进行的一系列大规模临床试验结果显示：对于不稳定型心绞痛患者，使用阿司匹林可显著降低50%~72%病死率及急性心肌梗死发生率。

三、再灌注治疗

20世纪60年代对急性心肌梗死缺乏特异性治疗手段，病死率高达30%；70年代建立CCU后避免了一部分急性缺血性心律失常，尤其是心室颤动导致的死亡，使病死率降至20%左右。

（一）经静脉溶栓

20世纪70年代随着急性心肌梗死冠状动脉造影的普遍开展，临床普遍认识到冠状动脉内急性血栓形成是导致急性透壁性心肌梗死的原因。

1. 溶栓药物

均为外源性纤溶酶原激活剂，使纤溶酶原激活为纤溶酶、降解纤维蛋白及纤维蛋白原，溶解血栓。最初应用的溶栓药物主要是尿激酶（UK）和SK，由于此两种药物导致系统性纤溶酶的激活，而产生出血现象。因此，开发出第二代纤维蛋白特异性的溶栓药物，如rt-PA、茴香酰化纤溶酶原-链激酶激活剂复合物（anistreplase，APSAC）等。目前已研制出第三代新型溶栓剂，如TNK-tPA，其特点是纤维蛋白特异性增强，抗纤溶酶原活化物抑制剂（PAI-I）活性增强，半衰期延长，便于弹丸式静脉注射使用。

（1）链激酶

链激酶是一种蛋白质，由C组p溶血性链球菌的培养液提纯精制而得，相对分子质量为47000，血浆半衰期18~33min。SK不直接激活纤溶酶原，而是通过与纤溶酶原结合成链激酶-纤溶酶原复合物，此复合物使纤溶酶原转化为纤溶酶，溶解血栓及激活循环中纤溶系统。链激酶具有抗原性，如体内抗体滴度高，便可中和一部分SK，因此输注SK可引起变态反应（2%~4%），发热、皮疹和低血压（4%~10%）。患者接受SK治疗后，体内抗 SK 抗体滴度迅速增加，可达到用药前 50~100 倍，故重复使用至少间隔 4 年。而基因重组链激酶，虽然不是从链霉菌中产生，但因具有完整的链激酶抗原性而无法避免上述副作用。用法：1.5×10⁶U 于 60min 内静脉滴注，配合低分子量肝素皮下注射，每日 2 次。

（2）尿激酶

从人新鲜尿中发现并分离纯化所得，在生理条件下，除纤溶酶原外，它没有其他底物，通过水解 Arg560-Val561 肽腱，将血液循环中大量存在的纤溶酶原激活为纤溶酶，进而由纤溶酶来降解血管中聚集凝结的血纤维蛋白。尿激酶有相对分子量为 54000 和 31600 两种，可直接激活纤溶酶原，半衰期 18~22min，但降解纤维蛋白原和凝血因子的作用可持续到 12~24h。UK 无抗原性，不引起变态反应。用法：150 万 U 于 30min 内静脉滴注，配合低分子量肝素皮下注射，每日 2 次。

（3）重组组织型纤溶酶原激活剂

组织型纤溶酶原激活剂（t-PA）是一种丝氨酸蛋白酶，相对分子质量 70000，半衰期 5min 左右，是人体内的一种纤溶解酶活化物，它与纤维蛋白结合，使血栓局部的纤溶酶原转化为纤溶酶，从而使血栓溶解。血管内皮细胞除生成纤溶酶原激活剂外，同时还生成一种快速作用的 t-PA 抑制剂，两者处于平衡状态。生理情况下，t-PA 具较弱的纤溶酶原激活作用，当结合纤维蛋白后，致构形变化，使 t-PA 与纤溶酶原结合力增加 600 倍，所以生理情况下 t-PA 具相对纤维特异性，溶栓的同时不引起全身纤溶激活状态。基因重组的组织型纤溶酶原激活剂（rt-PA）是一种相对分子质量为 65000 的糖蛋白，含 527 个氨基酸，其具有血栓溶解快，纤维蛋白特异性高及对生成时间较长的血栓仍有作用等特点。rt-PA 无抗原性，重复使用效价不降低，激活全身纤溶系统不显著。用法：国外较为普遍的用法为加速给药方案，首先静脉注射 15mg，继之在 30min 内静脉滴注 0.75mg/kg（不超过 50mg），再在 60min 内静脉滴注 0.5mg/kg（不超 35mg）。给药前静脉注射肝素 5000U，继之以 1000U/h 的速率静脉滴注，以 APTT 结果调整肝素给药剂量，使 APTT 维持在 60~80s。鉴于东西方人群凝血活性可能存在差异，以及我国脑出血发生率高于西方人群，我国进行的 TUCC 临床试验，应用 8mg rt-PA 静脉注射，42mg 静脉内滴注 90min，配合肝素静脉应用，也取得较好疗效，90min 冠状动脉造影通畅率达到 79.3%。

2. 溶栓治疗的适应证

①持续性胸痛超过 30min，含服硝酸甘油片症状不能缓解。两个或两个以上相邻导联 ST 段抬高，或提示 AMI 病史伴左束支传导阻滞，起病时间<12h，年龄<75 岁。对前壁心肌梗死、低血压或心率增快（>100 次/min）患者治疗意义更大。②ST 段抬高，年龄≥75 岁。对这类患者，无论是否溶栓治疗，AMI 死亡的危险性均很大。对年龄≥75 岁的患者溶栓治疗降低病死率的程度低于 75 岁以下患者，治疗相对益处减少；但对年龄≥75 岁的

AMI 患者溶栓治疗每 1000 例患者仍可多挽救 10 人生命。因此，慎重权衡利弊后仍可考虑溶栓治疗。③ST 段抬高，发病时间 12~24h，溶栓治疗收益不大，但在有进行性缺血性胸痛和广泛 st 段抬高并经过选择的患者，仍可考虑溶栓治疗。④高危心肌梗死，就诊时收缩压>180mmHg 和（或）舒张压>110mmHg，这类患者颅内出血的危险性较大，应认真权衡溶栓治疗的益处与出血性卒中的危险性。对这些患者首先应镇痛、降低血压，将血压降至 150/90mmHg 时再行溶栓治疗，但是否能降低颅内出血的危险性尚未得到证实。对这类患者若有条件应考虑直接 PCI 或支架置入术。⑤虽有 ST 段抬高，但起病时间>24h，缺血性胸痛已消失者或仅有 ST 段压低者不主张溶栓治疗。

3. 溶栓治疗禁忌证及注意事项

①既往任何时间发生过出血性脑卒中，一年内发生过缺血性脑卒中或脑血管事件。②颅内肿瘤。③近期（2~4 周）活动性内脏出血（月经除外）。④可疑主动脉夹层。⑤入院时严重且未控制的高血压或慢性严重高血压病史。⑥目前正在使用治疗剂量的抗凝药，已知的出血倾向。⑦近期（2~4 周）创伤史，包括头部外伤、创伤性心肺复苏或较长时间（>10min）的心肺复苏。⑧近期（2~3 周）外科大手术。⑨近期（2 周）在不能压迫部位的大血管穿刺。⑩曾使用链激酶（尤其 5 天~2 年内使用者）或其过敏的患者，不能重复使用链激酶。

4. 再灌注成功的评判

临床判断：①心电图抬高的 ST 段于 2h 内回降>50%。②胸痛于 2h 内基本消失。③2h 内出现再灌注性心律失常，或低血压状态。④血清 CK-MB 峰值提前出现在发病 14h 内。具备上述四项中两项或以上者，考虑再通；但第②和③两项组合不能被判定为再通。

冠状动脉造影检查观察血管再通情况，通常采用 90min 冠状动脉造影所示血流 TIMI 分级。

TIMI 0 级：梗死相关冠状动脉完全闭塞，远端无造影剂通过；

TIMI 1 级：少量造影剂通过血管阻塞处，但远端冠状动脉不显影；

TIMI 2 级：梗死相关冠状动脉完全显影但与正常血管相比血流较缓慢；

TIMI 3 级：梗死相关冠状动脉完全显影且血流正常。

根据 TIMI 分级达到 2、3 级者表明血管再通，但 2 级者通而不畅。

（二）直接经皮冠状动脉介入治疗（PCI）

急性心肌梗死早期溶栓治疗使血管再通，可明显降低病死率并改善幸存者左心室功能。但溶栓治疗有许多限制：在全部 AMI 患者中大约仅有 1/3 适宜并接受溶栓治疗，而不适宜溶栓治疗的患者其病死率大大高于适于溶栓的患者；不论应用何种溶栓剂、采用何种给药方法，其用药后 90min 通畅率最多达到 85%，达到 TIMI 3 级血流者至多 50%～55%；另外，溶栓治疗后由于残余狭窄的存在，15%～30% 缺血复发；且 0.3%～1% 发生颅内出血。由于以上限制，AMI 的介入性治疗近年来被较广泛应用并取得重要进展。

直接 PCI 的适应证：①在 ST 段抬高和新出现或怀疑新出现左束支传导阻滞的 AMI 患者，直接 PCI 作为溶栓治疗的替代治疗，但直接 PCI 必须由有经验的术者和相关医务人员在有适宜条件的导管室、于发病 12h 内实施，或虽超过 12h 但缺血症状仍持续时，对梗死相关动脉进行 PCI。②急性 ST 段抬高型心肌梗死或新出现左束支传导阻滞的 AMI 并发心源性休克患者，年龄<75 岁，AMI 发病在 36h 内，并且血管重建术可在休克发生 18h 内完成，应首选直接 PCI 治疗。③适宜再灌注治疗而有溶栓治疗禁忌证者，直接 PCI 可作为一种再灌注治疗手段。④发病<3h 的，就诊至开始球囊扩张时间减去就诊至溶栓治疗时间<1h，选择 PCI；>1h，则选择溶栓。

四、AMI 规范化治疗

(一) 诊断与危险评估

AMI 疼痛通常在胸骨后或左胸部，可向左上臂、颌部、背部或肩部放射；有时疼痛部位不典型，可在上腹部、颈部、下颌等部位。疼痛常持续 20min 以上，通常呈剧烈的压榨性疼痛或紧迫、烧灼感，常伴有呼吸困难、出汗、恶心、呕吐或眩晕等症状。应注意非典型疼痛部位、无痛性心肌梗死和其他不典型表现，女性常表现为不典型胸痛，而老年人更多地表现为呼吸困难。要与急性肺动脉栓塞、急性主动脉夹层、急性心包炎及急性胸膜炎等引起的胸痛相鉴别。急诊科对疑诊 AMI 的患者应争取在 10min 内完成临床检查，描记 18 导联心电图并进行分析，对有适应证的患者在就诊后 30min 内开始溶栓治疗或 90min 内直接急诊 PCI 开通梗死相关血管。

急性、进展性或新近心肌梗死的诊断：新近坏死的生化标志物明显升高并且逐渐下降（肌钙蛋白），或迅速上升与回落（CK-MB），同时至少具有下列一项：缺血症状；心电图病理性 Q 波；心电图提示缺血（ST 抬高或压低）；冠状动脉介入治疗后。谷草转氨酶（GOT）、肌酸激酶（CK）、肌酸激酶同工酶（CK-MB）为传统的诊断 AMI 的血清标记物，但应注意到一些疾病可能导致假阳性，如肝脏疾病、心肌疾病、心肌炎、骨骼肌创伤、肺动脉栓塞、休克及糖尿病等疾病均可影响其特异性。肌红蛋白可迅速从梗死心肌释放而作为早期心肌标记物，但骨骼肌损伤可能影响其特异性，故早期检出肌红蛋白后，应再测定 CK-MB、肌钙蛋白等更具心脏特异性的标记物予以证实。

(二) 急性心肌梗死国际分型

Ⅰ型：因原发性冠状动脉病变，如动脉粥样硬化斑块破裂或内膜撕裂、夹层，导致急性心肌缺血、坏死。

Ⅱ型：因冠状动脉血氧供需失衡所导致的心肌缺血坏死，如冠状动脉痉挛、贫血、低血压等。

Ⅲ型：心脏猝死。

Ⅳa 型：冠状动脉介入手术相关的心肌梗死。

Ⅳb 型：冠状动脉支架内血栓导致的心肌梗死。

Ⅴ型：冠状动脉旁路手术相关的心肌梗死。

（三）治疗

1. 阿司匹林

所有患者只要无禁忌证均应立即口服水溶性阿司匹林或嚼服肠溶阿司匹林 150~300mg。以后 50~150mg/d，终身服用。

2. 氯吡格雷

所有患者只要无禁忌证均应立即口服氯吡格雷 300~600mg，计划直接 PCI 的患者，建议口服 600mg。以后 75mg/d，至少服用 12 个月。

3. 监测

持续心电、血压和血氧饱和度监测，及时发现和处理心律失常、血流动力学异常和低氧血症。

4. 卧床休息

可降低心肌耗氧量，减少心肌损害。对血流动力学稳定且无并发症的 AMI 患者一般卧床休息 1~3d，对病情不稳定及高危患者卧床时间应适当延长。

5. 建立静脉通道

保持给药途径畅通。

6. 镇痛

剧烈胸痛使患者交感神经过度兴奋，产生心动过速、血压升高和心肌收缩功能增强，从而增加心肌耗氧量，并易诱发快速性室性心律失常，应迅速给予有效镇痛剂。可给吗啡 3mg 静脉注射，必要时每 5min 重复 1 次，总量不宜超过 15mg。副作用有恶心、呕吐、低血压和呼吸抑制。一旦出现呼吸抑制，可每隔 3min 静脉注射纳洛酮 0.4mg（最多 3 次）以拮抗之。

7. 吸氧

患者初起即使无并发症，也应给予鼻导管吸氧，以纠正因肺瘀血和肺通气/血流比例失调所致的缺氧。在严重左心衰竭、肺水肿和并有机械并发症的患者，多伴有严重低氧血症，需面罩加压给氧或气管插管并机械通气。

8. 硝酸甘油

AMI 患者只要无禁忌证通常使用硝酸甘油静脉滴注 12~24h，然后改用口服硝酸酯制剂。在 AMI 并且有心力衰竭、大面积前壁梗死、持续性缺氧或高血压的患者发病后 24~48h，应使用硝酸甘油静脉滴注。在有复发性心绞痛或持续性肺充血的患者可连续使用 48h 以上。硝酸甘油的副作用有头痛和反射性心动过速，严重时可产生低血压和心动过缓，加重心肌缺血，此时应立即停止给药、抬高下肢、快速输液和给予阿托品，严重低血压时可给多巴胺。硝酸甘油的禁忌证有低血压、严重心动过缓或心动过速。下壁伴右室梗死时，因更易出现低血压也应慎用。

静脉滴注硝酸甘油应从低剂量开始，即 10mg/min，可酌情逐渐增加剂量，每 5~10min 增加 5~10μg，直至症状控制、血压正常者动脉收缩压降低 10mmHg，或高血压患者动脉收缩压降低 30mmHg 为有效治疗剂量。最高剂量以不超过 100μg/min 为宜，过高剂量可增加低血压的危险。静脉滴注二硝基异山梨酯的剂量范围为 2~7mg/h，开始剂量 30μg/min，观察 30min 以上，如无不良反应可逐渐加量。

9. 抗凝治疗

凝血酶是使纤维蛋白原转变为纤维蛋白最终形成血栓的关键环节，因此抑制凝血酶至关重要。抑制途径包括抑制其生成和直接灭活已形成的凝血酶。目前认为抑制生成较直接灭活在预防血栓形成方面更有效。肝素作为 AMI 溶栓治疗的辅助治疗，随溶栓制剂不同用法亦有不同。rt-PA 为选择性溶栓剂，半衰期短，对全身纤维蛋白原影响较小，血栓溶解后仍有再次血栓形成的可能，故需要与充分抗凝治疗相结合。溶栓前先静脉注射肝素 5000U 冲击量，继之以 1000U/h 维持静脉滴注 48h，根据 APTT 调整肝素剂量。48h 后改用皮下肝素 7500U，每日 2 次，治疗 2~3d。尿激酶和链激酶均为非选择性溶栓剂，对全身凝血系统影响很大，包括消耗因子 V 和Ⅷ，大量降解纤维蛋白原，因此溶栓期间不需要充分抗凝治疗，溶栓后开始测定 APTT，待 APTT 恢复到对照时间 2 倍以内时（约 70s）开始给予皮下肝素治疗。对于因就诊晚已失去溶栓治疗机会，临床未显示有自发再通情况，或虽经溶栓治疗临床判断梗死相关血管未能再通的患者，肝素静脉滴注治疗是否有利并无充分证据，相反对于大面积前壁心肌梗死的患者有增加心脏破裂的倾向。此情况下以采用皮下注射肝素治疗较为稳妥。

低分子量肝素为普通肝素的一个片段，平均相对分子质量在 4000~6500，其抗因子 X 的作用是普通肝素的 2~4 倍，但抗Ⅱa 的作用弱于后者。由于倍增效应，1 个分子因子 Xa 可以激活产生数十个分子的凝血酶，故从预防血栓形成的总效应方面低分子量肝素应优于普通肝素。

10. β 受体阻滞剂

通过减慢心率，降低体循环血压和减弱心肌收缩力来减少心肌耗氧量，在改善缺血区的氧供需失衡，缩小心肌梗死面积，降低急性期病死率方面有肯定疗效，无该药禁忌证的情况下应及早常规应用。常用的 β 受体阻滞剂为美托洛尔、阿替洛尔，前者常用剂量为 25~50mg，每日 2 次或 3 次，后者为 6.25~25mg，每日 2 次。用药需严密观察，使用剂量必须个体化。在较急的情况下，如前壁 AMI 伴剧烈胸痛或高血压者小受体阻滞剂亦可静脉使用，美托洛尔静脉注射剂量为 5mg/次，间隔 5min 后可再给予 1~2 次，继以口服剂量维持。

第二节　高血压

一、高血压的定义

高血压是引起致死性和致残性心脑血管事件的最主要危险因素，例如脑卒中、心肌梗死、心力衰竭、肾衰竭等，血压水平越高，心血管不良事件的危险也越大。

在自然人群中，动脉血压水平是随着年龄的增加而升高的，在正常和血压升高之间很难划出一个明确的界限。"正常血压"和"高血压"的分界线，只能人为地以一种实用的方法加以规定，理论上这个分界线应该是能区别有病和无病的最佳血压水平。目前主要是将流行病学调查资料、高血压人群的治疗随访数据，以及严格实施的降压药物临床随机对照试验结果，进行综合评估和相互印证，确定出在某一血压水平，高于此血压水平的人群接受降压治疗后，可以减少人群的心、脑、肾并发症，改善其预后，则这种血压水平就是高血压。因此，高血压的诊断标准并不是一成不变的。随着流行病学和临床研究不断发展与进步，在若干年后，再来评价原先采用的高血压诊断标准是否完善，常常重新修订血压分类的标准。

二、高血压病因及病理生理学

对 90%~95% 的高血压患者来说，无法明确存在单一的、可逆性致血压升高的病因，这些高血压患者即为原发性高血压。然而，绝大多数原发性高血压患者可确认存在稳定的行为因素——习惯性过多摄入能量、盐分和酒精，促进血压升高。其余 5%~10% 的高血压患者中，可确诊一种少见而明确的机制，即为继发性高血压。在器官系统水平，高血压是有关促进血管收缩和肾脏钠潴留的功能机制增强或血管舒张和肾脏钠排除的功能机制逐步丧失的结果。神经、激素以及血管等诸多机制均参与其中。神经激素的活化削弱血管功能（如内皮依赖的血管舒张）和结构（如内向重构），在高血压出现之前的早期发病中具有重要意义。

影响血压的最重要行为因素与饮食摄入热量和盐分有关。在各种人群中，高血压的患病率随体重指数呈线性增加。人们越来越多地关注代谢综合征，而代谢综合征常常合并高血压。代谢综合征指一组常见的临床表现是：以高血压和腹部肥胖、胰岛素抵抗和葡萄糖耐量异常，以及以三酰甘油升高和高密度脂蛋白胆固醇低下为特点的血脂异常类型。体重增加导致高血压的机制尚未完全阐明，但是，体重增加可致血浆容量扩张以及交感神经过度活化。交感神经过度活化是为了代偿性消耗脂肪，但是，却引起周围血管收缩，肾脏的水钠潴留，以及血压升高。某些肥胖患者，睡眠呼吸暂停是高血压的重要原因。此类人群即使在清醒时段，由于反复的动脉血氧饱和度低下，使颈动脉窦化学感受器敏感性增高，导致持续性交感神经过度活化而致血压升高。

饮食中钠盐摄入是人类高血压的另一个关键行为因素。成人高血压发病与饮食中钠盐摄入量呈紧密的线性相关。然而，不同个体间的血压对饮食钠盐负荷和限钠饮食的反应存在显著的差别，提示遗传背景在钠盐与血压关系中的重要性。

三、高血压的诊断策略

（一）血压测量方法

1. 诊所血压

诊所血压是最常用和最基本的血压检测方法，准确地测量诊所血压是高血压诊断以及评估患者心血管危险的基础。正确的测量方法是：患者取靠背坐位，赤裸手臂置于心脏水平，静息 5min 后至少测量 2 次。将袖带充气至桡动脉搏动消失的更高 20mmHg 左右，再以 3~5mmHg/s 的速度为袖带放气。每次就诊时至少测量 2 次以上血压值，相隔 1~2min 重复测量，取 2 次读数的平均值记录。如果收缩压或舒张压的 2 次读数相差 5mmHg 以上，应再次测量，取 3 次读数的平均值记录。取其平均值作为本次就诊时的血压水平并记录。在测信血压前 30min 内不能吸烟和饮用咖啡。

由于正常情况下人体血压在整个 24h 内变化明显，因此，高血压的诊断不可基于一次测量的血压水平升高而做出。应根据至少 2 次非同日就诊时血压水平来诊断是否为高血压，血压分为正常，正常高值，或高血压。当一个人的平均收缩压和舒张压-收缩压落入不同的血压分级时，采纳更高的分级。

2. 家庭自测血压

具有独特优点，可重复性较好，且无白大衣效应。可用于评估血压水平及降压治疗的效果，增强患者对治疗的主动参与，改善治疗的依从性。在诊所外自我监测血压能使患者更关心自己的健康，并为医疗决策提供更好的日常血压估计。家庭自测血压在评价血压水平和指导降压治疗上已经成为诊所血压的重要补充。

推荐使用符合国际标准的上臂式全自动或半自动电子血压计，每个患者的家庭血压测量仪均须在诊所检查以确认其准确性。为了减少测量误差，还应该告知患者固定时段测量血压，并记录所有的测量值。当采用家庭血压自我监测时，血压读数的报告方式可采用每周或每月的平均值。绝大多数患者在诊所血压常常比家庭自测血压或家外日常生活中测量的血压更高一些。家庭自测血压 135/85mmHg 相当于诊所血压 140/90mmHg。

3. 动态血压监测

自动测量患者在日常活动中整个 24h 的血压，包括睡眠的时候。应使用符合国际标准的监测仪。可用于诊断白大衣性高血压、隐蔽性高血压、顽固难治性高血压、发作性高血压或低血压，评估血压升高的严重程度。

动态血压监测是发现夜间高血压的唯一方法。正常人血压在夜间睡眠时降低而在清晨唤醒开始活动后急剧升高。持续夜间高血压进一步增加了已经积聚于心血管系统上的血压负荷。与白天高血压或诊所高血压相比，夜间高血压预测心血管转归的能力更强。清晨血压急剧升高与脑卒中、心肌梗死和心脏猝死的发病高峰密切相关。因此，理想的降压药物治疗应该精确地将整个 24h 血压水平调整到正常状态，尤其是对那些高危患者。

诊所血压升高的患者中，家庭自测血压或动态血压监测正常者多达 1/3。"单纯诊所高血压"或"白大衣高血压"指的是：24h 血压测量完全正常，而诊所血压升高且无靶器官损害。这种血压升高被认为是由于在诊所测量血压时一过性肾上腺反应的结果。

然而，很多患者并非纯粹的白大衣高血压。相反，常常表现为"白大衣加剧"了患者需要治疗的原有持续性动态或夜间高血压。另外一些患者，由于日常生活中的工作或家庭应激、吸烟或其他肾上腺刺激引起交感神经过度活化，导致日常血压升高，而当患者到诊所就诊时这些刺激已经消逝，故而诊所血压会低估动态血压水平。动态血压监测可以防止对这种"蒙面高血压"的漏诊和漏治，目前，高血压患者中 10% 为蒙面高血压，并且心血管危险明显增加（尽管诊所血压正常）。此外，在多达 30% 接受治疗的持续诊所血压升高患者中，动态血压监测如实记录血压足够或过度血压控制，避免过度治疗。

（二）高血压患者的心血管危险分层

绝大多数血压水平处于高血压病前期或高血压病诊断范围的患者均同时存在一种或更

多的其他动脉粥样硬化危险因素。其他危险因素的合并存在可大大加剧收缩压水平升高导致心血管危险增加的强度。

根据国际高血压流行病学资料以及可获得的我国心血管流行病学数据，总结了适合我国高血压患者心血管风险评估的危险分层。

低危组：男性年龄<55岁、女性年龄<65岁，高血压I级、无其他危险因素者，属低危组。典型情况下，10年随访中患者发生主要心血管事件的危险<15%。

中危组：高血压2级或1~2级同时有1~2个危险因素，患者应给予药物治疗，开始药物治疗前应经多长时间的观察，医生需予十分缜密的判断。典型情况下，该组患者随后10年内发生主要心血管事件的危险为15%~20%，若患者属高血压1级，兼有一种危险因素，10年内发生心血管事件危险约15%。

高危组：高血压水平属1级或2级，兼有3种或更多危险因素、兼患糖尿病或靶器官损害或高血压水平属3级但无其他危险因素患者属高危组。典型情况下，他们随后10年间发生主要心血管事件的危险为20%~30%。

很高危组：高血压3级同时有1种以上危险因素或兼患糖尿病或靶器官损害，或高血压1~3级并有临床相关疾病。典型情况下，随后10年间发生主要心血管事件的危险最高达≥30%，应迅速开始最积极的治疗。

（三）排查继发性高血压

对90%~95%的高血压患者来说，无法明确存在单一的可逆性致血压升高的病因，即继发性高血压患者在高血压人群中只是少数。因此，如果对每个高血压患者均彻底排查继发性高血压的病因，耗费巨大，且效益/成本比很低。但是在两种情况下却是至关重要：初次评估时发现患者存在必须进一步检查的线索；高血压进展严重以至于多种药物强化治疗无效或者需要住院处理。

四、高血压的治疗策略

治疗高血压的主要目的是最大限度地降低心血管发病和死亡的总危险。因此，在治疗高血压的同时，应全面干预患者所有可逆性危险因素（如吸烟、血脂异常或糖尿病），并适当处理患者同时存在的各种临床情况。危险因素越多，其程度越严重，若还兼有临床情况，主要心血管病的绝对危险就更高，干预和治疗这些危险因素的力度应越大。

（一）降压治疗的启动

对绝大多数高血压患者，一般接受终身抗高血压治疗的起始血压水平为140/90mmHg；对合并糖尿病或慢性肾病的高危患者，更低的血压水平130/80mmHg就应开始接受降压治疗；老年单纯收缩压>150mmHg。

（二）生活方式改变

在血压水平达到高血压出现之前，如果能够早期采取生活方式改变并持之以恒，那么肯定能预防数以百万计的新发高血压患者。然而，一旦高血压出现，那么终身服药即为有效治疗的基石，生活方式改变只能作为附加措施，而不能替代药物治疗。生活方式改变可以减少需要使用的药物，获得对相关心血管危险因素控制有益的影响，强化患者在控制血压中的主观能动性。

改善生活方式在任何时候对任何患者（包括血压为正常高值和需要药物治疗的患者）都是一种合理的治疗，其目的是降低血压、控制其他危险因素和并存临床情况。改善生活方式对降低血压和心血管危险的作用已得到广泛认可，所有患者都应采用，这些措施包括：戒烟；减轻体重·体重指数（kg/m^2）应控制在 24 以下；节制饮酒，每日酒精摄入<25g；减少钠盐摄入量，每人每日食盐量不超过 6g；适当运动，每周 3~5 次，每次持续 20~60min 即可；多吃水果和蔬菜，减少食物中饱和脂肪酸的含量和脂肪总量，注意补充钾和钙；减轻精神压力，保持心理平衡。

（三）药物治疗

高血压的降压治疗目的是通过充分降低血压和减少相关代谢异常，以降低心血管事件和终末期肾病的危险，而不影响患者的生活质量。常常需要采取二药、三药或者更多不同种类药物的多药联合治疗方案，以达到目前推荐的血压控制目标，特别是在那些高危的患者中。低剂量固定药物联合可以发挥协同降压作用，最大程度减少副作用，并且降低药片数量以及药物费用。对大部分高血压患者，小剂量阿司匹林和降脂治疗应作为全面降低心血管危险策略的组成部分。

常用降压药物：目前推荐常用于初始降压并长期维持血压控制的药物主要有以下 5 类，即利尿药、β 受体阻滞剂、血管紧张素转换酶抑制剂（ACEI）、血管紧张素 II 受体阻滞剂（ARB）、长效钙离子拮抗剂。

其他可用于降压的药物种类还有直接肾素抑制剂（阿利吉伦），α 肾上腺素能阻滞剂，中枢交感神经抑制剂和直接血管扩张剂等。

大多数慢性高血压患者应该在 1~3 个月内逐渐降低血压至目标水平，这样对远期事件的减低有益。推荐应用长作用制剂，其作用可长达 24h，每日服用一次，这样可以减少血压的波动、降低主要心血管事件的发生危险和防止靶器官损害，并提高用药的依从性。强调长期有规律的抗高血压治疗，达到有效、平稳、长期控制的要求。临床实践中，给特定的患者选择最适合的降压药物应该基于两方面的考虑：有效降低血压并能预防高血压并发症，同时副作用最少和花费最小；同时治疗合并存在的心血管疾病（如心绞痛，心力衰竭）。

1. 根据病情选择药物

（1）单纯高血压患者

人们一直期望能够给特定高血压患者以降压疗效最好而不良反应最少，并能最大幅度降低心血管危险的降压药物。目前仅有少量的资料提示可根据 DNA 顺序变化来确定某个个体患者的血压对某种特定药物特别敏感。

根据血浆肾素（PRA）水平将高血压患者分为高、低肾素和中间肾素水平 3 组，并将降压药物分为两类，一类是 R 型降压药物，以拮抗肾素—血管紧张素—醛固酮系统为主要作用机制；另一类为 V 型药物，以缩减血容量为主要作用机制的药物。与 V 型降压药物相比，R 型降压药物对低 PRA 患者的降压疗效明显较弱，发生升压反应（收缩压升高>10mmHg）的比例较高（11%对 5%）；无论低、中和高 PRA 水平的患者，V 型降压药物治疗的降压效果均一致，而 R 型药物仅对高 PRA 水平的高血压患者降压反应较好。高血压患者的血浆肾素水平与不同种类药物降压效果有关，较高肾素水平者对 β 受体阻滞剂的降压效应明显，而较低肾素水平者对利尿剂的降压效应明显强于 β 受体阻滞剂。英国高血压学会主张对年轻高血压患者（年龄<55 岁）以一种 ACE 抑制剂、ARB 或 β 受体阻滞剂为起始治疗，因为他们常常是高肾素型高血压；对老年或黑人高血压患者，选择一种 CCB 或利尿剂，这些患者常常为低肾素型高血压。

目前由于检测 PRA 的可及性以及重复性存在相当大问题，尚无法用于临床高血压患者初始药物的选择依据。但是，考虑年龄、地域饮食、疾病等特点，鉴于 CCB 或利尿剂类降压药物适用于各类 PRA 水平的患者，因此，V 型降压药物可作为常规初始治疗选择，在此基础上增加其他类型降压药物，疗效可能更好。

（2）特殊高血压患者

①冠心病：稳定型心绞痛时首选 β 受体阻滞剂或长作用钙拮抗剂或 ACE 抑制剂；急性冠脉综合征时选用 β 受体阻滞剂和 ACE 抑制剂；心肌梗死后患者用 ACE 抑制剂、β 受体阻滞剂和醛固酮拮抗剂。

②心力衰竭：首选 ACE 抑制剂和 β 受体阻滞剂；亦可将 ACE 抑制剂、β 受体阻滞剂、ARB 和醛固酮受体拮抗剂与袢利尿剂合用。

③糖尿病：首选 ACEI 或 ARB，必要时用钙拮抗剂、噻嗪类利尿剂、β 受体阻滞剂。

④慢性肾病：ACEI、ARB 有利于防止肾病进展，为了最大程度保护肾功能，CCB 不应作为起始的降压药物，而应该在 ACE 抑制剂或 ARB 作为起始治疗后一起使用。重度患者可能须合用袢利尿剂。

2. 优化降压——降低血压变异性

血压变异性是指一定时间内血压波动的程度。通常以不同时间多次血压读数的标准差、变异系数，或独立于均值的变异系数等来表示。根据观察周期的长短，血压变异分为短时血压变异和长时血压变异，前者指24h内（通过动态血压监测）的血压变异性，后者指数周（家庭血压监测）或数月乃至数年（随访间）内的血压变异性。

血压变异性有可能成为新的高血压诊断指标，亦可能成为预测心血管风险的另一指标，对心脑血管事件进行风险预测，并且还可用来选择降压药物。鉴于CCB类药物在降低血压变异性方面的优越性，建议<55岁的高血压患者也应将CCB类药物作为初始降压治疗药物的选择之一。

针对高血压患者选用2种降压方案：一组给予钙拮抗剂氨氯地平联合血管紧张素转化酶抑制剂（ACEI）培哚普利；另一组给予β受体阻滞剂阿替洛尔联合利尿剂苄噻嗪。β受体阻滞剂联合利尿剂方案在血压的稳定性、预防脑卒中和心血管事件方面均劣于钙拮抗剂联合ACEI。钙拮抗剂优于受体阻滞剂，这可能相当大程度上归益于钙拮抗剂组患者血压变异性的降低。血压变异性与心肌梗死和其他冠状动脉事件的风险有直接关联。研究者最后提出今后降低血压变异性将成为治疗高血压病的主要目标，更多关注血压控制的平稳性，而不是仅仅关注血压降低的平均水平。

3. 联合降压药物的优化选择

联合抗高血压药物治疗能够以分别较小的剂量获得与单一药物加倍剂量相似或更大的降压幅度，因而大大提高抗高血压药物治疗的降压达标率。在多个抗高血压药物的临床试验中，对轻中度（一级和二级）高血压患者，联合抗高血压药物的降压达标率均达到70%以上；对重度（三级）高血压患者，能获得更好的疗效，降压幅度更大，血压控制达标率更高。同时，由于使用分别较小的剂量以及药物作用机制不同，临床不良反应发生率降低，长期接受治疗的安全性和耐受性显著提高。

无论是ACE抑制剂联合利尿剂还是ACE抑制剂联合钙拮抗剂，均能获得良好的降压效果。即使对基线血压并不很高或已得到一定程度控制的高血压患者，在以ACE抑制剂为基础的联合降压治疗中，都能进一步获得更好的血压控制，降压达标率显著提高。

目前优先推荐ACE抑制剂或ARB+钙拮抗剂以及ACE抑制剂或ARB+利尿剂的联合。亦可采用β受体阻滞剂+利尿剂，钙拮抗剂+利尿剂，二氢吡啶类钙拮抗剂+β受体阻滞剂，肾素抑制剂+利尿剂，肾素抑制剂+ARB，利尿剂+保钾利尿剂等。不建议下列联合：ACE抑制剂+ARB，ACE抑制剂或ARB+β受体阻滞剂，非二氢吡啶类钙拮抗剂+β受体阻滞剂，中枢性降压药+β受体阻滞剂。

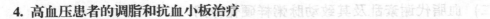

4. 高血压患者的调脂和抗血小板治疗

在采取抗高血压药物治疗以及生活方式改变的同时，应考虑使用低剂量阿司匹林（100mg）和降脂药物作为综合降低心血管危险的一部分，以获得更大的心血管危险降低。在接受治疗的高血压患者中，收缩压降低至<150mmHg后，低剂量阿司匹林能降低心肌梗死达36%，而不增加颅内出血的危险。

对存在其他心血管危险因素，并且平均低密度脂蛋白胆固醇为3.38mmol/L中度高血压的患者，在抗高血压药物治疗方案的基础上，加用10mg阿托伐他汀可减少36%的致死性和非致死性心肌梗死，并且致死性和非致死性脑卒中减少27%。因此，对此类患者必须给予他汀治疗，将其低密度脂蛋白胆固醇降低至目标值2.6mmol/L以下。

5. 降压药物与新发糖尿病

肥胖和高血压均为糖尿病的强大危险因素，并且糖尿病进展将急剧增加高血压相关的心血管危险。已经有大量一致的证据表明，新发糖尿病的危险进一步受抗高血压药物种类的选择所影响。这种危险在使用大剂量噻嗪类利尿剂和标准剂量β受体阻滞剂，尤其是利尿剂与β受体阻滞剂联合治疗后显著增大；钙拮抗剂可能不增加新发糖尿病的危险；而ACE抑制剂或血管紧张素受体拮抗剂以及α受体阻滞剂均能降低此危险。

第三节　血脂代谢紊乱

一、血脂代谢基本概念

（一）血脂与脂蛋白

血脂是血浆中的胆固醇（TC）、三酰甘油（甘油三酯，TG）和类脂如磷脂等的总称。与临床密切相关的是胆固醇和三酰甘油。人体内胆固醇主要以游离胆固醇及胆固醇酯的形式存在。胆固醇及三酰甘油必须与特殊的蛋白质即载脂蛋白（Apo）结合形成脂蛋白，才能被运输至组织进行代谢。血浆脂蛋白成分包括乳糜微粒（CM）、极低密度脂蛋白（VLDL）、低密度脂蛋白（LDL）和高密度脂蛋白（HDL）。此外，还有一种是脂蛋白a，它是利用免疫方法发现的一类特殊脂蛋白，其脂质成分类似LDL，浓度主要与遗传有关。

乳糜微粒是血液中颗粒最大的脂蛋白。正常人空腹12h后，血清中无CM。LDL是血液中胆固醇含量最多的脂蛋白，血清胆固醇浓度的升高与LDL-C水平呈平行关系，LDL中的载脂蛋白以ApoB为主。HDL是颗粒最小的脂蛋白，以ApoA为主，FIDL能将胆固醇从周围组织转运到肝脏进行再循环或以胆酸形式排泄。

（二）血脂代谢紊乱及其致动脉粥样硬化作用

血脂代谢紊乱，是指 TC、TG 和低密度脂蛋白胆固醇异常升高，同时高密度脂蛋白胆固醇（HDL-C）的异常降低也是一种常见的表现。LDL-C 水平是致动脉粥样硬化的重要因素。目前血脂致动脉硬化的作用机制主要环节有以下几方面。

1. 炎症

众多致动脉粥样硬化的危险因素都通过炎症改变动脉的生理特性，促进损伤的形成和进展。氧化改变的 LDL 及其组分激发炎症并促进动脉硬化这一理论已得到业界一致肯定，但目前对氧化改变的介质和生化基质基础研究尚不完全。除氧化改变 LDL 外，富含 TG 的脂蛋白也促进炎症的发展。

2. 脂蛋白和动脉硬化的启动

对动脉硬化病理生理机制研究都以脂蛋白分子家族为中心，当 LDL 过多时，它可积聚于动脉管壁，单层的内皮细胞通透性增加是 LDL 原位积聚的原因之一，使局部损伤形成。脂蛋白分子是与细胞外基质成分结合沉积于动脉粥样硬化内膜中。部分生化刺激物也会改变血管平滑肌细胞行为，促使内膜细胞外基质产生，为动脉硬化发生发展提供基础。不同分子大小 LDL 与细胞外基质结合能力有所不同，小而密 LDL 比大而疏 LDL 更能与动脉壁胶原多糖结合，小而密 LDL 更易在高三酰甘油和低 HDL 水平患者中积聚，后者常见于代谢综合征和糖尿病血脂异常患者，这也解释了为何在同等 LDL-C 水平的患者中，糖尿病患者动脉硬化损伤更重。除上述已确定的 LDL 种类与细胞外基质相互关系外，还有一些"酶类"也促进 LDL 分子在动脉内膜积聚，如脂蛋白酯酶可在 LDL 分子和细胞外基质结合中起桥梁作用、巨噬细胞可在动脉壁中合成脂蛋白酯酶、动脉粥样硬化局部磷脂酶过度分泌也是 LDL 分子与内膜胶原多糖结合增加、神经磷脂酶也促使 LDL 分子与胶原多糖结合。

3. 高密度脂蛋白

HDL 是动脉粥样硬化的保护因子。HDL 能转运富脂泡沫细胞中的脂质，新生不成熟的 HDL 分子通过转运胆固醇，成为成熟 HDL 分子。清除受体 BI 能在肝脏吸收由 HDL 转运而来的胆固醇。HDL 分子能介导富胆固醇细胞中的脂质外流，因此提高血浆 HDL 水平能促进胆固醇的逆向转运，从而有心血管保护作用。HDL 分子除有转运胆固醇作用外，它还是抗炎症和抗氧化蛋白的载体，HDL 分子能催化与 LDL 氧化相关的磷脂酶。输注 HDL 能限制损伤血管细胞黏附因子表达，支持 HDL 有抗炎症的作用。

4. 脂质条纹形成

LDL 分子在动脉内膜的滞留和积聚启动了炎症过程，导致局部损伤形成。高脂血症的首个细胞外反应是白细胞聚集，动脉内皮细胞通常对白细胞有抵抗作用。但是，在氧化脂蛋白和炎症蛋白介质如细胞因子等的作用下，内皮细胞能改变其在血管腔表面的结构，使其易与白细胞黏附。白细胞一旦与内皮细胞相黏附，即可在化学趋化信号作用下穿透进入内膜。除分子黏附外，高脂血症提高了动脉对单核细胞化学趋化因子的分泌。动脉粥样硬化处有肥大细胞聚集，肥大细胞产物可能促进致动脉硬化前体物质的产生、促进脂蛋白分子结构重建，使其致动脉硬化能力加强。单核细胞一旦在动脉内膜附着，就可转变为巨噬细胞，在动脉硬化斑块中，组织巨噬细胞即泡沫细胞特点是细胞内大量胆固醇积聚形成小滴状，组织学研究中表现为细胞质中有泡沫样物质。因此，炎症细胞在炎症介质介导下形成了早期动脉硬化标记——泡沫细胞。泡沫细胞在动脉损伤局部形成，即表现为脂质条纹。

5. 血脂和动脉硬化损伤进展的关系

脂质条纹是动脉硬化的最初表现，如果永远如此，则不会引起临床很多并发症。动脉硬化损伤进展主要包括血管平滑肌细胞增生和复杂的细胞外基质的积聚，后者不仅包括蛋白多糖还包括胶原和弹力纤维。早期动脉硬化损伤处进展时，其各组分都呈特征性地分布，在典型的离心性动脉粥样硬化处，富含脂质的脂核表面由平滑肌细胞和细胞外胶原基质形成的纤维帽覆盖，脂核中存在巨噬泡沫细胞。胆固醇可以胆固醇酯或胆固醇单水化合物形式存在于斑块中，后者呈结晶状。

6. 动脉硬化血栓形成

当动脉硬化进展时，主要的变化在于斑块中的脂核，巨噬细胞不仅增生，同时也凋亡，在凋亡的同时，细胞肿胀，促使富脂巨噬细胞释放其内容物至细胞间质，同时，斑块表面平滑肌细胞也出现凋亡，细胞群的修复能力下降，细胞外基质完整性出现严重破坏，脂核中的血栓前物质直接与血管腔内容物接触。原位血栓形成可因微血管出血所致。很多突然动脉阻塞事件并非发生于严重血管狭窄处，表明动脉粥样硬化斑块生理功能破坏是许多致死性冠脉栓塞和急性心梗的激发因素，而斑块纤维帽破裂是斑块生理功能破坏的最突出原因，这类斑块往往有大的脂核、大量炎症细胞聚集、纤维帽薄弱。斑块破裂后，血小板黏附于暴露的胶原，从而激发一系列的血栓形成过程。

二、血脂水平的冠心病危险性评估

心血管病的危险性不仅取决于个体具有某一危险因素的严重程度，而且更取决于个体同时具有危险因素的数目，即危险因素的数目和严重程度共同决定了个体发生心血管病的危险程度。高血压是中国人群动脉硬化的一个最重要因素，因此中国血脂治疗指南建议，按照有无冠心病及其等危症、有无高血压、其他心血管危险因素的多少，结合血脂水平来综合评估心血管病的发病危险，将我国人群进行危险性高低分类。

三、调脂治疗

（一）调脂治疗对动脉硬化斑块的作用

随着胆固醇水平和 LDL-C 水平的增加，缺血性心血管病危险性增高。而 HDL-C 水平越低，则缺血性心血管病危险性增加。血脂异常时冠心病发病的危险性与外国人群相同，因此对我国患者进行血脂异常防治有着重要的公共卫生意义。

斑块演变既可以从动脉硬化恶化方向发展，也可以从促进斑块生理功能改善方向发展，积极降脂治疗能使斑块含脂量下降，内膜纤维组织含量增加，同时因巨噬细胞积聚引起的炎症反应减少，炎症介质表达下降，调脂治疗还能抑制氧化应激产物生成，促进内皮细胞扩血管作用。有趣的是，斑块生理功能得到改善的同时不伴随血管固定狭窄处管径的改变。斑块容积改变同时，无血管管径的显著改善。降脂治疗能逆转斑块，改善狭窄；还能降低组织因子、炎症前介质等产生及活性。尽管抗动脉粥样硬化治疗中生活方式干预是最重要的基石，他汀类药物积极有效地降低临床事件、改善预后也使其在临床治疗中得到广泛应用，既能降低血脂水平，又有直接的抗炎症作用，这种作用可能独立于降 LDL作用。

（二）调脂治疗目标

血脂异常治疗最主要目的是为了防治动脉粥样硬化临床事件，以冠心病为主要代表，所以应根据已有冠心病或冠心病等危症以及有无心血管危险因素，结合血脂水平进行全面评价，以决定治疗措施及血脂的目标水平。

由于血脂异常与饮食和生活方式有密切关系，所以饮食治疗和改善生活方式是血脂异常治疗的基础措施。无论是否进行药物调脂治疗，都必须坚持饮食控制和生活方式调整。根据血脂异常的类型及治疗需要达到的目的，选择合适的调脂药物。在选择药物治疗时，需全面了解患者冠心病及其伴随的危险因素情况。调脂治疗应将降低 LDL-C 作为首要目标，根据不同危险人群，开始药物治疗的 LDL-C 水平以及需要达到的 LDL-C 目标值有较大不同。

（三）调脂治疗原则

首诊发现血脂异常时，应立即开始必要的饮食控制和生活方式干预，6~8 周后，检测患者血脂水平，如果已达标或有明显改善，应继续饮食和生活方式干预。不能调脂达标者，应考虑加用药物治疗。

四、血脂异常的药物治疗

临床上供选用的调脂药物可分为几类：他汀类；贝特类；烟酸类；胆固醇吸收抑制剂；胆酸螯合剂；其他。

（一）他汀类

他汀类（statins）为 HMG-CoA 还原酶抑制剂，具有竞争性抑制细胞内胆固醇合成早期过程中限速酶的活性，继而上调细胞表面 LDL 受体，加速血浆 LDL 的分解代谢，还可抑制肝脏 VLDL 的合成。因此，他汀类能显著降低 TC、LDL-C 和 ApoB 水平，同时也降低 TG 水平和轻度升高 HDL-C。此外，他汀类还可能具有抑制炎症反应，改善斑块稳定性，降低 C 反应蛋白。他汀类药物在发挥降脂作用前，就能快速发挥血管内皮细胞保护功能。随着 LDL-C 和 C 反应蛋白降低外，他汀类药物治疗在冠心病防治史上具有里程碑式的意义，除显著降低 LDL-C 外，冠心病患者死亡率和致残率明显下降。它众多额外有益作用是独立于其降 LDL-C 作用之外的。应用他汀类药物每降低 1%LDL-C，则首发心脏事件风险下降 0.88%。

无论是一级预防（有危险因素患者预防血管事件）还是二级预防（已有血管事件发生者，预防再发事件），他汀类药物都有相似的作用。他汀类对男性或女性作用相似，对高龄人群的作用与其他年龄群相似，对糖尿病、高血压患者降低心血管事件作用尤其显著。在与活性药物进行对照的实践提示，更强有力降 LDL-C（更强作用他汀类药物或更大剂量的他汀类药物），能更显著降低心血管事件，安全性未受影响。

大多数人对他汀类药物耐受性良好，仅 0.5%~2.0% 病例发生肝酶升高，且呈剂量依赖性，由此引起肝功能进展恶化罕见。减量或停药肝酶可回落至正常。对他汀类药物引起肝脏谷丙转氨酶 3 倍以上增高，或结合胆红素增高并伴临床症状者，停用他汀类药物。对肝酶 1~3 倍增高的患者，需随访肝功能，无须停药。他汀类药物可引起肌病，包括肌痛、肌炎和横纹肌溶解。标准剂量他汀类药物治疗很少发生肌病，但剂量增大或与其他药物合用时，肌病发生率增加。

（二）贝特类

此类药物通过激活过氧化物酶增殖物激活受体 α（PPARα），刺激脂蛋白脂肪酶（LPL）、ApoA I 和 ApoA II 基因的表达，增强 LPL 的脂解活性，有利于去除血液中富含 TG 的脂蛋白，降低血浆 TG 和提高 HDL-C 水平，促进胆固醇的逆向转运，并使 LDL 亚型由小而密颗粒向疏松颗粒转变。作为 PPARα 激动剂，贝特类药物也能降低炎症因子，如白介素-6，纤维蛋白原，C 反应蛋白和肿瘤坏死因子等。

贝特类药物是一线的降低三酰甘油的药物，其降低三酰甘油的幅度与基线三酰甘油水平有关，平均降低空腹三酰甘油水平 30%~50%，它能升高高三酰甘油血症患者的低 HDL-C，但贝特类药物降低 LDL-C 能力低于他汀类药物，其降低高胆固醇血症患者 LDL-C 幅度为 10%~20%。高敏 CRP 是冠心病的独立危险因素，减肥、运动、阿司匹林、他汀类都被证实能降低 CRP，贝特类药物也能降低 CRP。脂蛋白相关磷脂酶 A2（Lp-PLA2）是血管性疾病的生物标记物之一，如脑卒中等，贝特类药物降低 2 型糖尿病合并血脂异常患者 Lp-PLA2 水平与他汀类药物相似。代谢综合征患者血尿酸增高非常常见，贝特类药物有降低尿酸作用（通过增加肾脏分泌）。

对混合型高脂血症患者，20 世纪 80~90 年代曾用他汀类药物和非诺贝特合用，但发现此两类药物合用后肌病和横纹肌溶解危险性显著增加，因此尽管此两药合用降低 LDL-C 和 TG 的作用显著，但药代动力学有相互作用，吉诺贝特能使他汀类药物的曲线下最大浓度增高，肾脏清除减少，提示临床应谨慎合用，以防肌病发生。

贝特类药物常见不良反应为消化不良、胆石症等，也可引起肝酶升高和肌病。绝对禁忌证是严重肾病和严重肝病。

（三）烟酸

烟酸为 B 族维生素，当用量超过作为维生素作用的剂量时，可有明显的降脂作用，其降脂机制可能与抑制脂肪组织中的脂解和减少肝脏中 VLDL 合成和分泌有关。调脂药物中，烟酸是唯一对脂蛋白 a 有强大作用的药物，它也是一个能强力降低高三酰甘油血症患者的三酰甘油水平，使胰腺炎并发症显著下降。

烟酸有速释和缓释两种剂型，速释剂不良反应明显，一般难以耐受。缓释型烟酸不良反应明显减轻，较易耐受。虽然烟酸能全面降低血脂中各组分，但其降 LDL-C 不如他汀类，故他汀类药物与烟酸合用时目前可以选择的一种治疗方法，每日一次固定剂量的他汀类药物（辛伐他汀或瑞舒伐他汀）与缓释烟酸的复方制剂正在临床研发中。

烟酸的常见不良反应有颜面潮红、上消化道不适等。缓释烟酸，一般每日两次用药，其肝毒性较速释制剂大，但每次 1g，每日 2 次用药还是安全的。烟酸可使其尿酸水平增高 10%左右，主要是其竞争性地抑制肾小管分泌尿酸，在部分患者中会引起痛风。

（四）胆固醇吸收抑制剂

胆固醇吸收抑制剂依折麦布口服吸收迅速，广泛的结合成依折麦布-葡萄糖苷酸，作用于小肠细胞的刷状缘，有效地抑制胆固醇和植物固醇的吸收。由于减少胆固醇向肝脏的释放，促进肝脏 LDL 受体的合成，加速 LDL 的代谢。

（五）胆酸螯合剂

胆酸螯合剂能通过阻断胆汁肠肝循环，降低肝脏合成 LDL-C，其单药治疗能降低 LDL

-C 为 5%~30%，有剂量相关性。与他汀类药物合用，能降低 LDL-C 最大至 60%。它有抑制动脉硬化、减少心血管事件的作用。但其给药需大量多次使用，临床用药不方便，且易致胃肠道副作用，因此目前仅把胆酸螯合剂作为高胆固醇血症的二线用药，或患者因安全性需要时考虑，如儿童或拟怀孕妇女。常用的胆酸螯合剂有考来烯胺和考来替泊。此类药物因不吸收，故安全性很好。常见不良反应主要是胃肠道反应，如便秘，可发生在 10%~30%用药患者中。

（六）其他

普罗布考：此药通过掺入大脂蛋白颗粒中影响脂蛋白代谢，产生调脂作用。可使血浆TC 降低 20%~25%，LDL-C 降低 5%~15%，而 HDL-C 也明显降低（可达 25%）。普罗布考还有抗氧化作用。常见副作用包括恶心、腹泻和消化不良等。

五、治疗过程的随访

高血脂患者，饮食与生活方式调整 3~6 个月应复查血脂水平，对不能调脂达标的患者，应开始药物治疗，药物治疗开始后 4~8 周复查血脂及 GPT、GOT 和 CK，如能达到目标值，逐步改为 6~12 个月复查一次，对不能达标者，应调整药物剂量或种类，再经 4~8 周复查。饮食控制和调脂药物治疗必须长期坚持，才能获得临床益处，对高危的心血管病患者，调脂治疗更应积极。

第四节 心律失常

一、心律失常的分类

心律失常分类方法较多，尚未完全统一。根据不同的临床情况和标准有不同的分类方法。

按心律失常发作时心率的快慢可分为快速性和缓慢性心律失常。按发作时血流动力学是否稳定及临床表现分为：第一，血流动力学稳定，无症状或轻微症状。第二，血流动力学不稳定，晕厥前兆（头昏、头晕、乏力或虚脱、黑蒙）、晕厥、心脏骤停。其中"血流动力学不稳定"虽在广泛使用但尚没有严格定义，一般的含义是：心律失常伴有低血压和组织灌注不足，如不及时治疗可能导致休克或心脏骤停。按预后可分为良性和恶性或良性、潜在致命性和致命性。按遗传可分为先天性和获得性心律失常。根据病因可分为冠心病、高血压病、先天性心脏病、心肌病（扩张型心肌病、肥厚型心肌病、致心律失常性右室心肌病）、心脏瓣膜病等。总之，上述分类方法分别或联合应用，有助于依据心律失常的发生原理、频率、严重程度及其病因指导临床医生选择恰当的治疗方案。

二、心律失常的病因

心律失常可见于各种器质性心脏病，其中以冠状动脉粥样硬化性心脏病、心肌病、心肌炎和风湿性心脏病多见，尤其在发生心力衰竭或急性心肌梗死时。发生在健康者或自主神经功能失调患者中的心律失常也不少见，也可见于非心源性疾病如慢性阻塞性肺病、急性胰腺炎、急性脑血管病、甲状腺功能亢进、甲状腺功能减退等，其他常见的病因有电解质紊乱、麻醉、低温、缺氧、胸腔或心脏手术、药物的致心律失常、电击伤、中暑等。部分患者病因不明。

三、心律失常的诊断步骤

（一）病史和体格检查

病史通常能提供足够的信息帮助建立初步的诊断。询问病史时应详细了解发作时患者的感受、心率、节律、每次发作的起止与持续时间、发作的诱因、频率、治疗经过（用过何种药物，药物治疗效果）等。发作时的伴随症状，如有无低血压、昏厥或近乎昏厥、抽搐、心绞痛或心力衰竭等表现。同时需了解患者的既往史，是否有冠心病、高血压、心肌病等。体格检查有助于发现相关病因的体征、心律失常的某些特征及心律失常对血流动力状态的影响。

（二）辅助检查

心电图是诊断心律失常最重要的一项非侵入性检查技术，应记录 12 导联心电图、24h 动态心电图或其他心电监测装置。其他的诊断和评估方法有心电向量图、心脏电生理检查、运动试验、心室晚电位、直立倾斜试验、心率变异性、QT 间期和 QT 离散度等。对于某些特殊患者，基因检测也是诊断的重要组成部分。

四、抗心律失常药物的分类

抗快速性心律失常药物目前广泛使用的是改良的 Vaughan Williams 分类。该分类方法未对地高辛和腺苷进行分类。

腺苷的作用比较复杂，在心脏主要通过心肌细胞腺苷 A1 受体发挥作用，腺苷的直接效应是激活位于心房、窦房结和房室结细胞的外向钾离子流，引起细胞膜超极化，导致窦房结冲动发放速率降低以及一过性房室传导阻滞。腺苷还可通过抑制细胞内环腺苷酸的生

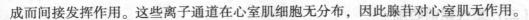

成而间接发挥作用。这些离子通道在心室肌细胞无分布，因此腺苷对心室肌无作用。

抗缓慢性心律失常药物主要可分为以下 3 类：β-肾上腺素能受体兴奋剂包括异丙肾上腺素、沙丁胺醇（舒喘灵）、麻黄碱、肾上腺素等；M 胆碱受体阻滞剂包括阿托品、普鲁苯辛、山莨菪碱（654-2）等；非特异性兴奋、传导促进剂包括糖皮质激素、乳酸钠、氨茶碱、硝苯地平、甲状腺素等。

抗心律失常药物除其治疗作用外，也有产生不良反应的危险，这些不良反应可以分为促心律失常，其他心血管作用如心动过缓或心力衰竭及其他非心血管作用。抗心律失常治疗尤其是长期治疗会有一定的风险，有些可能很高，故在治疗过程中应考虑下列情况：确定治疗是否受益、确定治疗的终点、最大限度地减少风险或治疗的风险不能大于获益、确定治疗的需求、考虑其他的替代治疗。

抗心律失常药物目前仍然是心律失常的基本治疗，药物治疗的地位如下。第一，控制急性发作：房颤复律、控制室率、终止室上性心动过速、室性心动过速等。第二，辅助电复律治疗，减少电复律后心律失常的复发。第三，未接受 ICD、消融治疗的替代治疗，或已置入 ICD 或已接受消融治疗的补充治疗（消融后复发、ICD 后频发放电）。第四，不危及生命但构成症状的心律失常的治疗。

五、心律失常的治疗

对心律失常患者的治疗，首先要有正确的心电图诊断，进一步确定引起心律失常的可能病因。心律失常是否需要治疗取决于患者的症状、基础心脏疾病的严重程度、心律失常的严重程度、对血流动力学的影响及诱因等。治疗的目的是缓解或消除心律失常引起的症状，纠正心律失常引起的血流动力学障碍，阻止心律失常对心脏及人体的进一步损害，延长患者生命。治疗措施选择取决于对心律失常病因和机制的理解，对心律失常带来的风险和治疗风险得益比的评估。

心律失常治疗原则包括：原发疾病和诱因的治疗；发作时终止心律失常，维持正常或接近正常的血液循环状态，减轻或消除症状，预防复发和猝死；治疗措施有药物治疗、非药物治疗，包括电学治疗（电复律、起搏器、消融）和外科手术治疗。

以下简要介绍常见和部分特殊类型心律失常的治疗。

（一）室上性心动过速

室上性心动过速（简称室上速）大多属阵发性，可见于无器质性心脏病及有器质性心脏病患者。室上速发生的主要电生理基础是折返，少数为自律性异常增高或触发活动异常引起，折返可以发生在心脏的任何部位，如窦房结、房室结、心房和旁路等。

（二）室性期前收缩

室性期前收缩，简称室性早搏，可见于器质性心脏病和健康人，其预后意义因不同的心脏情况有很大差异，应对患者进行危险分层。近年的临床观察发现一小部分频发室早的患者可诱发心肌病，但频发室早引起心肌病的确切机制尚不清楚，推测的原因是长期频发室早可能导致心肌能量储备耗竭，心内膜下至心外膜下血流比异常，从而使冠状动脉血流引起心肌缺血，细胞外基质重构，β 肾上腺素反应性降低，自由基氧化应激损伤，最终引起心功能不全。24h 室性早搏数占总心搏数比例达多少时可引起心肌病的临界值尚需进一步研究，单次 24h 心电图检查不能真实反映心律失常负荷。故应根据危险分层，制定个体化的治疗方案以改善室早患者的生存状况和生活质量。

（三）室性心动过速

指异位激动起源于希氏束分叉以下的一组快速性心律失常，频率 100~250 次/分，自发的至少连续 3 个，心电程序刺激至少连续 6 个室性搏动。持续性室速指发作持续时间大于 30s，或未达 30s 但已发生血流动力学障碍。非持续性室速指发作持续时间小于 30s。室性心动过速发作时症状可以轻微，也可以表现为严重的血流动力学障碍（晕厥、心脏停搏）。根据 QRS 波形特征将室性心动过速分为单形性和多形性；根据起源部位分右室流出道室速、左室流出道室速、分支型室速；根据对药物的敏感性分维拉帕米敏感性室速和腺苷敏感性室速；基础心脏病分致心律失常性右室心肌病室速、缺血性室速等。在临床实践中，常把两类结合起来分为单形性持续性和非持续性室速；多形性持续性和非持续性室速。室速的分类很多，各有优缺点，这从一个侧面反映了室性心动过速的复杂性。在室性心动过速（VT）中，器质性心脏病占 85%~90%，其中常见的是心肌梗死及心肌病。特发性室速是指排除了存在明显器质性心脏病的患者所发生的室速。治疗应根据患者的心脏疾病背景、室速的类型及发作时血流动力学状态选择治疗方案。

（四）尖端扭转型室性心动过速

是一种特殊类型的多形性室速，典型的心电图特征是 QRS 波群的波幅和波形围绕等电线位扭转。可由多种原因导致，有较高的潜在致命性。多见于 QT 延长者，可以是先天性，也可以是后天获得性，少数尖端扭转性室速患者 QT 间期正常。多数学者认为不伴 QT 间期延长者应称为多形性室速。

先天性长 QT 综合征（LQTS）是控制离子通道的基因异常所致，其缺陷的离子通道主要为钠通道、钾通道和钙通道，常染色体显性遗传是最常见的遗传形式，称为 Romano-Ward 综合征（RWS），后代患病的概率为 50%。

（五）缓慢性心律失常

缓慢性心律失常是临床常见的心律失常，大致分为窦房结功能失调和房室传导阻滞两大类。窦房结功能失调包括窦性心动过缓、窦性停搏、窦房传导阻滞、心动过缓—心动过速综合征。房室传导阻滞包括一度、二度、三度房室传导阻滞。缓慢性心律失常可见于各种器质性心脏病，也可由传导系统的退行性变、迷走神经兴奋、药物作用、心脏外科手术损伤、射频手术并发症、甲状腺功能减退、电解质紊乱、尿毒症等原因引起。

第六章 临床血液内科疾病

第一节 慢性髓系白血病

一、定义

慢性髓细胞性白血病（chronic myelogenous leukemia，CML）是一种起源于多能干细胞的髓系增生性肿瘤，具有特征性的 t（9；22）（q34；qll）染色体改变或 BCR-ABL 融合基因形成。

二、致病机制

Ph 染色体是 CML 的特征性改变。最初发现是在 CML 患者分裂的血细胞 G 组染色体出现长臂缺失（22q），称为 Ph 染色体。20 世纪 70 年代初证实 Ph 染色体是由 22 号染色体的长臂缺失或 22 号染色体长臂与 9 号染色体长臂相互易位的结果，即 t（9；22）（q34qll.21），97.5%的 Ph$^+$CML 具有典型的 t（9；22）易位，其余则以变异 Ph 易位形式出现，包括简单变异易位、复杂变异易位和隐匿性 Ph 染色体。简单变异易位是 22 号染色体长臂 1 区 1 带与非 9 号染色体之外的任何染色体易位；复杂变异易位是包括 9 和 22 号染色体在内的 3 条或更多的染色体之间易位；隐匿性 Ph 染色体是通过显带技术难以鉴定的染色体易位，但分子分析仍然检测到 bcr-abl 融合基因。不管存在何种变异易位，通过分子荧光原位杂交（FISH）技术和分子生物学手段总能检测到 bcr-abl 融合基因。所有 Ph 染色体阳性的 CML 患者皆具相似的临床、血液学及预后特征。

与 V-abl 癌基因同源的 C-abl 原癌基因位于人类第 9 号染色体长臂 3 区 4 带上（q34.11）。C-abl 原癌基因长 230kb，具有 12 个外显子，其中第一个外显子被一长约 200kb 的内含子分隔成 Ib 和 Ia。C-abl 编码蛋白 P145ABL 具有内在酪氨酸活性。在 CML，abl 断裂点通常位于外显子 Ib 和外显子 2 之间，Ib 外显子留在 9 号染色体上。bcr 定位于 22qll，长约 135kb，含有 23 个外显子，编码 bcr 蛋白广泛分布于人类各组织中。在 CML、 bcr 断裂点的位置变异较大，常见有 3 个断裂点区域：M-bcr，m-bcr，u-bcr。其中 M-bcr 为主要断裂点簇区，跨越 bcr 第 12-16 外显子，编码 P210 融合蛋白。发生于 m-bcr 断裂点区（bcr 第 1-2 外显子）产生融合基因编码 P190 蛋白。

此种形式更易出现于急性淋巴细胞白血病（ALL）中。μ-bcr 位于 M-bcr 的下游，跨越第 17-20 外显子，蛋白产物为 P230。

bcr-abl 融合蛋白定位于胞浆中，具有显著增强的酪氨酸激酶的活性。可直接参与细胞向 CML 表型的转化。bcr-abl 蛋白除增加 bcr 蛋白自身磷酸化外，更重要的是改变了某些关键调节蛋白的正常磷酸化类型。而这些蛋白可能介导酪氨酸激酶的信号传导并调节基因表达，影响细胞的增生与分化。P21ras 的活化具有生长调节作用，同时也是 CML 细胞增生所必需的。

许多上述蛋白在信号传导中均可导致 ras 原癌基因表达。如在原始纤维细胞中表达 P210bcr-abl 可同时激活 P21ras 并抑制 GTP 酶激活蛋白 P120GAP 的活性。P210bcr-ablSH2 磷酸化域与连接蛋白 Grb-2 联结，同样导致 ras 的活化。

另外，Bcr-abl 导致细胞体外对化疗及其他 D、A 损伤性药物的耐药，并抑制凋亡。Bcr-abl 的表达可能影响造血细胞细胞周期的分布，损伤的 DNA 通过延迟 G2/M 期的转换而得以修复。CML 细胞凋亡的失调可能与 bcl-2 表达增高相关，小鼠 bcr-abl 细胞可因 bcl-2 的过量表达而耐受凋亡且具致瘤性。Bcl-2 表达一旦被抑制，该细胞致瘤性消失。

造血祖细胞与基质的相互作用的异常可能是 CML 致病的核心。CML 祖细胞黏附与锚定特性的异常导致细胞成熟与增生的紊乱。CML 细胞不能如正常干细胞一样正常黏附于基质细胞，尤其缺乏由伊整合素介导的黏附。黏附分子淋巴活化抗原-3 在 CML 细胞上的表达也减少。P210 bcr-abl 蛋白在胞浆分布可直接参与细胞黏附功能异常，也可通过诱导整合素或其他黏附分子胞内部分的磷酸化改变其黏附特性。造血祖细胞黏附功能异常可部分解释了 CML 细胞过度增生以及过多地从骨髓释放。骨髓微环境对造血的影响也是一个不容忽视的因素。

骨髓微环境具有支持和调节造血细胞增生与分化的功能，造血微环境的失调也可导致造血失控。尽管 CML 基质细胞分泌的造血生长因子与正常无异，且肿瘤坏死因子、细胞因子、巨噬细胞抑制蛋白-a 在 CML 基质上清中水平显著减少，然而基质细胞的异常已经出现，如来源于 Ph（+）祖细胞的恶性基质巨噬细胞与 CML 干细胞相互接触能选择性扩增白血病细胞，而抑制正常的造血。

CML 病情进展是克隆变化的结果，在 CML 向 AML 转化过程中，基因突变发生率提高，CML 进展过程中基因表达变化涉及核糖体形成、Wnt 信号通路、核小体、糖代谢、髓细胞分化、细胞凋亡、基因组的不稳定性以及 DNA 损伤修复等过程。

三、临床表现

CML 起病缓慢，其自然病程包括无症状期、慢性期、加速期及急变期 4 个阶段，多数患者是在症状出现之后方去就诊并得以诊断。只有极少数患者在体检和因为其他原因检验血液时才发现血液异常，此时脾脏可能已有轻度肿大或不肿大。

CML 染色体开始出现异常至出现典型症状大约为 6.3 年，称为增生期。若以 CML 确诊后中位生存期为 3.5 年计算，整个 CML 的中位生存期约为 9.8 年。CML 疾病早期即已出现嗜碱性粒细胞绝对值升高，在白细胞计数$<20×10^9$/L 时已表现出外周血中性粒细胞碱性磷酸酶活性降低，且随疾病进展加剧。在白细胞计数$>20×10^9$/L 时脾脏在肋下可触及，在（30~90）$×10^9$/L 时出现症状。

慢性期（CML-CP）最早出现的自觉症状是乏力、头晕、腹部不适等表现，也可出现全身不适、耐力减低、恶心等症状。也可表现为基础代谢增高的特点，如怕热、盗汗、多汗、体重减轻、低热、心悸和精神紧张等。随疾病进展，可出现器官增大相关症状，如脾大会引起腹胀、左上腹沉重感或左上腹疼痛、食后饱胀感等。早期出血少见，后期约有 30% 出现不同程度的皮肤、黏膜及消化道出血，女性可有月经过多，颅内出血少见。

骨痛、关节痛是初诊时少见的症状，可因脾周围炎或脾梗死而表现为急性左下胸或左上腹剧痛。消化道溃疡较正常发生率高，可能与组胺释放过多相关。罕见的症状为痛风性关节炎，常与高尿酸血症有关。最常见的体征是脾大、面色苍白、胸骨压痛。肝大、淋巴结肿大、皮肤紫癜也可见。40%~70% 患者在初诊时脾在肋下 10cm 左右，通常无触痛。如果有脾周围炎可有触痛或摩擦感。胸骨压痛常局限于胸骨体。部分患者在诊断时可触及淋巴结肿大。

早期多无面色苍白，随病情加重而显著，如伴有骨髓纤维化则更为明显。晚期常伴有髓外浸润表现。实验室检查异常经常出现于症状出现之前，约有 15% 的患者是在无症状时依据实验室检查发现而确诊。白细胞计数增加是本病的显著特征，诊断时白细胞通常在（30~90）$×10^9$/L，少数高达 $100×10^9$/L 以上。白细胞计数增加与脾大呈正相关性。分类以成熟粒细胞为主，可见到各阶段原始及幼稚粒细胞，以中幼粒及晚幼粒细胞为主，原始细胞+早幼粒细胞<10%。多数患者嗜碱性粒细胞、嗜酸性粒细胞比例增多。血红蛋白及红细胞早期可正常，血片中可以见到少量有核红细胞。网织红细胞正常或偏高。疾病发展过程中因出血、溶血、骨髓红细胞生成减少而出现血红蛋白下降。贫血多为正细胞正色素性，如伴有骨髓纤维化，红细胞可出现大小不均，呈现明显的异形性。血小板多数增高或正常，部分增高者可达 $1000×10^9$/L 以上，血小板形态正常，功能多异常，血栓形成罕见；少数患者血小板可减少。

CML-CP 骨髓涂片呈明显增生或极度增生，造血细胞占骨髓细胞的 75%~90%，以粒系增生为主，红细胞及淋巴细胞相对减少，粒：红常为（10~30）：1，甚至 50：1。分类中以中、晚幼粒细胞增多为主，原粒细胞+早幼粒<15%，原始粒细胞（I+Ⅱ型）<10%，嗜碱性粒细胞及嗜酸性粒细胞比例增多，可见幼稚阶段的嗜碱性及嗜酸性粒细胞。粒细胞可出现核浆发育不平衡，颗粒多少不一。巨核细胞数可增高也可正常，易见小巨核细胞。巨核细胞形成血小板良好，涂片中血小板不少，可成堆分布。骨髓中有时可出现类戈谢或类尼曼-皮克细胞。电子显微镜检查发现，这些细胞胞质内含物结构不同于戈谢细胞或尼曼-皮克细胞内的神经节苷脂或脑苷脂，表明这类细胞是巨噬细胞演变而来。

外周血或骨髓中中性粒细胞碱性磷酸酶（ALP）水平是异常减低的，约有 90% 的 CML 缺乏此酶。

CML-CP 的粒-单核细胞系或嗜酸性粒细胞集落形成（CFU-C）的大小、成熟度、细胞类型的分布是正常的，但其集簇与集落之比常低于正常，密度也较正常集落为轻。

初治 CML 通常还可发生高尿酸血症，治疗过程中可因细胞迅速破坏，进一步造成大量的嘌呤的释放，导致尿酸沉淀而形成泌尿道结石，发生梗阻，一些患者还可发生痛风性关节炎或尿酸性肾病。

中性粒细胞中含有维生素 B_{12} 结合蛋白转钴 I 和转钴 Ⅱ。骨髓增生性疾病患者通常具有高水平的维生素 B_{12} 结合能力，尤其是在 CML 中可见到转钴 I 及维生素水平明显增加，常为正常的 10 倍以上，增加程度与白细胞总数成正比，治疗后明显下降。少数 CML 患者可发生恶性贫血，这是因为维生素 B_{12} 与转钴 I 有高度亲和性，转钴 I 升高导致血清中维生素 B_{12} 正常，而组织中维生素 B_{12} 缺乏的缘故。此外，患者的血清蛋白正常，球蛋白中度升高，偶尔有血钙升高，与骨破坏有关。

加速期（CML-AP）是 CML 进入急变期（CML-BP）的过渡阶段，也是患者病情恶化的转折点，两者难以绝对分开，称为进展期。20%~25% 的患者不经加速期而直接进入急变期。加速期常以不明原因的低热、乏力、食欲缺乏、盗汗、消瘦加重为特点，伴有与白细胞不成比例的脾迅速增大伴压痛，淋巴结突然肿大，胸骨压痛明显和骨骼发生溶骨性变化而骨骼疼痛等体征，贫血常进行性加重。进入急变期，除伴有上述症状外还表现为全身骨痛，肝、脾、淋巴结肿大，髓外浸润表现如皮肤结节，眼眶浸润出现绿色瘤等。严重的中性粒细胞缺乏常导致难以控制的细菌、真菌感染，表现为持续高热不退，甚至发生败血症。严重的血小板缺乏引起出血趋势加重，甚至发生脑出血而死亡。

进展期血常规检查发现大多数患者外周血白细胞计数上升，少数可减低，原始细胞及幼稚细胞比例增高，嗜碱性粒细胞比例增高，血红蛋白下降，血小板计数显著减少或增多。可有小巨核细胞出现。常伴有骨髓纤维化，表现为网状纤维或胶原纤维增多。粒细胞集落生长在加速期集簇形成增多，集落形成减少，集落∶集簇减低，急变期则呈现急性白血病的特征，无集落生长，可见小的集簇，个别可见以幼稚细胞为主的大集落。

CML 急性变最为常见的是急粒变，占 50%~60%；其次为急淋变，占 1/3 病例。其他少见的类型有粒单核细胞变、嗜酸粒细胞变、急性单核细胞变、巨核细胞变、幼红细胞和红白血病变、早幼粒细胞变等。CML 急淋变以 B 淋巴细胞或前 B 淋巴细胞膜抗原标志为主，T 淋巴细胞标志少见。CML 患者也可仅在身体某一部位先发生急变，而骨髓及外周血仍然显示出典型的慢性期状态，称之为局灶性急变。最常见的部位是淋巴结，皮肤和软组织，乳腺，胃肠道，泌尿道，骨骼及中枢神经系统也可发生急性变。淋巴结急性变表现为孤立性或弥散性淋巴结肿大。累及骨骼常出现骨骼疼痛、触痛及 X 线改变。中枢神经系统的急变可有头痛、恶心、呕吐、昏迷、脑神经瘫痪及视盘水肿等，脑脊液中出现细胞增多、蛋白异常及原始细胞等。局灶性急变意味着全身急变即将发生，因此应采取全身急变的治疗方案。CML 急髓变的平均病程为 2 个月，很少超过 6 个月。而急淋变的患者平均病程约为 6 个月，超过 10 个月罕见。个别急变期者因缓慢的造血异常改变及髓外急性变生存期可达 1 年。

CML 除急变导致患者最终死亡外，有少数患者外周血及骨髓中并无急性变的改变，但呈现进行性衰竭，甚至为恶病质状态，或 CML 合并了第二肿瘤如恶性淋巴瘤等，这种情况均称为终末期。患者严重消瘦，多脏器功能衰竭，合并感染及出血，最终死亡。

CML 生存期受病例选择及治疗的影响差异较大。未治疗 CML 患者诊断后生存时间平均为 31 个月，随着治疗的不断改进生存期也逐渐延长，传统药物白消安或羟基脲治疗的五年生存率为 30% 左右，干扰素治疗者达到 60%，目前靶向治疗药物伊马替尼治疗五年生存率高达 80% 以上。

四、诊断与鉴别诊断

典型 CML 诊断并不困难，临床表现典型合并 Ph 染色体和（或）有 bcr-abl 融合基因阳性即可确诊。CML 可分为慢性期、加速期、急变期。

（一）鉴别诊断

CML 主要需与以下疾病相鉴别。

1. 早期的慢性粒细胞白血病应与粒细胞类白血病反应相鉴别

粒细胞类白血病反应是肌体受刺激而发生的类似于白血病的血常规变化。常见的原因为感染、中毒、癌肿、大出血、急性溶血、休克和外伤等。

2. CML 与其他骨髓增生性肿瘤的鉴别

慢性髓细胞白血病与真性红细胞增多症（PV）、原发性骨髓纤维化（MF）及原发性血小板增多症（ET）同属于骨髓增生性肿瘤范畴。在其发病过程及临床表现方面有着相似的临床特征且可以相互转化，但预后明显不同。

PV 以红细胞增多为突出表现，伴有红细胞增多所致高黏血症，并多有脾大等临床表现；白细胞轻度增多，但一般不超过 $50\times10^9/L$；血小板也有轻度增加，红细胞容量明显超过正常值。中性粒细胞碱性磷酸酶升高，Ph 染色体为阴性，95% 真性红细胞增多症患者出现 JAK2V617F 突变，部分患者存在 JAK2 第十二外显子突变。

ET 以血小板增多为主同时伴有血小板功能异常。白细胞计数轻度增多，多在 $50\times10^9/L$ 以下；嗜酸性粒细胞、嗜碱性粒细胞不增多。脾轻度增大，中性粒细胞碱性磷酸酶增高，Ph 染色体阴性，50% 左右血小板增多症患者存在 JAK2V617F 突变，1% 患者发现 MPL W515 K/L 突变。

MF 患者多有贫血，脾多数大且增大程度与白细胞数不成比例。外周血中易见幼稚粒细胞及有核红细胞，原始细胞及各阶段幼粒细胞甚至比骨髓中的比例还要多。成熟红细胞形态显著异常，有泪滴样改变或月牙形及盔甲形等。Ph 染色体、BCR-ABL 融合基因阴性。50% 骨髓纤维化患者存在 JAK2V617E 突变，5% 患者发现 MPL W515K/L 突变。骨髓活检有助于骨髓纤维化的诊断。根据骨髓活检可将骨髓纤维化分为细胞期、胶原形成期、纤维化期及硬化期。

3. CML 与其他慢性白血病鉴别

CML 还应与慢性中性粒细胞白血病（CNL）、慢性嗜酸性粒细胞白血病、嗜碱性粒细胞白血病、慢性粒单细胞白血病（CMML）相鉴别。CNL 少见，病情进展缓慢，白细胞增高以成熟中性粒细胞为主，中性粒细胞碱性磷酸酶活性增高，无 Ph 染色体且极少发生急性变。嗜酸性、嗜碱性粒细胞白血病分别以各阶段嗜酸性或嗜碱性粒细胞增多为主要表现，且伴有嗜酸性、嗜碱性细胞形态异常。CML 急变期或加速期可发生嗜碱性粒细胞比例增多，若 CML 发生嗜酸性粒细胞或嗜碱性变时，嗜酸或嗜碱性粒细胞比例应超过 30%，且各阶段中幼粒、嗜酸性粒细胞或嗜碱性粒细胞比例增多，并伴有原始粒细胞和早幼粒细胞增多。CMML 临床特点及骨髓象极似 CML，但具有单核细胞增多的特点。前述疾病与 CML 鉴别的根本在于缺乏 Ph 染色体、BCR-ABL 融合基因。

4. 其他

CML 的脾大还应与肝硬化、血吸虫病、黑热病、霍奇金病、肝糖原累积病等引起的脾大相鉴别，CML 合并脾梗死引起的左上腹剧痛应与相关急腹症相鉴别。但由于本病有特殊血常规，鉴别并不困难，脾 B 超可以鉴别。

（二） CML 临床分期

1. 慢性期

（1）临床表现

无症状或有低热、乏力、多汗、体重减轻等症状。

（2）血常规

白细胞计数增高，主要为中性晚幼和杆状核粒细胞，原始粒细胞<10%，嗜酸性和嗜碱性粒细胞增多，可有少数有核红细胞。

（3）骨髓

增生明显活跃或极度活跃，以粒系增生为主，中、晚幼粒和杆状核粒细胞增多，原始粒细胞≤10%。

（4）染色体

有 Ph 染色体。

（5）粒-巨噬细胞集落形成单位（CFU-GM）培养

集落或集簇较正常明显增加。

2. 加速期

具有下列两项者可考虑为本期。

第一，不明原因的发热、贫血、出血加重，骨骼疼痛。

第二，脾进行性增大。

第三，不是因药物引起的血小板进行性降低或增高。

第四，原始粒细胞外周血和（或）骨髓中占 10%～19%。

第五，外周血中嗜酸性粒细胞>20%。

第六，骨髓中有明显的胶原纤维增生。

第七，出现 Ph 染色体以外的染色体核型异常。

第八，对传统的抗慢性髓细胞白血病药物治疗无效。

第九，CFU-GM 增生和分化缺陷，集簇增多，集簇和集落的比值增高。

3. 急变期

具有下列一项可诊断本期。

第一，外周血或骨髓中的原始粒细胞或原淋+幼淋或原单+幼单≥20%。

第二，外周血中原始粒+早幼粒细胞≥30%。

第三，骨髓中原始粒+早幼粒细胞≥50%。

第四，髓外原始细胞浸润。

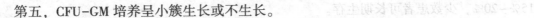

第五，CFU-GM 培养呈小簇生长或不生长。

五、治疗

CML 治疗经历了放疗、化疗、免疫治疗、骨髓移植、分子靶向治疗等一系列治疗措施，疗效逐渐提高，异基因骨髓移植使部分患者获得了治愈。随着新治疗手段的不断涌现，在过去的几十余年里，CML 的治疗发生了巨大的变化，20 世纪 90 年代末甲磺酸伊马替尼成功用于临床，开创了分子靶向治疗肿瘤的时代，患者生存期明显延长。作为 20 世纪 90 年代缺乏移植条件的 CML 患者治疗首选的干扰素已不再推荐为一线治疗。随着 IM 临床应用时间的延长，IM 耐药的问题逐渐显现，二代酪氨酸激酶抑制药不断问世，临床试验结果令人鼓舞，相信不久的将来会有更多的 CML 患者受益。CML 患者的生存期与治疗密切相关，治疗应以能治愈或达到细胞遗传学/分子生物学缓解为目的。

（一）CML 慢性期的治疗

CML 治疗应依据患者的自身状况、预后分析、经济条件制定相应的治疗方案。CML 患者就诊或复发时常有高尿酸血症，因此，治疗前应予别嘌呤醇 300mg/d，分次口服，并充分补液以维持尿量，如果患者有大量细胞溶解的危险因素，应维持尿量在 150mL/h。由于别嘌呤醇可出现过敏性皮炎，因此在白细胞数下降至正常、脾大明显缩小、无明显高尿酸血症后应停用。目前 CML 慢性期患者主要采用下列治疗：化疗、干扰素治疗、分子靶向药物治疗、骨髓移植与外周血干细胞移植、中药治疗等。

（二）CML 加速期和急变期的治疗

加速、急变期 CML 预后极差，髓系急变的中位生存期约 5 个月，淋系急变的中位生存期约 12 个月，故应尽早进行恰当的治疗。急髓变患者一般采用类似急性髓细胞白血病的治疗方案，如 DA、HAD，但缓解率很低、生存期很短。急淋变的患者采用急性淋巴细胞白血病的治疗方案，如 VDCLP，约 1/3 的患者可达血液学缓解或回到慢性期。传统化疗总体血液学反应 20%~50%，不良反应多，且血液学反应短暂。

IM 对部分加速急变期患者依然有效，CHR 可达 40% 左右，完全细胞遗传学反应（CCyR）可达 20%。如果从没有接受过 IM 治疗，应该先接受 IM 至少 600mg/d 治疗；如果慢性期接受过 IM，考虑为 IM 耐药的患者可以选择二代酪氨酸激酶抑制剂（TKI）。尽管 TKI 的血液学反应率相对高，但持续反应时间也很短并且不可治愈 CML，易复发，事实上每个急变期患者以及大部分加速期患者在 IM 治疗 5 年内都会复发。所以加速/急变期患者无论是通过 TKI 治疗还是细胞毒药物联合化疗获得血液学缓解或回到慢性期后，无论 HLA 配型相合或不相合都应尽早选择异基因造血干细胞移植（Allo-HSCT），3 年无病生存率

15%～20%，少数患者可长期生存。

总之，CML 的治疗应从整体着手，既要考虑到不同病期采取不同的治疗方案，还要根据不同的预后分组及患者经济情况采用相应的治疗，体现出个体化治疗原则。治疗应以能治愈或达到细胞遗传学/分子生物学缓解为目的，延长患者生存期，提高生存质量。随着治疗手段越来越多，CML 患者的治疗选择趋于复杂，规范治疗显得尤其必要。

第二节　慢性淋巴细胞白血病

一、定义

慢性淋巴细胞白血病（CLL）/小淋巴细胞淋巴瘤（SLL）是发生在中老年人群的 B 淋巴细胞克隆增生性肿瘤，以成熟淋巴细胞在外周血、骨髓、脾脏和淋巴结聚集为特征。

二、诊断要点

（一）病史

患者是否存在以下临床症状，如乏力、消瘦、发热、盗汗、淋巴结肿大、腹胀、食欲缺乏以及肝脾大等。

（二）实验室诊断

1. 血常规

外周血淋巴细胞计数持续≥$5×10^9$/L；外周血涂片中特征性形态成熟的小淋巴细胞显著增多，其细胞质少、核致密、核仁不明显、染色质部分聚集，并易见涂抹细胞。不典型淋巴细胞及幼稚淋巴细胞≤55%。

2. 免疫表型

$CD19^+$、$CD5^+$、$CD23^+$、$CD10^-$、$FMC7^-$、$CD43^{+/-}$、$CCND1^-$；表面免疫球蛋白、CD20 及 CD79b 弱表达。流式细胞学确认 B 细胞克隆性，即 B 细胞表面限制性表达 κ 或 λ 轻链或>25%的 B 细胞 sIg 不表达。

（三）SLL 诊断

SLL 与 CLL 是同一种疾病的不同表现，淋巴组织具有 CLL 的细胞形态与免疫表型特征，确诊主要依赖病理组织学及免疫组化检查。临床特征如下：淋巴结和（或）脾、肝肿

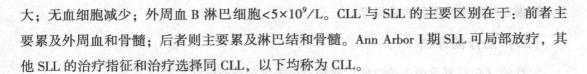

大；无血细胞减少；外周血 B 淋巴细胞<5×10⁹/L。CLL 与 SLL 的主要区别在于：前者主要累及外周血和骨髓；后者则主要累及淋巴结和骨髓。Ann Arbor I 期 SLL 可局部放疗，其他 SLL 的治疗指征和治疗选择同 CLL，以下均称为 CLL。

三、分期及预后

（一）临床分期

CLL 患者中位生存期可达 10 年或以上，不同患者预后呈高度异质性。性别、年龄、体能状态、伴随疾病、外周血淋巴细胞计数及倍增时间，以及乳酸脱氢酶（LDH）、β_2微球蛋白（β_2MG）等临床和实验指标是重要的传统预后因素。临床评估预后常使用 Rai 和 Binet 两种临床分期系统，均仅依赖体检和简单实验室检查，无须超声、CT 或 MRI 扫描等影像学检查。但临床分期存在缺陷：处于同一分期患者疾病发展过程存在异质性；不能预测早期患者疾病是否进展以及进展速度。

（二）新型预后因素

预后意义比较明确有免疫球蛋白重链基因可变区（1GHV）突变状态及片段使用、染色体异常、基因突变、CD38、ZAP70 及 RCD49d 表达等。

四、治疗

（一）治疗指征

早期 CLL 患者多数可观察随访，达到以下标准建议治疗。

第一，进行性骨髓衰竭的证据：表现为血红蛋白和（或）血小板进行性减少。

第二，巨脾（如左肋缘下>6cm），进行性或有症状的脾大。

第三，巨块型淋巴结肿大（如最长直径>10cm），进行性或有症状的淋巴结肿大。

第四，进行性淋巴细胞增多，如 2 个月内淋巴细胞增多>50%，或淋巴细胞倍增时间（LDT）<6 个月。当初始淋巴细胞<30×10⁹/L，不能单凭 LDT 作为治疗指征。

第五，淋巴细胞计数>200×10⁹/L，或存在白细胞瘀滞症状。

第六，自身免疫性溶血性贫血（AIHA）和（或）免疫性血小板减少症（ITP）对皮质类固醇或其他标准治疗反应不佳。

第七，至少存在下列一种疾病相关症状：在 6 个月内无明显原因的体重下降>10%；严重疲乏；无感染证据，体温>38.0℃，≥2 周；无感染证据，夜间盗汗>1 个月。

不符合上述治疗指征的患者，每 2~6 个月随访 1 次，随访内容包括临床症状及体征、肝/脾/淋巴结肿大情况和血常规等。

（二）治疗前评估

治疗前（包括复发患者治疗前）必须对患者进行全面评估。

1. 病史和体格检查

特别是淋巴结（包括咽淋巴环和肝脾大小）。

2. 体能状态

ECOG 和（或）疾病累积评分表（CIRS）评分。

3. 症状

盗汗，发热，体重减轻。

4. 血常规检测

血常规检测包括白细胞计数及分类、血小板计数、血红蛋白等。

5. 血清生化检测

血清生化检测包括肝肾功能、电解质、LDH、β_2MG 等。

6. 骨髓活检/涂片

治疗前、疗效评估及鉴别血细胞减少原因时进行，典型病例的诊断、常规随访无须骨髓检查。

（三）一线治疗

根据 FISH 结果、年龄及身体状态进行分层治疗。体能状态良好患者建议选择一线标准治疗，其他患者则使用减低剂量化疗或支持治疗。

1. 无 del（17p）/p53 基因突变或 del（llq）CLL 患者治疗方案推荐

（1）<70 岁且无严重伴随疾病

①氟达拉滨+环磷酰胺±RTX±米托蒽醌；②苯达莫司汀±RTX；③氟达拉滨±RTX；④环磷酰胺±泼尼松±RTX。

（2）伴随疾病不能耐受嘌呤类似物患者

①苯丁酸氮芥±泼尼松±RTX；②环磷酰胺±泼尼松±RTX；③RTX；④皮质类固醇冲击疗法。

（3）≥70 岁或存在严重伴随疾病<70 岁患者

①苯达莫司汀±RTX；②苯丁酸氮芥±泼尼松± RTX；③环磷酰胺±泼尼松±RTX；④RTX；⑤氟达拉滨±RTX；⑥克拉屈滨±RTX。

2. 伴 del（17p）/p53 基因突变的治疗

目前常规治疗方案疗效不佳，建议可进行临床试验或采用其他治疗方案如 HDMP（大剂量甲泼尼龙）±RTX±新鲜冰冻血浆（FFP）；调整剂量的 Hyper-CVAD±RTX；氟达拉滨+环磷酰胺±RTX 等。

（四）复发/难治患者的治疗

复发指患者达到完全缓解（CR）或部分缓解（PR）且≥6 个月后疾病进展（PD）患者；难治特指治疗失败或最后一次化疗后<6 个月 PD。

复发/难治患者治疗指征、治疗前检查同一线治疗，在选择治疗方案时除考虑患者年龄、体能状态及遗传学等预后因素外，同时综合考虑患者既往治疗方案的疗效（包括持续缓解时间）及耐受性等因素如下。

1. 持续缓解≥2 年

重复一线治疗方案或选用新方案。

2. 持续缓解<2 年

首选一线治疗尚未用过治疗方案。

（五）维持治疗

目前不推荐常规维持治疗。

（六）造血干细胞移植

自体造血干细胞移植可能改善患者无进展生存期（PFS），但不延长总生存期（OS），不推荐常规采用。异基因造血干细胞移植是 CLL 唯一治愈手段，但 CLL 主要为老年患者，仅少数适合移植。适应证包括氟达拉滨耐药即氟达拉滨为基础治疗无反应或治疗后 12 个月内复发；或具有基因异常 CLL；del（119）且治疗仅达 PR 和 Richter 转化患者。

（七）并发症治疗和支持治疗

1. Richter 综合征

伴有弥散大 B 细胞淋巴瘤/霍奇金淋巴瘤转化 CLL 患者，多数预后差，中位生存期不超过 1 年，治疗建议参照侵袭性淋巴瘤治疗策略及方案。

2. 自身免疫性血细胞减少症

激素是一线治疗。激素无效患者可选择行静脉注射丙种球蛋白（1VIG）、RTX、环孢素及脾切除等治疗。

3. 感染

感染的防治包括化疗前后病毒、细菌、真菌感染的预防和治疗；乙肝病毒携带者治疗中预防等。反复感染的患者可给予 IVIG 维持 IgG≥5g/L。必要时接种流感疫苗、肺炎球菌疫苗，但需避免所有活疫苗接种。

五、生物学特点与预后意义

（一）遗传学异常与预后

CLL 细胞由于能力有限，常规核型分析经常失败或不能发现异常，因此间期荧光原位杂交（FISH）是最常用的染色体异常检测技术。FISH 发现最常见的染色体异常是 13q14 缺失，大约占 50%，此外 12 三体、11q22-q23 缺失（ATM 基因缺失）和 17p13 缺失（p53 基因缺失）也较为常见。与其他淋巴瘤不同的是，涉及原癌基因的染色体易位在 CLL 中并不常见。

（二）免疫球蛋白重链可变区突变与预后

B 淋巴细胞恶性疾病的发生与 B 细胞受体（BCR）介导的抗原识别和（或）抗原选择有关，而 BCR 识别不同的抗原主要依靠其抗原识别区 sIg 的差异。在正常 B 细胞发育成熟过程中，IgH 及轻链（L）发生 V（D）J 重排，并在抗原驱动下经历体细胞超突变（SHM）生成特异性抗体，介导免疫反应。人类亚系 IGHV 基因根据第一框架区（FR1）氨基酸序列的同源性分为 7 个家族（VH1-VH7 家族），包含 123 个 VH 基因片段，VDJ 的不同组合则进一步丰富了免疫球蛋白（Ig）的多样性。

约 50%CLL 患者的免疫球蛋白重链可变区（IGHV）基因发生体细胞突变，IGHV 基因突变已被公认为 CLL 重要的独立预后因素之一。依据 IGHV 基因是否发生体细胞突变将 CLL 划分为 2 种亚型：IGHV 无突变型起源于生发中心前 B 细胞，病情进展快，生存期短；IGHV 突变型起源于生发中心后 B 细胞，病程进展缓慢，生存期较长。不同的 B 淋巴细胞疾病的 Ig 高变区表达谱也存在不同，并且许多淋巴肿瘤细胞在体外由于缺少一定的抗原刺激不能存活或自我增殖，这再次提示在 B-CLPD 中某些抗原和（或）超抗原的刺激并诱导 B 细胞表达 sIg 参与了疾病的发生。

IGHV 突变状态不随病程改变。无 IGHV 基因突变的 CLL 患者易出现不典型的细胞形态，临床分期多为晚期，即使采取多种方法进行积极治疗，患者的病情进展快速且 OS 短；而有 IGHV 基因突变的患者多为典型成熟 B 细胞形态，临床分期多在早期，病程进展缓慢，OS 长。IGHV3-21 使用患者预后差，且独立于 IGHV 突变状态。

第三节 多发性骨髓瘤

多发性骨髓瘤（multiple myeloma，MM）是起源于生发中心后终末分化 B 淋巴细胞的

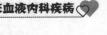

恶性克隆性浆细胞疾病,特征为单克隆浆细胞在骨髓中增生并合成分泌单克隆免疫球蛋白,导致高钙血症、肾功能损害、贫血和骨质破坏等终末器官损害。从分子遗传学角度来看,MM 并非一种疾病,而是多种疾病实体的综合。自体移植和新的治疗药物(免疫调节药和蛋白酶体抑制药)显著延长了患者的生存时间,但目前为止 MM 仍然是一种不可治愈的疾病。

一、流行病学

MM 占所有恶性肿瘤的 1%,血液肿瘤的 10%,MM 的年发病率为(3~4)/100000,但在不同的地区和种族差异比较明显。澳大利亚、新西兰、北美、西欧和北欧发病率较高,而亚洲发病率相对较低。

MM 发病原因不明,环境、免疫和遗传学因素均可能参与其中。MGUS 患者的亲属罹患 MM 的风险较高,提示 MM 的发病具有一定的基因易感性。

二、病理生理

MM 的发病是肿瘤细胞与微环境相互作用的结果。

(一) 细胞起源

多发性骨髓瘤起源于生发中心后归巢到骨髓的长寿浆细胞。

抗原特异性 B 淋巴细胞识别并结合抗原后在外周淋巴组织胸腺依赖区和胸腺非依赖区交界处与被同一抗原激活的抗原特异性 $CD4^+Th$ 细胞相遇,在 $CD4^+Th$ 细胞辅助下活化、增生分化。一部分浆细胞分化为短寿浆细胞,这些浆细胞多在 2 周内发生凋亡,主要发挥即刻防御效应。另一部分 B 细胞迁移至附近的非胸腺依赖区的初级淋巴滤泡,继续增生并形成生发中心(次级淋巴滤泡)。经历 V(D)-J 基因重排、体细胞高频突变、Ig 类别转换、受体编辑等过程,形成具有表达高亲和力 IgM 的淋巴细胞。生发中心大部分 B 细胞分化为抗体形成细胞即浆细胞,其离开生发中心后一部分分布于脾红髓的脾索及淋巴结的髓索;一部分后迁移至骨髓,并可以从骨髓基质细胞获得 IL-6 等生长信号。这些细胞停止分裂,但可以高效合成抗体,可以存活数月到数年。MM 及意义未明的单克隆免疫球蛋白增多症(monocolonal gammopathy of undetermined significance,MGUS)均起源于归巢的骨髓的长寿浆细胞。具有与长寿浆细胞类似的免疫表型特征和骨髓内多处分布的特点。但与正常浆细胞不同的是,MM 细胞仍然保留了低度的增生活性,S 期细胞比例为 1%~3%。

(二) 绝大多数多发性骨髓瘤起源于意义未明的单克隆免疫球蛋白增多症

意义未明的单克隆免疫球蛋白增多症(MGUS)是一种发生于老年人的疾病,在超过

50 岁的高加索裔中发病率约为 4%。根据分泌免疫球蛋白类型的不同，可以将 MGUS 分为 IgM-MGUS 和 non-IgM MGUS 2 种类型，前者多进展为淋巴浆细胞淋巴瘤等淋巴细胞肿瘤，后者以每年 1% 的比例进展为 MM。MGUS 与 MM 的区别主要为单克隆免疫球蛋白水平低于 30g/L，骨髓中浆细胞比例<10%，并且没有终末器官损害。绝大多数有症状的 MM 均起源于 MGUS。大多数在 MM 中可以检测到的分子遗传学异常，同样可以在 MGUS 中检测到，由 MGUS 向 MM 转变的关键机制目前尚不清楚。

（三）骨髓瘤干细胞

大多数初治 MM 患者均对化疗比较敏感，蛋白酶体抑制药和免疫调节药等新药的使用，使得相当一部分患者可以取得完全缓解，但是绝大多数患者最终难免复发。存在难以清除的肿瘤干细胞可能是 MM 不能被治愈的原因之一。

虽然肿瘤干细胞已经在多种肿瘤中得到证实，但是在 MM 肿瘤干细胞领域存在较大的争议。争议的焦点在于是否存在 MM 肿瘤干细胞，以及 MM 肿瘤干细胞是浆细胞还是 B 淋巴细胞，这对于将来可能的靶向治疗至关重要。MM 肿瘤干细胞是 $CD138^-CD19^+B$ 淋巴细胞，其中 $CD138^-$、$CD19^+$、$CD27^+$、记忆 B 细胞受到重视。记忆 B 细胞是长寿的，是曾经由抗原激活并在生发中心增生的细胞后代。这些记忆 B 细胞非常缓慢地分裂，表达表面免疫球蛋白，但是分泌抗体的比例不高。由于记忆 B 细胞的祖先曾经参与了生发中心反应，记忆 B 细胞继承了生发中心细胞中发生的基因改变，包括体细胞突变和导致同种型转换的基因重排。记忆 B 细胞作为 MM 肿瘤干细胞的理论很好地解释了 MM 细胞常具有涉及 IGH 基因的异常，以及分泌单克隆免疫球蛋白的原因。从这个角度来看，MM 或 MGUS 可以视为是肌体为获得对抗原终身免疫所承担的风险或付出的代价。

（四）黏附分子

对骨髓微环境的高度依赖是 MM 的重要特征。骨髓中多种细胞在 MM 的发病中发挥了重要作用，包括纤维母细胞、成骨细胞、破骨细胞、间充质细胞、巨噬细胞以及浆细胞样树突细胞等。

MM 细胞通过多种黏附分子与微环境中的细胞相互作用。CD56 是一种属于免疫球蛋白超家族的黏附分子，表达于 70% 左右的 MM 患者。在 MM 肿瘤细胞归巢与黏附到骨髓微环境中发挥重要作用。大多数 MM 细胞高表达黏附分子 LFA-3，LFA-1 和 VLA-4。VLA-4 辅助 MM 细胞黏附于骨髓纤连蛋白，特定条件下可以刺激间充质细胞分泌 IL-6。MM 细胞和间充质细胞通过 VCAM-1 和 $\alpha_4\beta_1$ 整合素相互连接，促进激活破骨细胞的相关细胞因子的分泌。MM 细胞表达 Notch 受体，与间充质细胞的、Notch 配体相结合，促进 MM 对化疗耐药的发生。这种耐药机制称之为细胞粘附相关耐药（Cell-adhesion drug resistance，

CAMDR）。骨髓微环境中的血管内皮系统同样在 MM 的发病中发挥重要作用。骨髓微血管密度与 MM 细胞增生活跃程度明显相关。MM 细胞分泌的 VEGF 可以促进血管内皮细胞的增生。

（五）细胞因子和细胞信号

白介素 6（IL-6）是促进 MM 增生和存活最重要的细胞因子。间充质细胞、巨噬细胞、纤维母细胞、成骨细胞、破骨细胞和单个核细胞均可以分泌 IL-6。MM 细胞也可以分泌 IL-6 并表达 IL-6 受体，形成促进增生的自循环。IL-6 通过信号转导蛋白 gql30 向细胞内传递信号，激活 JAK-STAT 和 Ras-MAP 这 2 条信号通路。激活 JAK-STAT 可以上调抗凋亡蛋白 Mcl-1 and Bcl-X$_1$ 的表达，激活 Ras-MAP 可以上调转录因子 ELK-1，AP-1，and NF-IL-6 表达，总体上发挥抗凋亡、促增生的作用。

（六）骨髓瘤骨病发生机制

骨质损害是 MM 特征性的临床表现。MM 细胞与间充质细胞相黏附后，诱导间充质细胞分泌多种细胞因子和炎症蛋白，例如 IL-6、IL-1，TNF、IL-11 和 MIP-1α。同时 MM 细胞分泌肝细胞生长因子（HGF）和甲状旁腺激素相关多肽。这些细胞因子称之为破骨细胞激活因子（osteoclast-activating factors，OAFs）。OAFs 可以诱导间充质细胞表达核因子 κB 受体激活药配体（receptor activator of nuclear factor-κBligand，RANKL）。RANKL 与破骨细胞表面的 RANK 结合，促进破骨细胞的分化与成熟。正常情况下，骨保护素（OPG）以一种诱饵受体的形式与 RANKL 结合，竞争性阻断 RANK/RANKL 之间的相互联系，起到平衡骨质内环境的作用。MM 患者血清中 OPG 水平明显下降，可能与 MM 细胞表面的 CD138 与 OPG 蛋白的肝素结合域结合介导 OPG 降解有关。

其他实体肿瘤发生骨骼转移时，往往伴有活跃的骨质形成。但骨髓瘤骨病的特点是仅仅具有溶骨性骨质破坏而无新骨形成。原因是骨髓瘤骨病的发生不但与破骨细胞的过度激活有关系，成骨细胞功能也受抑制。Wnt 信号途径在成骨细胞的分化成熟中发挥重要作用，MM 细胞和骨髓基质细胞可以分泌 Wnt 信号的抑制药 DKKl（Dickkopf-l），抑制成骨细胞的分化。破骨细胞过度激活以及成骨细胞功能受抑导致溶骨亢进、成骨减少，最终导致 MM 骨病的发生。

三、细胞分子遗传与发病机制

MM 的基因组高度不稳定，几乎所有的 MM 患者均具有分子遗传学异常。但是，没有任何一种遗传学异常在 MM 的发病中起主导作用。MM 的原发细胞遗传学异常可大致分为两类：约 50% 的 MM 患者细胞遗传学异常为非超二倍体核型异常，往往伴有 IgH 基因与其他染色体之间的易位；另一类为超二倍体染色体异常，很少伴有 IgH 基因易位。这两种遗传学异常模式不随疾病的进展而发生改变。

四、临床表现

（一）骨髓瘤骨病

骨髓瘤骨病是 MM 的重要特征之一，主要表现为骨痛、骨骼肿块和病理性骨折。骨痛可见于 70% 以上的患者，常为首发症状，其中以腰骶部最常见，其次为胸骨、肋骨和其他部位。早期疼痛较轻，可为间歇性或游走性，晚期疼痛剧烈，呈持续性，可随活动、负重而加重。

骨骼肿块是骨髓瘤细胞增生和向髓外浸润形成的骨骼局灶性隆起，发生率高达 90%，主要见于胸骨、肋骨、颅骨、锁骨、脊椎和四肢长骨远端。肿块大小不等，局部质硬，有弹性或有声响，有时骨皮质可有波动感，多伴有压痛，易发生病理性骨折。部分患者也可以发生髓外肿块。

病理性骨折可见于高达 40% 的患者，常见于脊椎骨，尤其是胸腰椎，其次是肋骨、四肢长骨。磁共振技术提高了 MM 患者中骨折的发现率。病理性骨折是 MM 中的不良预后因素。

（二）血液学相关表现

1. 贫血

贫血是骨髓瘤最常见的症状之一，见于 30%~70% 的患者。多为正细胞正色素性贫血。造成贫血的原因有：瘤细胞增生抑制骨髓造血功能，肾功能不全导致促红素分泌不足，红细胞寿命缩短，出血和化疗抑制等。贫血程度与肿瘤负荷有一定的相关性。

2. 出血

出血见于 10%~20% 的初诊患者，主要表现为黏膜出血和皮肤紫癜，严重者可发生内脏出血和颅内出血。出血的主要原因是血小板减少和凝血功能障碍。

（三）肾损害

50%~70% 的患者有蛋白尿、血尿、管型尿甚至肾功能不全。患者多以水肿、腰痛就诊，检查发现尿本周蛋白阳性和（或）肾功能异常。

造成肾损害的原因有：大量轻链经肾小球滤过后被近曲肾小管重吸收，导致细胞变性，肾小管损害；M 蛋白在肾组织内沉积导致肾单位的破坏；高钙血症、高尿酸血症导致结石形成，影响肾功能；淀粉样物质沉积；瘤细胞浸润等。

（四）M 蛋白相关表现

1. 感染

感染是 MM 患者的常见初诊表现，也是治疗过程中的严重并发症和 MM 患者的主要死亡原因之一。主要是因为体内正常浆细胞受到抑制，免疫球蛋白合成减少，水平低下，而 M 蛋白作为免疫球蛋白的抗体效能极低，从而造成体液免疫缺陷状态，易发生细菌和病毒感染。治疗过程中肾上腺皮质激素及化疗药物的应用也会导致肌体免疫功能降低，增加了感染的发生和扩散。

2. 高黏滞综合征

大量 M 蛋白存在于血液循环中，使得血液黏滞度增加，同时 M 蛋白还能包裹红细胞，使得细胞表面负电荷产生的排斥力减低，易于聚集，更增加了血液黏滞度，影响血液循环，尤其是微循环障碍，导致组织缺血缺氧，引起一系列临床症状，称之为高黏滞综合征。临床主要表现为紫癜、瘀斑、头晕、耳鸣、视物模糊、手足麻木等，严重时导致意识障碍，甚至昏迷。IgM、IgA、IgG 3 类 M 蛋白较易出现症状。M 蛋白为冷球蛋白者还可以发生雷诺现象。

3. 淀粉样变性

淀粉样变性是蛋白质与糖类物质形成的复合物在组织中沉淀引起的病变，其中蛋白质主要是免疫球蛋白和（或）轻链。发生率约为 15%。受累组织广泛，临床表现主要取决于受累部位，如舌肿大、腮腺肿大、心脏扩大、心肌肥厚、皮肤苔藓样变、肾功能不全、腹泻、皮肤出血、外周神经病变等。IgD 型多见。

（五）高钙血症

血钙>2.75mmol/L 即为高钙血症，可以见于 10%～30% 的初诊患者。临床表现为恶心、呕吐、头痛、厌食、烦渴、多尿、脱水，甚至发生嗜睡、昏迷、心律失常而致死。血钙升高的原因主要是 M 蛋白与钙结合，导致血中结合钙升高，其次，广泛溶骨性损害导致骨钙释放，血钙升高。

（六）神经系统损害

5%～15% 的患者初诊时存在神经系统症状。表现为肢体麻木、疼痛、活动障碍等，严重者括约肌失控或瘫痪。主要原因有骨髓瘤、病理性骨折造成脊髓或神经根受到压迫；肿瘤浸润、淀粉样变性或高黏滞血症导致的周围神经病变；罕见中枢神经系统浸润导致相关脑神经症状等。

五、辅助检查

（一）血常规

多数患者存在不同程度的贫血，主要为正细胞正色素性。部分患者可伴有白细胞和血小板减少。血涂片中红细胞呈缗钱样排列，血沉明显增快。部分患者血涂片中可见到骨髓瘤细胞。若外周血中瘤细胞计数>2×10⁹/L，或者比例≥20%，则诊断为浆细胞白血病。

（二）骨髓检查

1. 骨髓涂片

骨髓瘤细胞的出现具有诊断意义。其比例多在 10% 以上，多者可达 90% 以上。瘤细胞形态多样，大小不一，多数与正常浆细胞形态类似，但核染色质较疏松，可见双核、多核、畸形核细胞，部分胞质内可见到红色粗大包涵体（Russell 小体）或淡蓝色小空泡（Mott 细胞）。因骨髓瘤早期灶性分布，有时需进行多部位穿刺才能发现阳性结果，骨髓活检可提高检出率。此外，浆细胞标记指数（plasma cell labeling index，PCLI）可以评估瘤细胞增生率，>3%提示预后不良。

2. 骨髓活检

骨髓瘤细胞多分布在骨髓间质中，这与正常浆细胞主要在骨髓小动脉周围小簇状分布不同。早期肿瘤细胞呈簇状、结节状分布，正常造血细胞仍可代偿增生，晚期瘤细胞弥散分布，正常造血显著受抑。活检中浆细胞比例>30%，或者比例不足 30%，但是正常造血组织被浆细胞取代都提示 MM 可能性大。有时活检区域可见明显的溶骨活性。免疫组化检查可以协助计数浆细胞，确定其是否单克隆性，以及与转移瘤等疾病鉴别。

3. 骨髓免疫分型

骨髓瘤细胞多具有单一的胞浆免疫球蛋白（immunoglobulin，Ig），不具有胞膜 Ig，并限制性表达<κ/λ 轻链。

瘤细胞通常表达 CD138，强表达 CD38，不表达 CD45、CD19。67%~79%患者中存在 CD56 表达，其次还可以异常表达 CD117、CD20、CD28、CD33 等。

（三）M 蛋白鉴定

血清蛋白电泳中约 80%患者可见异常，其中 IgG、IgM 型 M 峰多位于 γ 区，IgA、IgD 型多位于 β 区至 γ 区，轻链型多位于 α2 至前 γ 区。免疫固定电泳可确定 M 蛋白类别。血清免疫球蛋白定量可见单一类型球蛋白浓度升高，其他类型则显著降低，轻链比例异常。24h 尿蛋白定量多明显升高，本周蛋白阳性。血清游离轻链检测示单克隆游离轻链升高。

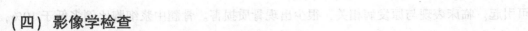

（四）影像学检查

1. X 线检查

X 线检查是评估骨髓瘤患者骨病的金标准。常见的异常表现有溶骨性损害、骨质疏松、病理性骨折。缺点有敏感性低，仅骨小梁缺失后才能发现异常，不能发现早期的溶骨性病灶；其次，成像后躯干部位过多组织重叠，不易发现脊柱病变。因此有 10%~20% 的患者会被漏诊。此外，因溶骨性病变很少治愈，X 线检查不能协助评估疗效。

2. CT

优点是敏感性高，能够发现髓外肿块，引导穿刺，检查过程不需调整体位；缺点是辐射量较高。临床怀疑 MM，但 X 线检查结果阴性者，推荐进行 CT 检查。

3. 磁共振成像（MRI）

敏感性高，对中轴骨骼成像效果佳，能精确显示神经、软组织等受压、浸润的情况，有助于与转移癌、老年性骨质疏松等疾病进行鉴别。需要注意的是部分冒烟型骨髓瘤患者中可出现阳性结果，但不应作为开始治疗的指征。

4. PET/CT

优点为全身扫描，可反映肿瘤病灶的增生活性，对髓外病灶较敏感，在诊断下颌骨坏死时较 MRI 敏感，但对脊柱、骨盆部位的病灶敏感性不如 MRI。有助于判断治疗效果。缺点为易受炎症、感染影响。

（五）血液生化检查

可见高钙血症，肾功能损害使血肌酐、尿酸、尿素氮升高。血清蛋白降低，球蛋白升高。白细胞介素-6、血尿 β_2 微球蛋白、乳酸脱氢酶、C 反应蛋白水平升高。若碱性磷酸酶明显升高，需注意与转移瘤、甲状旁腺功能亢进等鉴别。

六、鉴别诊断

（一）MGUS

有 M 蛋白和单克隆浆细胞的证据，但数值较低。无骨髓瘤相关的组织器官损害。每年仅约 1% 进展为 MM，多数患者历经数年病情无明显进展，不需要进行治疗，只需随访观察。

（二）反应性浆细胞增多症

病毒感染、变态反应性疾病、慢性肝病、结核、伤寒、结缔组织疾病、恶性肿瘤等均可引起。临床表现与原发病相关，很少出现骨质损害。骨髓中浆细胞比例多低于10%，偶有>30%者，形态为成熟浆细胞。免疫球蛋白分析多为多克隆性升高。原发病得到治疗后浆细胞比例可恢复正常。

（三）淋巴浆细胞淋巴瘤

主要与IgM型浆细胞骨肿瘤鉴别。临床也可有贫血、高黏滞血症、肾功能损害等表现，但骨质损害少见，多伴有全身淋巴结肿大，骨髓中细胞为浆细胞样淋巴细胞，可有成熟浆细胞。

（四）骨转移癌

乳腺癌、肺癌、前列腺癌、甲状腺癌、宫颈癌、骨及软组织肉瘤等晚期可发生骨骼转移，偶有以转移灶为首发表现者。与骨髓瘤患者不同，转移癌骨骼破坏的特点为成骨、溶骨混合存在，在溶骨缺损周围可见骨密度增加，无弥散性骨质疏松，血/尿中无M蛋白，骨髓中无浆细胞增多，偶见转移癌细胞。

（五）其他疾病

根据发病时临床表现的不同，本病还易与肾疾病、风湿性疾病、骨质疏松、甲状旁腺功能亢进症等疾病混淆，M蛋白检测、骨髓检查等可协助鉴别。

第七章　临床泌尿系统疾病

第一节　肾小球疾病

一、概述

肾小球疾病是指一组临床表现相似（如蛋白尿、血尿、高血压等），但病因、发病机制、病程和预后不尽相同，主要累及双侧肾小球的疾病。根据病因不同，肾小球疾病可分为原发性、继发性和遗传性三类。原发性肾小球疾病病因不明，继发性肾小球疾病是指全身性疾病（如糖尿病、高血压病等）中的肾小球损害，遗传性肾小球疾病则为遗传变异基因所致的肾小球病。其中，原发性肾小球疾病最多见，是我国慢性肾衰竭最主要的致病因素。

（一）发病机制

目前公认原发性肾小球疾病是免疫介导的炎症性疾病。一般认为是免疫复合物沉积于肾小球，激发炎症，导致了肾小球的损伤，从而产生临床症状。在慢性进展过程中，也有非免疫非炎症机制参与。

1. 免疫反应

免疫反应包括体液免疫和细胞免疫。体液免疫主要指循环免疫复合物和原位免疫复合物引起的炎症反应，在肾炎发病机制中的作用已得到公认，细胞免疫仅在某些类型肾炎的发病机制中得到证实。

（1）体液免疫

通过下列两种途径形成肾小球内免疫复合物。

①循环免疫复合物：某些外源性抗原和内源性抗原刺激肌体产生相应抗体，抗原抗体相互作用形成血液循环免疫复合物（CIC），在一定条件下，CIC沉积于肾小球或被肾小球捕获，并激活炎症介质，导致肾炎产生。

②肾小球原位免疫复合物：血循环中游离的某些固有抗原（如肾小球基底膜或脏层上

皮细胞中的某种糖蛋白）或已种植于肾小球的外源性抗原，刺激肌体产生相应抗体，并在肾小球内与上述抗原结合形成原位免疫复合物导致炎症。

原位免疫复合物形成或 CIC 沉积所致的肾小球免疫复合物，若为肾小球系膜细胞所清除，或被单核巨噬细胞、局部浸润的中性粒细胞吞噬，病变则多可恢复。若肾小球内免疫复合物持续存在或继续沉积和形成，或肌体针对肾小球内免疫复合物中免疫球蛋白产生自身抗体，则可导致病变持续和进展。

（2）细胞免疫

微小病变型肾病肾小球内无免疫复合物证据，但患者淋巴细胞在体外培养可释放血管通透性因子，急进性肾小球肾炎早期肾小球内常可发现较多的单核细胞，故细胞免疫在某些类型肾炎发病机制中的重要作用得到认可。但细胞免疫可否直接诱发肾炎，长期以来一直未得到确认。

2. 炎症反应

临床及实践显示始发的免疫反应需引起炎症反应，才能导致肾小球损伤及其临床症状。炎症介导系统可分为炎症细胞和炎症介质两大类，炎症细胞可产生炎症介质，炎症介质又可驱化、激活炎症细胞，各种炎症介质间又相互促进或制约，形成一个十分复杂的网络关系。

（1）炎症细胞

主要包括单核–巨噬细胞、中性粒细胞、嗜酸性粒细胞及血小板等。炎症细胞可产生多种炎症介质，造成肾小球炎症病变。近年来，人们进一步认识到肾小球固有细胞（如系膜细胞、内皮细胞和上皮细胞等）具有多种免疫球蛋白和炎症介质受体，能分泌多种炎症介质和细胞外基质，它们在肾小球免疫介导性炎症中并非单纯的受害者，有时是主动参加者，肾小球细胞自分泌、旁分泌在肾小球疾病的发生、发展中具有重要意义。

（2）炎症介质

以往着重研究了补体、凝血纤溶因子、血管活性肽、白三烯和激肽等炎症介质在肾小球损伤中的作用，近年来，一系列具有重要致炎作用的炎症介质被认识，并已证实在肾炎发病机制中的重要作用。

3. 非免疫因素损伤

尽管免疫因素在肾炎发生与发展过程中起了很大作用，但许多非免疫因素同样参与肾炎的慢性进展过程，有时甚至成为病变持续、恶化的重要因素。这些因素包括肾小球血流动力学的紊乱、大量蛋白尿及脂质代谢紊乱等。

（二）原发性肾小球疾病的分型

1. 原发性肾小球疾病的临床分型

①急性肾小球肾炎。

②急进性肾小球肾炎。

③慢性肾小球肾炎。

④隐匿型肾小球肾炎（无症状性蛋白尿或/和血尿）。

⑤肾病综合征。

2. 原发性肾小球疾病的病理分型

①轻微肾小球病变。

②局灶性节段性病变，包括局灶性肾小球肾炎。

③弥漫性肾小球肾炎。

④未分类的肾小球肾炎。

二、急性肾小球肾炎

急性肾小球肾炎简称急性肾炎，是指一组病因不同，临床上以急性起病、少尿、血尿、水肿、高血压为特点的肾小球疾病。它可分为急性链球菌感染后肾小球肾炎和非链球菌感染后肾小球肾炎，后者病原体有病毒、支原体、原虫、寄生虫及肺炎链球菌、脑膜炎奈瑟菌、淋病奈瑟菌、伤寒杆菌等。这里主要介绍急性链球菌感染后肾小球肾炎。本病多发于学龄儿童，预后良好，少数病程迁延，个别转为慢性。

（一）病因和发病机制

本病病因不明，一般认为与 β 溶血性链球菌 A 组感染后引起的免疫复合物有关，多见于上呼吸道感染（如扁桃体炎）或皮肤感染（如脓疱疮）后，导致肾炎的主要是 β 溶血性链球菌 A 组 1、4、12、29 型等四型，其中 A 组 12 型与肾炎关系最为密切，但急性肾炎病情的轻重与感染的严重程度并不一致。

急性肾炎的发病机制尚不清楚，认为主要是由感染所诱发的免疫反应引起。链球菌入侵人体后，其胞浆成分（如内链素）或分泌蛋白可成为主要致病抗原，导致肌体产生免疫反应后，形成循环免疫复合物沉积于肾小球或种植于肾小球的抗原与循环中的特异抗体相结合形成原位免疫复合物而致病。此外，自身免疫反应也可能对本病的发生有促进作用。形成的这些免疫复合物通过激活补体，产生一系列炎性反应，导致肾小球发生病变，甚至影响肾功能。

（二）病理

肾脏体积明显增大，病变累及肾小球，病理类型为毛细血管内增生性肾小球肾炎。光镜下肾小球弥漫性病变，以系膜细胞和内皮细胞增生为主，急性期常伴有中性粒细胞和单核细胞浸润G严重情况下，增生和浸润的细胞可压迫毛细血管祥使血管管腔狭窄或闭塞，肾小管细胞可出现肿胀，肾间质有水肿。免疫荧光检查可见 C3 及 IgG 呈颗粒状沿毛细血管壁和（或）系膜区沉积。电镜检查可见肾小球基底膜与上皮细胞足突之间有驼峰状大块电子致密物沉积。

（三）临床表现

急性肾炎以儿童和青少年多见，偶见于老年人，男性比女性多发。发病前常有感染病史，于前驱感染后 1~3 周（平均 10 天）起病，潜伏期相当于致病抗原诱导肌体产生免疫复合物所需的时间，呼吸道感染者的潜伏期较皮肤感染者（2~4 周）短。突然起病，以血尿、蛋白尿和水肿多见，病情轻重不一，轻者呈亚临床型，无明显临床症状，尿常规及血清 C3 稍有异常；重症者可出现尿闭，甚至急性肾衰竭。

典型急性肾小球肾炎患者的具体表现如下。

1. 一般表现

儿童常有发热、抽搐、心悸、恶心、呕吐等症状；成年人可表现为腰酸、腰痛、乏力、食欲减退、头痛、恶心、呕吐及鼻出血等。

2. 血尿

几乎所有患者都有，多为疾病首发症状和患者就诊原因。肉眼血尿约占 40%，呈红色洗肉水样或似浓茶色，无血凝块。肉眼血尿持续时间不长，大多数天后转为镜下血尿，镜下血尿一般在 6 个月内消失，也有病例持续 1~3 年才完全消失。

3. 蛋白尿

约 95% 的患者都有蛋白尿，大多在 0.5~3.5g/d 之间，为轻、中度蛋白尿，仅不到 20% 的患者蛋白尿>3.5g/d，以成年患者为主，呈肾病综合征特征，预后不良。大多数患者蛋白尿为非选择性，病后 2~3 周尿蛋白可转为少量或微量，2~3 个月多消失，成年患者消失较慢。持续性蛋白尿、血尿提示病变有慢性化趋向。

4. 水肿与少尿

80% 以上患者出现水肿，轻重不等。轻者晨起眼睑水肿，与该处组织松弛及平卧位有关；少数严重患者可延及全身，呈可凹陷性。一般水肿持续 1~2 周后开始消退，重者可历时 3~4 周。尿量在水肿时减少，一日尿量常少于 500mL，持续 1~2 周后逐渐增加，少

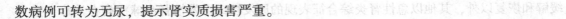

数病例可转为无尿，提示肾实质损害严重。

5. 高血压

约80%患者出现一过性高血压，多为轻、中度，与水、钠潴留，血容量增加及血管痉挛有关。少数较严重者，可发展为高血压危象、高血压脑病。高血压与水肿持续时间不完全一致，多数在2周左右转为正常，如高血压持续时间较长，提示疾病转为慢性。

6. 重症表现

少数患者在疾病早期（2周之内）可出现严重症状。

（1）充血性心力衰竭

常发生在起病1~2周内，以中老年人多见，严重者可出现气急、端坐呼吸、咳粉红色泡沫痰、两肺满布湿性啰音、颈静脉怒张、奔马律及水肿加剧等急性肺水肿的症状，病情常危急，但经积极抢救病情好转后，扩大的心脏可恢复正常。

（2）高血压脑病

儿童多见，常发生在疾病早期（第1~2周内，平均在第5天）。起病较急，血压突然上升但并不特别高。患者诉剧烈头痛、呕吐、黑蒙，严重者突然出现惊厥、神志不清，血压控制后，上述症状迅速消失，但个别患儿发病呈癫痫持续状态者，治疗后可留下后遗症。

（3）急性肾功能衰竭

部分患者有程度不等的少尿性氮质血症，真正发展为肾功能衰竭的极少。

（四）辅助检查

1. 尿常规

蛋白尿、血尿，尿镜检除红细胞外，可有透明、颗粒或红细胞管型，疾病早期可见较多的白细胞和上皮细胞，但并非感染所致。

2. 肾功能测定

表现不一，多数有短暂的程度不等的肾功能不全，肾小球滤过率下降为主要表现，血尿素氮和肌酐可升高。

3. 免疫检查

病变早期，血清CH_{50}及血清补体C3明显下降，大多数约在第8周恢复正常。C反应蛋白和类风湿因子多正常或阴性。

4. 肾活检病理学检查

除了大多数急性感染后肾小球肾炎（如急性链球菌感染后肾炎），经对症支持治疗可缓解和恢复以外，其他以急性肾炎综合征表现的原发性或继发性肾小球疾病在治疗方案上可能存在较大差异。因此，当临床过程不符合典型的急性感染后肾小球肾炎时应及时进行肾活检以明确诊断。

（五）诊断与鉴别诊断

1. 诊断

典型病例，如咽部或皮肤等部位链球菌感染后 1~3 周发生血尿、蛋白尿、水肿和高血压、少尿及氮质血症等临床典型表现，并伴血清补体 C3 下降，于发病后 8 周内恢复正常，即可临床诊断为急性链球菌感染后肾小球肾炎。如临床诊断不肯定时应及时作肾活检以明确诊断，如肾小球滤过率进行性下降，或病情迁延 2 个月尚未见全面好转者。

2. 鉴别诊断

链球菌感染后急性肾炎应与下列疾病鉴别。

（1）非链球菌感染后急性肾炎

链球菌以外的其他细菌、病毒及寄生虫感染引起的急性肾炎，其中以病毒感染引起肾炎较常见，多于病毒感染急性期或感染后 3~5 天发病。临床表现较轻，水肿和高血压等少见，常不伴血清补体 C3 下降，肾功能常较正常，临床过程自限。

（2）全身系统性疾病肾脏受累

系统性红斑狼疮肾炎及过敏性紫癜肾炎等可有与急性肾炎相似的临床表现，但系统性红斑狼疮肾炎和过敏性紫癜肾炎等一般都伴有多系统受累的典型临床表现，根据病史和实验室检查，不难鉴别。

（六）治疗

本病治疗以休息及对症处理为主，注意防治水钠潴留，预防严重并发症，促进病变肾脏组织学与功能的修复。

1. 一般治疗

（1）休息

多休息，避免受寒、受湿等不利因素。急性期需卧床 2~3 周，至肉眼血尿消失、水肿消退、血压恢复正常后可下床轻微活动；尿常规明显好转、血沉正常后可适当活动，但应密切随访，一般病后 3 个月内应避免过度劳累；12h 尿沉渣细胞计数正常后方可恢复正常体力活动。

（2）饮食

发病初期，应严格控制饮食。对有水肿、高血压者，应限盐（食盐 2.0~3.0g/d），甚至无盐饮食，每日入液量不宜超过 1000mL。蛋白质以 1g/（kg·d）为宜，有利于肾脏修复。但有氮质血症者应限蛋白质,可给优质蛋白 0.5g/(kg·d)。待尿量增加、氮质血症消除即应恢复正常饮食。

2. 治疗感染灶

有感染病灶者,根据病灶细菌培养结果,应进行积极有效的抗感染治疗。考虑病灶隐蔽而未发现时,也主张注射青霉素(过敏者可用大环内酯类抗生素)10~14 天,以消除残存抗原,防止病情反复或迁延。对病情反复发作,而且扁桃体病灶明显者,可择期行扁桃体摘除术。手术时机以肾炎病情稳定,无临床症状及体征,尿蛋白检查可为弱阳性,尿沉渣红细胞<10/HP,扁桃体无急性炎症为宜。术前、术后应用青霉素 2 周。

3. 对症治疗

(1)利尿

控制水钠摄入后仍有水肿者,应予利尿剂,常用噻嗪类利尿药(如氢氯噻嗪25mg,3次/天,口服),袢利尿剂(如呋塞米 20~40mg,每日 1~3 次)。不宜应用汞利尿剂、渗透性利尿剂及保钾利尿剂。

(2)降压

一般情况下利尿就能达到控制血压的目的,若利尿剂应用后血压仍无下降可加用降压药,如钙通道阻滞剂、血管扩张药等。也可用 ACEI 或 ARB 类降压药,但需注意血钾及血肌酐有无升高,血肌酐大于 264μmol/L 的非透析治疗患者应谨慎。

(3)其他

中医药在疾病的整个过程中有一定的辅助治疗作用。急性肾小球肾炎属中医"风水",多由于感受风寒、风热及湿邪所致。病变发展期有外感表证及水肿、尿少、血尿等症状,此期中医治疗往往采用具有祛风利水、清热解毒、凉血止血等功效的方剂,常用方剂有越婢加术汤、麻黄连翘赤小豆汤等。

4. 血液透析疗法

急性肾炎发展为急性肾衰竭时,应积极抢救,及时予以血液透析治疗,稳定病情后待其自然恢复,避免使用糖皮质激素和细胞毒药物。

(七)预防和预后

增强肌体防御能力,预防链球菌感染,保持皮肤清洁,预防化脓性皮肤病,冬春季节防感冒,对反复发生的咽炎扁桃体炎应积极治疗。

三、急进性肾小球肾炎

急进性肾小球肾炎是临床以急进性肾炎综合征(急性起病、尿少、水肿、高血压、蛋白尿、血尿）、肾功能急剧恶化、早期出现少尿性急性肾衰竭为特征，病理呈新月体肾炎表现的一组疾病，又称新月体肾小球肾炎。

（一）病因和发病机制

急进性肾小球肾炎是多种病因所致的一组疾病，其病因包括如下几种：第一，原发性肾小球疾病，如原发性弥漫性新月体性肾炎、系膜毛细血管增生性肾小球肾炎、IgA 肾炎等；第二，伴发于感染性疾病，如急性链球菌感染后肾小球肾炎、感染性心内膜炎等；第三，继发于全身性疾病，如系统性红斑狼疮肾炎、肺出血–肾炎综合征、过敏性紫癜等；第四，药物，如青霉胺、利福平、别嘌呤醇等；第五，弹性蛋白酶抗中性粒细胞胞浆抗体伴有特发性坏死性新月体肾小球肾炎。本文着重讨论原发性急进性肾小球肾炎（以下简称急进性肾炎）。

目前认为急进性肾炎的发病机制与免疫有关，体液免疫和细胞免疫均参与其中。一部分患者是由于抗肾小球基底膜抗体沉积在肾小球基底膜（GBM），与肾小球基底膜抗原相结合激活补体而引起肾小球炎症性损害；一部分是因肾小球内循环免疫复合物的沉积或原位免疫复合物形成，激活补体而引起肾小球炎症性损害；少部分患者肾小球内无或仅微量免疫球蛋白沉积，该型患者血清抗中性粒细胞胞浆抗体（ANCA）常呈阳性，现认为此型为原发性小血管炎肾损害，肾脏可为唯一受累器官或与其他系统损害并存。

（二）病理

病理类型为新月体性肾小球肾炎。光镜下通常以广泛（50%以上）的肾小球有大新月体（占肾小球囊面积50%以上）形成为主要特征，病变早期为上皮细胞性新月体，后期为纤维性新月体。免疫荧光检查可见抗基底膜抗体呈光滑线条状沿肾小球毛细血管壁分布，免疫复合物呈颗粒状沉积于系膜区及毛细血管壁。电镜下可见新鲜新月体上皮细胞高度肿胀，一些患者在基底膜的内皮细胞侧可见纤维蛋白甚至少许电子致密物沉积。

（三）临床表现

患者可有前驱呼吸道感染症状，多为急骤起病，患者短期内出现少尿、无尿，病程迅速进展，病情持续恶化，肾功能进行性受损，在数周或数月内发展至尿毒症而依赖透析，还可有血尿（多为肉眼血尿且反复发作）、大量蛋白尿（部分患者可达到肾病综合征范围）、红细胞管型伴或不伴水肿和高血压。ANCA 相关小血管炎和系统性红斑狼疮患者可表现为多脏器受累，肺出血肾炎综合征可发生肺出血。其他疾病如 IgA 肾病患者可有感染相关血尿和血清 IgA 水平升高；过敏性紫癜患者可有皮肤紫癜、关节痛和腹痛。

（四）辅助检查

1. 一般实验室检查

（1）尿常规

多为中度蛋白尿、血尿、管型尿。持续血尿是本病的重要特点。

（2）肾功能检查

血尿素氮、血肌酐明显升高，肌酐清除率明显降低，注意肾功能动态变化。

（3）免疫学检查

可有抗 GBM 抗体阳性或 ANCA 阳性或血循环免疫复合物和冷球蛋白呈阳性，并可伴血清补体 C3 降低。

2. B 超检查

双肾增大，病变弥漫、皮髓质界限不清，显示肾实质病变。

3. 肾活检

在病因不明、患者情况许可时应尽早考虑肾活检。

（五）诊断与鉴别诊断

1. 诊断

有典型急性肾炎综合征，并伴肾功能急剧恶化，无论是否有少尿性急性肾衰竭，均应及时进行肾活检。若病理证实为新月体性肾小球肾炎，根据临床和实验室检查排除其他系统性疾病，诊断可成立。

2. 鉴别诊断

原发性急进性肾炎应与下列疾病鉴别。

（1）继发性急进性肾炎

肺出血-肾炎综合征、系统性红斑狼疮和过敏性紫癜累及肾脏时，均可引起新月体性肾小球肾炎。根据病史和各系统受累的临床表现，结合实验室特异检查可鉴别诊断。

（2）原发性肾小球病

如重症毛细血管增生性肾小球肾炎或重症系膜毛细血管性肾小球肾炎等，可表现为急进性肾炎综合征的特征，临床上鉴别困难，进行肾活检可明确诊断。

（3）引起少尿性急性肾衰竭的非肾小球病

①急性肾小管坏死

常有明确的肾缺血（如休克、脱水）或肾毒性药物（如肾毒性抗生素）或肾小管堵塞（如异型输血）等诱因，临床上以肾小管损害为主（尿钠增加、低比重尿及低渗透压尿）。

②急性过敏性间质性肾炎

常有明确的用药史及药物过敏反应（低热、皮疹等）、血和尿嗜酸性粒细胞增加。

③梗阻性肾病

患者常突发或急骤出现无尿，B超等影像学检查可证实尿路梗阻存在。

（六）治疗

早期治疗可显著改善预后，治疗原则包括强化治疗及对症治疗两方面，尤其强调在早期作出病因诊断和免疫病理分型的基础上尽快进行强化治疗。

1. 强化疗法

（1）强化血浆置换疗法

应用血浆置换机进行，每口或隔日1次，每次置换血浆2~4L，直至血清抗体或免疫复合物转阴、病情好转，一般10次左右。该疗法需配合糖皮质激素及细胞毒药物，以防止在肌体大量丢失免疫球蛋白后大量合成而"反跳"，但主要适用于 I 型；对于肺出血—肾炎综合征和原发性肾小血管炎所致急进性肾炎伴有威胁生命的肺出血作用较为肯定、迅速，应首选。

（2）甲泼尼龙冲击伴环磷酰胺治疗

甲泼尼龙0.5~1.0g溶于5%葡萄糖中静脉点滴，每日或隔日1次，3次为一个疗程。必要时间隔3~5天可进行下一个疗程，一般不超过3个疗程。甲泼尼龙冲击疗法也需辅以泼尼松及环磷酰胺常规口服治疗，方法同前。近年有人用环磷酰胺冲击疗法，替代常规口服，可减少环磷酰胺的毒副作用，其确切优缺点和疗效尚待进一步总结。该疗法主要适用于 II，III 型，I 型疗效较差。用甲泼尼龙冲击治疗时，应注意继发感染和水、钠潴留等不良反应。

2. 替代治疗

急性肾衰竭已达透析指征者，应及时透析。对强化治疗无效的晚期患者或肾功能无法逆转者，需长期维持透析。病情静止半年以上（ I 型、III 型患者血中抗肾小球基底膜抗体转阴后）可进行肾移植。

（七）预防和预后

注意休息，避免劳累，预防感染。饮食以低蛋白为主，注意补充维生素，避免应用损害肾脏的药物。注意保护残存肾功能，纠正使肾血流量减少的各种因素（如低蛋白血症、脱水、低血压等），以及预防感染。

及时明确诊断和早期强化治疗，预后可得到显著改善。早期强化治疗可使部分患者得到缓解，避免或脱离透析，甚至少数患者肾功能得到完全恢复。若早期未接受强化治疗，患者多于数周至半年内进展至不可逆肾衰竭。

第二节　尿路感染

一、病因和发病机制

（一）病因

95%以上的尿路感染（尿感）是由于革兰氏阴性杆菌所致，其中以大肠埃希菌最为常见，占全部尿路感染的80%～90%；其次为变形杆菌、克雷白杆菌、产气杆菌和铜绿假单胞菌；5%～10%的尿路感染由革兰氏阳性细菌引起，主要是粪链球菌和凝固酶阴性的葡萄球菌（柠檬色和白色葡萄球菌）。大肠埃希菌多见于无症状性细菌尿、非复杂性尿感或初发的尿感；医院内感染、复杂性或复发性尿感、尿路器械检查后发生的尿感，则多为粪链球菌、变形杆菌、克雷白杆菌和铜绿假单胞菌所致。其中变形杆菌感染多见于伴有尿路结石者；铜绿假单胞菌感染多见于尿路器械检查后；金黄色葡萄球菌则常见于血源性尿感；真菌感染多发生于留置导尿管者、糖尿病患者及使用广谱抗生素或免疫抑制剂的患者；腺病毒Ⅱ型感染可以在儿童和一些年轻人中引起急性出血性膀胱炎，甚至引起流行。此外，结核分枝杆菌、衣原体等也可导致尿感。

（二）发病机制

1. 感染途径

（1）上行感染

病原菌多为粪源性，经尿道上行至膀胱，甚至通过输尿管、肾盂到达肾髓质部位引起的感染，称为上行感染，可累及单侧或双侧，约占尿感的95%。正常情况下前尿道、尿道口周围和女性阴道前庭都定居有少量细菌，如链球菌、乳酸菌、葡萄球菌和类白喉杆菌等，但一般不引起感染。某些因素如性生活、尿路梗阻、尿路器械使用、尿道尿液反流等可导致上行感染的发生。

（2）血行感染

指病原菌从体内的感染灶通过血液循环到达肾脏和尿路其他部位引起的感染，此种感染途径少见，不足3%。常见的病原菌有金黄色葡萄球菌、沙门菌属、假单胞菌属和白色念珠菌属等。多发生于肾脏结构或功能受损的患者，如多囊肾、糖尿病、肾脏损伤、钾缺乏、肾血管异常等。

（3）直接感染

泌尿系统邻近器官、组织发生感染时，病原菌向周边蔓延，偶可直接侵入泌尿系统导致感染。

（4）淋巴道感染

盆腔和下腹部的器官感染时，因其与肾的淋巴管相通，病原菌可从淋巴道感染泌尿系统，但较罕见。

2. 肌体防御功

在正常情况下，细菌进入膀胱后并不都会引起尿感，一般正常人群的膀胱在 2~3 天内可将入侵的细菌清除。最终是否会发生尿感除与细菌的数量、毒力有关外，还取决于肌体的一系列防御机制，包括如下几种：①排尿的冲刷作用，可清除约 99% 侵入的细菌；②尿道上皮细胞产生的杀菌分子和膀胱黏膜产生的抗黏附因子及抗体发挥抗菌作用；③尿液中高浓度尿素、高渗透压和低 pH 等不利于细菌生长；④前列腺分泌物中含有的抗菌成分具有抗革兰氏阴性肠道细菌的作用；⑤输尿管膀胱连接处的活瓣，具有防止尿液反流的作用，可以防止细菌进入输尿管。

3. 易感因素

（1）尿路梗阻

最重要的易感因素，可由尿路解剖或功能异常引起，如结石，前列腺增生、狭窄、肿瘤等，尿路梗阻可导致尿液积聚，尿流不畅，细菌不易被冲洗清除，而在局部大量繁殖引起感染。尿路梗阻合并感染可使肾组织结构快速破坏，因此及时解除梗阻非常重要。

（2）膀胱输尿管反流及其他尿路畸形和结构异常

膀胱输尿管瓣膜的功能完整性可阻止尿液从膀胱输尿管口反流至输尿管，当其功能或结构异常时可使尿液从膀胱逆流到输尿管，甚至肾盂，导致细菌在局部定植，发生感染。其他如多囊肾、肾下垂、游走肾、肾盂畸形和输尿管畸形等，均易发生尿感。

（3）肌体免疫力低下

如长期使用免疫抑制剂、糖尿病、慢性肾脏疾病、慢性腹泻、长期卧床、艾滋病等，易导致尿感。另外，高尿酸血症、高钙血症、慢性失钾和近期应用抗生素等，也易导致尿感发生。

（4）妊娠

为尿感的重要诱因，2%~8% 的妊娠妇女可发生尿路感染，与孕期输尿管蠕动功能减弱、暂时性膀胱输尿管活瓣关闭不全及妊娠后期子宫增大致尿液引流不畅有关。因妊娠所致的尿路解剖和生理改变可持续到产后 8 周，故产后也易发生尿感。

（5）解剖生理特点

女性尿道较短（仅3~5cm），且直而宽，距离肛门较近，开口于阴唇下方，是女性容易发生尿路感染的重要因素。妇科疾病（阴道炎、宫颈炎）以及性生活时可因尿道黏膜的改变而利于细菌入侵膀胱引起尿路感染。前列腺增生导致的尿路梗阻是中老年男性尿路感染的一个重要原因。包茎、包皮过长是男性尿路感染的诱发因素。

（6）尿路的医源性损伤

导尿或留置导尿管、膀胱镜和输尿管镜检查、逆行性尿路造影等，不但会把细菌带入后尿道和膀胱，还可致尿路黏膜损伤，易引发尿感。即使严格消毒，一次导尿后，尿感的发生率为1%~2%，留置导尿管1天感染率约为50%，留置导尿管3~4天，则感染发生率可高达90%以上。

（7）遗传因素

宿主的基因影响尿路感染的易感性。因为遗传因素而致尿路黏膜局部防御尿感的能力降低可使尿路感染发生的危险性增加。但这一观点还不成熟，需进一步的研究。

4. 细菌的致病力

95%以上尿路感染是由单一种细菌引起的，而大肠杆菌是最主要的致病菌。细菌进入膀胱后，能否引起尿感，与其致病力有很大关系。大肠埃希菌可与尿路移行上皮和鳞状上皮表面的受体结合，然后导致黏膜上皮细胞分泌 IL-6、IL-8，并诱导上皮细胞凋亡和脱落。致病性大肠埃希菌还可产生溶血素、铁载体等物质，可以抵抗人体的杀菌作用。

二、病理

急性膀胱炎的病理变化主要表现为膀胱黏膜充血、上皮细胞肿胀、黏膜下组织充血、水肿及白细胞浸润，较重者可出现点状或片状出血，甚至黏膜溃疡。

急性肾盂肾炎主要表现为局限或广泛的肾盂肾盏黏膜充血、水肿，表面有脓性分泌物，黏膜下可有细小脓肿。肾间质水肿，内有炎症细胞浸润。炎症严重时可有广泛性出血，甚至病后局部形成瘢痕。肾小球一般无形态学改变。

慢性肾盂肾炎肾脏体积缩小，双侧肾脏病变不对称。表面不光滑，肾盂扩大、畸形，肾乳头瘢痕形成，肾小管萎缩，肾间质淋巴-单核细胞浸润。

三、临床表现

（一）膀胱炎

膀胱炎占尿感的60%以上，主要表现为膀胱刺激征，即尿频、尿急、尿痛、排尿不适、下腹部疼痛等，部分患者迅速出现排尿困难。尿液常混浊，并有异味，约30%可出现血尿。一般无明显的全身性感染症状，但少数患者可以出现腰痛、发热，但体温常不超过38.0℃，如患者有明显的全身症状，体温>38.0℃，应考虑上尿感。致病菌多为大肠埃希菌，占75%以上。

（二）肾盂肾炎

1. 急性肾盂肾炎

可发生于各年龄段，育龄女性最多见。起病急骤，主要有以下临床特征。

（1）全身症状

寒战、发热、头痛、全身酸痛、恶心呕吐、食欲不振等，体温一般在38.0℃以上，以弛张热多见，也可呈稽留热或间歇热。少部分病情较重的患者可出现革兰氏阴性杆菌败血症。

（2）泌尿系症状

下腹部疼痛、腰痛和尿频、尿急、尿痛、排尿不适等膀胱刺激征。腰痛程度不一，多为钝痛或酸痛，少数病例可有腹部绞痛，沿输尿管向膀胱方向放射。少数患者下尿路症状不典型或缺如。

（3）体格检查

可发现一侧或两侧肋脊角或输尿管点压痛和（或）肾区叩击痛。

2. 慢性肾盂肾炎

病程超过半年或1年者就称为慢性肾盂肾炎，现在更重视病理学特征。其临床表现复杂，可无症状或全身症状及泌尿系统症状不典型。半数以上患者在急性肾盂肾炎病史后出现乏力、低热、间歇性尿频、排尿不适、腰部酸痛及肾小管功能受损表现，如夜尿增多、低比重尿等，病情持续，最终发展为慢性肾衰竭。

（三）无症状细菌尿

无症状细菌尿是指患者有真性细菌尿，而无任何尿路感染的临床症状。常在健康人群中进行体检或因其他肾脏疾病做常规尿细菌学检查时发现。致病菌多为大肠埃希菌，患者长期无症状，尿常规可无明显异常，但尿培养有真性菌尿。

四、并发症

尿感及时治疗，一般不出现并发症；但易感因素不能消除或肾盂肾炎治疗不当可出现下列并发症。

（一）乳头坏死

肾乳头及相邻的肾髓质缺血坏死，常表现为寒战、高热，伴剧烈腰痛或腹痛和血尿等，甚至出现革兰氏阴性杆菌败血症和（或）急性肾衰竭。当坏死组织脱落，阻塞输尿管时也可发生肾绞痛。多见于伴有糖尿病或尿路梗阻的肾盂肾炎，为其严重并发症。静脉肾盂造影（IVP）可见肾乳头区有"环形阵"特征。

（二）肾周脓肿

其主要表现为除原有症状加剧外，伴有明显的单侧腰痛，常在向健侧弯腰时疼痛加剧。肾周脓肿是严重肾盂肾炎直接扩展形成的，多有糖尿病、尿路梗阻等易感因素。致病菌常为大肠埃希菌。超声检查及影像检查有助于诊断。治疗主要是加强抗感染和（或）局部性切开引流术。

五、辅助检查

（一）尿液检查

1. 常规检查

尿液常浑浊，可有腐败气味，可见白细胞尿、血尿、蛋白尿。离心后尿沉渣镜检白细胞>5/HP 即为白细胞尿，对尿感诊断意义较大；部分患者有镜下血尿，尿沉渣镜检红细胞数多为 3~10/HP，极少数急性膀胱炎患者可有肉眼血尿；蛋白尿多为阴性或微量。

2. 细菌学检查

这是诊断尿感的关键性检查。

（1）尿沉渣镜检细菌

平均每个视野≥20 个细菌（包括活动的或不动的），即为有意义的细菌尿。

（2）细菌培养

选取清洁中段尿、导尿及膀胱穿刺尿做细菌培养，凡是有真性细菌尿者，均可诊断为尿感。其中以膀胱穿刺尿培养结果最可靠。真性细菌尿包括如下几种：①耻骨上膀胱穿刺尿定性培养有细菌生长；②导尿细菌定量培养 ≥10^5/mL；③清洁中段尿细菌定量培养>10^5/mL，如临床上无尿感症状，则要求做 2 次中段尿培养，细菌数均≥10^5/mL，且为同一菌种，才能确定为真性菌尿。尿细菌定量培养 10^4~10^5/mL，为可疑阳性，需复查；若细菌数<10^4/mL，可能为污染。

尿细菌定量培养结果可呈假阳性或假阴性。假阳性见于如下情况：中段尿标本被污染；室温下尿标本存放超过 1h；检验技术错误等。假阴性见于如下情况：采集标本之前的一周内使用过抗生素；尿液在膀胱内停留时间<6h；收集中段尿时，尿标本内混入消毒药；尿液因饮水过多被稀释；感染灶间歇性排菌等。

3. 亚硝酸盐还原试验

诊断尿感的敏感性达 70%，特异性达 99.5%以上，其原理为尿内硝酸盐被大肠埃希菌等革兰氏阴性细菌还原为亚硝酸盐，一般无假阳性，但球菌感染可出现假阴性。

（二）影像学检查

尿感急性期不宜做静脉肾盂造影（IVP），可做 B 超检查以排除梗阻。IVP 检查的目的是找寻是否存在能通过外科手术纠正的易感因素。从小儿起就有反复尿感者，尚需做排尿期膀胱—输尿管反流检查。对于首次发作的急性女性尿感患者，一般不需要进行影像检查；对于男性尿感患者，无论初发还是复发，均应进行影像检查，以排除尿路解剖和功能上的异常。

六、诊断与鉴别诊断

（一）诊断

根据典型的症状，再结合尿液改变和尿液细菌学检查，诊断尿感难度不大。上尿感常有发热、寒战，甚至出现毒血症症状，伴明显腰痛，输尿管点和（或）肋脊点压痛、肾区叩击痛等。而下尿感常以膀胱刺激征为突出表现，一般少有发热、腰痛等。

若症状不典型，但凡有真性细菌尿者，亦可诊断为尿感。但真性菌尿不能判断尿感为上尿路或下尿路感染，出现下列情况提示上尿路感染：膀胱冲洗后尿培养阳性；尿沉渣镜检有白细胞管型，并排除狼疮性肾炎、间质性肾炎等疾病 NAG、β_2-MG 升高；尿渗透压降低。

无症状性细菌尿的诊断主要依靠尿细菌学检查，要求 2 次尿细菌培养均为同一菌种的真性菌尿。当女性有明显尿频、尿急、尿痛等膀胱刺激征，尿白细胞增多，尿细菌定量培养>10^2/mL，并为常见致病菌时，也可拟诊为尿路感染。

慢性肾盂肾炎症状常不明显，诊断需结合影像学及肾脏功能检查。如肾外形凹凸不平，且双肾大小不等，或静脉肾盂造影可见肾盂肾盏变形、缩窄，伴持续性肾小管功能损害者，均可诊断慢性肾盂肾炎。

（二）鉴别诊断

1. 尿道综合征

以妇女多见，患者有尿频、尿急、尿痛及排尿不适等膀胱刺激征，但多次尿细菌检查均无真性细菌尿。其发病机制可能是逼尿肌与膀胱括约肌功能不协调、妇科或肛周疾病、神经焦虑等引起，也可能是衣原体感染所致。

2. 肾结核

慢性膀胱刺激征明显，病情呈进行性加重，一般抗生素治疗无效，尿沉渣可找到抗酸杆菌，尿培养结核分枝杆菌阳性，而普通细菌培养为阴性但脓尿持续存在。静脉肾盂造影可发现肾实质虫蚀样缺损等 X 线表现。部分患者伴肺、生殖器等肾外结核病灶及抗结核治疗有效，利于鉴别。但要注意肾结核常与尿感并存，故尿感经抗生素治疗后，仍残留有尿感症状或尿沉渣异常者，应高度警惕肾结核的可能性。

3. 慢性肾小球肾炎

慢性肾盂肾炎有肾功能减退、高血压时应与慢性肾炎相鉴别。后者多为双侧肾脏受累，且肾小球功能受损较肾小管功能受损突出，并有较明显的蛋白尿、血尿和水肿病史；而前者膀胱刺激征较明显，细菌学检查阳性，影像学检查可表现为双肾缩小且不对称。

（三）治疗

治疗目的是消灭病原体，缓解临床症状，去除诱因及防止复发。

1. 一般治疗

急性期注意休息，多饮水，勤排尿。发热者给予易消化、高热量、富含维生素的饮食。膀胱刺激征和血尿明显者，可口服碳酸氢钠片 1g，3 次/天，以碱化尿液、缓解症状、抑制细菌生长、避免形成血凝块，对应用磺胺类抗生素者还可以增强药物的抗菌活性并避免尿路结晶形成。尿路感染反复发作者应积极寻找病因，及时去除诱发因素。

2. 抗菌药物的应用

治疗尿感的常用抗菌药物有磺胺类、氨基苷类以及喹诺酮类药物。用药原则如下：选用对致病菌敏感的药物；抗菌药在尿和肾内的浓度要高；选用肾毒性小的抗菌药物；单一药物治疗失败、严重感染、混合感染、耐药菌株出现时应联合用药；对于下尿感患者，多给予 3 天短程疗法；对于肾盂肾炎患者，应给予 14 天疗程。

疗效的评定标准如下：

（1）有效

治疗后症状缓解，复查细菌尿阴转。

（2）治愈

疗程完毕后症状消失，尿菌阴性，并于第 2 周和第 6 周复查尿菌仍阴性，则认为该次尿感治愈；或虽有细菌尿，但为重新感染（新致病菌），则可认为原先的尿感已治愈。

（3）治疗失败

疗程完毕后尿菌定量检查仍阳性，或者治疗后尿菌转阴，但于第 2 周和第 6 周复查时尿菌又阳性，且为同一菌种（株）。

第三节　慢性肾衰竭

一、病因和发病机制

（一）慢性肾衰的病因

慢性肾功能衰竭（简称慢性肾衰，CRF）的病因主要有糖尿病肾病、高血压肾小动脉硬化、原发性与继发性肾小球肾炎、肾小管间质病变（慢性肾盂肾炎、慢性尿酸性肾病、梗阻性肾病、药物性肾病等）、肾血管病变、遗传性肾病（如多囊肾、遗传性肾炎）等。在发达国家，糖尿病肾病、高血压肾小动脉硬化已成为慢性肾衰的主要病因；包括中国在内的发展中国家，这两种疾病在 CRF 各种病因中仍位居原发性肾小球肾炎之后，但近年也有明显增高趋势。双侧肾动脉狭窄或闭塞所引起的"缺血性肾病"在老年 CRF 的病因中占有一定地位。

CRF 病情在各种因素刺激下，可缓慢进展，也可在短期内急剧加重。病变早中期恰当的治疗有利于病情的逆转，而晚期常表现为不可逆的改变。因此，临床治疗应在早中期阶段抓住机会积极控制危险因素，争取病情好转。

1. 慢性肾衰渐进性发展的危险因素

包括蛋白尿、高血压、高血糖控制不满意、低蛋白血症、吸烟等。此外，贫血、高脂血症、高同型半胱氨酸血症、尿毒症毒素蓄积及老年患者等，也可能促进 CRF 的发展，其机制有待进一步研究。

2. 慢性肾衰急性加重的危险因素

①累及肾脏的原发性疾病（如肾小球肾炎、高血压、糖尿病等）复发或加重；②低血压、脱水、大出血或休克等致血容量不足；③肾动脉狭窄患者应用 ACEI、ARB 等药物致肾脏局部血供急剧减少；④严重感染；⑤使用肾毒性药物；⑥泌尿道梗阻（如尿路结石）；⑦其他，如严重肝功不全、高钙血症等。

（二）慢性肾衰的发生机制

关于 CRF 发病机制的研究，在传统学说的基础上，近年来对某些细胞因子和生长因子在 CRF 进展中的作用也有了新的认识。

1. 肾小球高滤过学说

实践证明，CRF 时残余肾单位存在肾小球高压力、高灌注和高滤过状态，此即著名的"三高学说"。在此"三高"状态下，肾小球可显著扩张，进而牵拉系膜细胞，促进其增殖和基质增加，形成微动脉瘤和内皮细胞损伤、血小板集聚、炎性细胞浸润、系膜细胞凋亡等，使肾小球硬化不断发展，导致残余肾单位进一步丧失。

2. 肾小管高代谢学说

实践证明，CRF 时残余肾单位肾小管呈高代谢状况。肾小管的高代谢可引起残存肾单位内氧自由基增多，自由基清除剂生成减少，进一步引起脂质过氧化作用增强，进而导致细胞和组织的损伤，使肾单位进一步丧失。

3. 蛋白尿学说

肾小球滤过的蛋白质可引起肾小管上皮细胞损伤，并可导致肾小管间质纤维化。因此，蛋白尿不仅反映肾小球损伤，而且是一个独立的导致肾脏病变进展的主要因素。

4. 脂质代谢紊乱学说

脂质（如胆固醇、三酯甘油、载脂蛋白等）代谢紊乱可使肾功能进行性损害，如脂蛋白沉积在系膜区，刺激系膜增生和产生细胞外基质，引起炎症反应，加重肾小球损伤，使基底膜通透性增加后通过过氧化亚硝酸盐致细胞凋亡引起肾损害。

5. 蛋白质饮食与肾功能进展

高蛋白饮食可引起跨肾小球毛细血管压升高，增加氨的产生，激活具有促进肾小球硬化作用的肾素血管紧张素系统，增加尿毒素的产生，从而加速肾脏硬化的过程。

6. 某些细胞因子—生长因子的作用

某些生长因子，均参与肾小球和小管间质的损伤过程，并在促进细胞外基质增多中起重要作用。例如，血管紧张素Ⅱ显著增多，不仅增高肾小球内压力，导致高滤过，而且可促进肾小球系膜、肾间质的细胞外基质增多。某些降解细胞外基质的蛋白酶如基质金属蛋白酶表达的下调，金属蛋白酶组织抑制物、纤溶酶原激活抑制物等表达上调，在肾小球硬化和肾间质纤维化过程中也有其重要作用。

7. 其他

目前一般认为，尿毒症的症状及体内各系统损害的原因，主要与尿毒症毒素、多种体液因子或营养素的缺乏有关。尿毒素中分子物质主要与尿毒症脑病、某些内分泌紊乱、细胞免疫低下等可能有关。慢性肾衰时，肾脏分泌的促红素、骨化三醇减少，可分别引起肾性贫血和肾性骨病。尿毒症是蛋白质和某些氨基酸、热量、水溶性维生素、微量元素缺乏，可引起营养不良、消化道症状、免疫功能降低等。又如缺铁或（及）蛋白质的缺乏，可使肾性贫血加重，L-肉碱缺乏可致肾衰患者肌肉无力、食欲不振、贫血加重。酸中毒可以导致骨钙丢失增加，肾性骨病形成，也可以使骨骼肌分解增加，致患者体重下降及肌无力。

二、临床表现

慢性肾衰患者因病情隐匿并缓慢进展，临床表现常不典型。CRF 代偿期和失代偿早期时，患者表现为症状不明显，或有腰酸、乏力、夜尿增多等轻度不适；少数稍重患者出现食欲减退、代谢性酸中毒及轻度贫血表现。在晚期尿毒症时，可出现多系统受累的临床表现，如急性心衰、消化道出血、中枢神经系统障碍等，甚至危及生命。

（一）水、电解质、酸碱平衡紊乱

1. 代谢性酸中毒

CRF 早期肌体酸中毒不明显，主要通过肾内外一系列代偿性改变来维持体液的正常状态，但不可避免地会产生代偿性损害，如骨的破坏、细胞外 K^+ 浓度升高等。当 GFR ＜ 25mL/min 时，酸性代谢产物如磷酸、硫酸等排泄减少，可发生阴离子间隙增高而血氯正常或增高的代谢性酸中毒，即"尿毒症性酸中毒"。

因病情进展缓慢，经过代偿机制的调节，多数患者能耐受轻度酸中毒，但如果动脉血中的 HCO_3^-；浓度低于 15mmol/L，则可出现较明显的症状，如呼吸深长、虚弱乏力、食欲不振、呕吐等，原因可能与酸中毒时体内多种酶的活性受抑制有关。

2. 水、钠代谢紊乱

主要表现为水、钠潴留，但有时也可表现为血容量降低和低钠血症。肾功能下降时，肾脏对钠负荷过多或容量过多的调节能力逐渐减弱。水、钠潴留时表现出不同程度的皮下水肿或（和）体腔积液，此时易出现血压升高、左心功能不全和脑水肿，血容量减低主要表现为低血压和脱水等。低钠血症，一方面是水过多或其他因素所引起，称为假性低钠血症，另一方面是缺钠引起，称为真性低钠血症，而以前者更为多见，因两者临床情况与处理方式完全不同，应注意鉴别。

3. 钾代谢紊乱

当 GFR 降至 20～25mL/min 或更低时，肾脏排钾能力逐渐下降，如又有钾摄入过多、消化道出血、酸中毒、感染等情况发生时，易出现高钾血症。如血钾浓度高于 6.5mmol/L，患者常因心律失常等危及生命，需及时救治。也可因为钾摄入不足、胃肠道丢失过多、

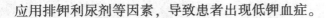

应用排钾利尿剂等因素，导致患者出现低钾血症。

4. 钙、磷代谢紊乱

主要表现为低血钙和高血磷特征。低血钙主要与代谢性酸中毒、高磷血症、钙摄入不足、活性维生素 D 缺乏等多种因素有关。慢性肾衰患者因常有酸中毒，钙在酸性溶液中溶解度较高，即使低血钙的情况下血中游离钙水平也可正常，故不出现低血钙的临床症状，如酸中毒较快纠正则可诱发低血钙症状。血磷浓度的调节与肠道对磷的吸收及肾的排泄有关。因肾小球滤过率下降、尿内磷排出减少，致血磷浓度逐渐升高。高浓度血磷会与血钙结合形成磷酸钙而沉积于软组织，既可降低血钙，又可抑制近曲小管产生 1，25−二羟维生素 D3，进一步刺激甲状旁腺激素（PTH）升高。在肾衰的早期，血钙、血磷可通过自身调节维持在正常范围内，只有在肾衰的中、晚期（GFR<20mL/min）才会出现高磷血症和低钙血症，且可诱发继发性甲状旁腺功能亢进（简称甲旁亢）和肾性骨病。

5. 镁代谢紊乱

当 GFR<20mL/min 时，肾排镁减少致轻度高镁血症。患者虽常无任何症状，仍需注意避免使用含镁的药物，如含镁的泻药、抗酸药等。偶可出现低镁血症，原因可能与应用利尿剂与镁摄入不足等有关。

（二）蛋白质、糖类、脂肪和维生素的代谢紊乱

CRF 患者蛋白质代谢紊乱一般表现为蛋白质代谢产物蓄积（氮质血症），也可有血清白蛋白水平下降、血浆和组织必需氨基酸水平下降等。代谢紊乱主要与蛋白质分解增多或（和）合成减少、负氮平衡、肾脏排出障碍等因素有关。糖代谢异常主要表现为糖耐量减低和低血糖两种情况，前者多见。高脂血症相当常见，其中多数患者表现为轻到中度高甘油三酯血症，少数患者表现为轻度高胆固醇血症，或二者兼有。维生素代谢紊乱相当常见，如血清维生素 A 水平增高、维生素 B6 及叶酸缺乏等。

（三）尿毒症毒素引起的各系统表现

1. 心血管系统表现

心血管病变是 CRF 患者的主要并发症之一，也是 CRF 最常见的死亡原因，尤其在肾衰终末期阶段，死亡率进一步增高，占到尿毒症死因的 45%~60%。

（1）高血压和左心室肥厚

CRF 患者高血压的发生率达 80%，肾衰终末期患者几乎都有高血压。多由水、钠潴留，肾素血管紧张素−醛固酮系统功能紊乱和（或）某些舒张血管的因子不足所致。长期高血压可引起动脉硬化、左心室肥厚和心力衰竭，也可致脑血管意外。慢性贫血和血液透析用的内瘘，使心脏保持持续高搏出量状态，加重左心室负荷并促使左心室肥厚。

（2）心力衰竭

这是尿毒症患者最常见的死亡原因，容量负荷增加是心力衰竭最常见的原因，其他如高血压、心肌炎、贫血、电解质紊乱、心律失常及代谢性酸中毒等也是重要因素。心力衰竭的患病率随着肾功能的不断恶化明显增加，尿毒症期可达65%~70%。患者可出现心悸、气促、端坐呼吸、肺水肿等症状，但一般发绀不明显。

（3）尿毒症性心肌病

代谢废物潴留、内环境改变、心肌细胞缺血及贫血等因素使心肌耗氧量增加，逐渐导致心肌病。部分患者可同时伴有冠状动脉粥样硬化性心脏病、心律失常等。

（4）心包炎

可分为尿毒症性心包炎和透析相关性心包炎，前者与尿毒症毒素蓄积、感染、继发甲旁亢等有关，后者常因透析不充分，肝素过量所致。两类心包炎病理特征相似，都为纤维素性心包炎。患者常有胸痛、心包摩擦感等表现，可有心包积液体征，严重者还可出现心包填塞。

（5）血管钙化和动脉粥样硬化

近年来发现，血管钙化在心血管病变中亦起着重要作用，多由高磷血症、钙分布异常和"血管保护性蛋白"缺乏所致。动脉粥样硬化进展迅速，包括冠状动脉在内的全身各动脉（如脑动脉、肾动脉等）均可发生动脉粥样硬化和钙化。

2. 呼吸系统表现

代谢性酸中毒和（或）体液过多时均可出现气短、气促，甚至出现呼吸深长。尿毒症时可出现尿毒症肺、尿毒症性胸膜炎和肺钙化。尿毒症肺由尿毒症毒素诱发的肺泡毛细血管渗透性增加、肺水肿、肺充血所致，行肺部 X 线检查可出现"蝴蝶翼"征，及时利尿或透析可迅速改善症状。

3. 胃肠道表现

胃肠道表现是 CRF 最早和最突出的症状，主要表现为食欲减退及恶心、呕吐、腹泻等。口腔炎、口腔黏膜溃疡在尿毒症时也较常见，患者口腔可有尿味。大部分患者还可出现消化道出血，多由胃黏膜糜烂或消化性溃疡引起，尤以前者最常见。

4. 血液系统表现

CRF 患者有肾性贫血和出血倾向。大多数患者一般均有轻、中度正细胞正色素性贫血。引起肾性贫血的原因很多，促红素缺乏是主要原因，如同时伴有铁缺乏、叶酸不足、营养不良、慢性失血及红细胞寿命缩短等因素，亦可加重贫血程度。尿毒症患者有出血倾向，一般为轻度出血，其原因与血小板功能降低、血管壁异常、凝血因子Ⅷ缺乏有关。出血倾向轻的患者表现为皮下或黏膜出血点、瘀斑，重者则可发生胃肠道出血、脑出血等。

5. 神经肌肉系统表现

神经肌肉系统表现分为中枢神经系统病变和周围神经系统病变。中枢神经系统病变早期症状轻微，可有注意力不集中、记忆力减退、失眠等表现；其后逐渐出现性格改变、判断力降低、抑郁等；尿毒症时则出现反应淡漠、谵妄、惊厥、幻觉、昏迷、精神异常等表现，也称为"尿毒症性脑病"。周围神经系统病变也很常见，以感觉神经障碍最突出，常表现为肢端袜套样分布的感觉丧失，或肢体麻木、烧灼感或疼痛感、深反射迟钝或消失，也可有神经肌肉兴奋性增加，如肌肉震颤、痉挛、不宁腿综合征，以及肌萎缩、肌无力等。

初次透析患者可有透析失衡综合征，多由血尿素氮等物质降低过快，导致细胞内、外液间渗透压失衡，引起颅内压增加和脑水肿所致，表现为恶心、呕吐、头痛等，重者可出现惊厥。长期血透患者可发生"透析性痴呆"，与透析用水铝含量过多致铝中毒有关。

6. 内分泌功能紊乱

肾脏本身内分泌功能紊乱导致 1，25-二羟维生素 D_3、EPO 不足和肾内肾素-血管紧张素 II 过多。除此以外，还可以出现性激素紊乱。女性患者出现闭经、不育，男性患者出现阳痿等。其他可有促肾上腺皮质激素、水平增高、继发性甲旁亢、甲状腺素水平降低、胰岛素受体障碍等。

7. 骨骼病变

以肾性骨病最为常见，包括纤维囊性骨炎、骨质疏松症、骨软化症及骨生成不良。在透析前患者中骨骼 X 线检查发现异常者约占 35%，而出现骨痛、行走不便和自发性骨折等临床特征者少见。而骨活检约 90% 可发现异常，有助于早期诊断。

三、诊断与鉴别诊断

(一) 诊断

典型的慢性肾衰，根据病史、实验室检查（尤其是肾小球滤过率降低）结果和肾脏影像学检查，诊断并不困难。但 CRF 早期无症状或症状轻微易忽略，致使患者就诊时常已进入晚期。为了早期发现早期诊断，临床上不明原因的恶心呕吐、嗜睡、视力障碍、贫血、高血压、肤色萎黄、呼吸深快，或有肾脏病家族史者应警惕本病，并及时进行尿常规、肾功能检查和影像学检查。既往有慢性肾脏病病史，伴贫血、钙磷代谢异常、GFR 下降、双侧肾脏体积缩小等，应考虑本病。

为了完善慢性肾衰竭的诊断，还应注意补充以下几个问题：

1. 基础疾病的诊断

包括原发性和继发性肾脏病变，如原发性肾小球肾炎、慢性肾盂肾炎、肾结核、狼疮性肾炎、恶性高血压、糖尿病肾病、尿路梗阻等。

2. 寻找引起肾功能恶化的可逆因素

包括血容量不足、使用肾毒性药物、感染、酸中毒、大剂量激素冲击疗法等。

3. 进行肾功能分级

推荐采用 CKD 分期标准。

（二）鉴别诊断

1. 肾前性氮质血症

肾前性氮质血症患者在有效血容量补足 24~72h 后，肾功能即可恢复，而 CRF 则肾功能难以恢复。

2. 急性肾衰

根据患者病史即可鉴别。如患者病史不详，则需进行影像学检查（如 B 超、CT 等检查）或肾图检查结果进行分析，可供鉴别。

3. 慢性肾衰伴发急性肾衰

如慢性肾衰较轻，而急性肾衰相对突出，且其病程发展符合急性肾衰演变过程，则称为"慢性肾衰合并急性肾衰"，其处理原则基本上与急性肾衰相同；如慢性肾衰本身已相对较重，或其病程加重过程不能反映急性肾衰演变特点，则称为"慢性肾衰急性加重"。

第八章　临床常见肿瘤疾病

第一节　鼻咽癌

一、临床表现与转移途径

（一）临床表现

1. 颈部淋巴结肿大

颈部淋巴结肿大是最常见的症状。患者往往在无意中摸到颈部有一个肿块，或照镜子时发现两侧颈部不对称，或别人发现肿块。它位于颈深淋巴结的上群，即乳突尖下方或胸锁乳突肌上段前缘处。肿块常较硬，触之无疼痛，活动常较差。具有转移早、转移率高的特点。病情晚期时其淋巴结转移可累及锁骨上，甚至到腋窝、纵隔。鼻咽癌淋巴结很少转移到颌下、颏下、枕部等淋巴结。

2. 回缩性血涕

回吸鼻腔后，从口腔吐出带涕血丝，尤以早晨起床后为甚。可以持续一段时间，为肿瘤血管破裂出血所致，是鼻咽癌的一个早期症状。

3. 耳鸣或听力减退

耳鸣、耳部闷胀、耳部闭塞，或者耳聋，听力下降。因为鼻咽部肿瘤生长在侧壁上，压迫或堵塞咽鼓管开口，或肿瘤直接侵犯破坏咽鼓管周围组织，或直接向咽鼓管内浸润，或引起咽鼓管周围组织的水肿等，均可引起耳部症状。部分患者可以出现分泌性中耳炎，检查可见鼓膜内陷或有液平，穿刺抽液后很快复发，是鼻咽癌的一个较早期症状。

4. 头痛

常表现为枕部或颈部的疼痛，常为钝痛。早期可能为神经血管反射性头痛，常为间歇性；晚期多为肿瘤破坏颅底骨或脑神经、肿瘤感染、颈淋巴结转移压迫血管与神经等，常为持续性。鼻咽癌患者放疗后出现的头痛，可能与肿瘤复发或放疗后感染有关。

5. 鼻塞

鼻塞可为单侧或双侧。与肿瘤的部位、大小和类型有较大的关系。为肿瘤阻塞后鼻孔或侵犯了鼻腔，导致鼻腔通气不畅。有些患者可以鼻腔完全堵塞，并且有较多的分泌物，可以有血丝。

6. 面部麻木

为肿瘤侵犯或压迫三叉神经所致，可以是感觉减退、痛觉过敏或者是痛觉缺失。三叉神经是支配整个面部的感觉神经，分为 3 支，分别支配额部、脸颊部、下颌，其运动支受侵犯则可引起张口时下颌骨的偏斜。

7. 岩蝶综合征

亦称海绵窦综合征。鼻咽癌好发在顶前壁，极易向两侧咽旁或顶后壁黏膜下浸润进展，肿瘤沿着颅底筋膜达岩蝶裂区周围的蝶骨大翼、破裂孔、岩骨等。脑神经受损次序为第Ⅴ、Ⅵ、Ⅳ、Ⅲ、Ⅱ对，最后出现麻痹性视野缺损。病变发生在颅内鞍旁海绵窦者，突眼不多见。

8. 垂体—蝶骨综合征

鼻咽癌直接向上侵入蝶窦、垂体、视神经，引起视力障碍。还可进一步扩展到海绵窦，产生第Ⅲ、Ⅳ、Ⅴ、Ⅵ对脑神经损伤症状。鼻咽癌侵犯脑垂体和蝶窦可以停经为首发症状。

9. 眼眶综合征

鼻咽癌转移至眼眶或肿块压迫眼球运动神经周围分支，可引起眼球运动神经瘫痪，如三叉神经炎支或视神经均可受累。

10. 颈交感受损的霍纳综合征

肿瘤侵犯或肿大淋巴结转移累及或压迫颈交感神经节，可引起同侧瞳孔缩小、眼球内陷、眼裂缩小及同侧面部皮肤无汗。

（二）转移途径

鼻咽癌有浸润性生长的特点，容易沿黏膜下蔓延，以及颈淋巴结转移和远处转移。

1. 直接蔓延

向下：沿咽后壁或咽侧壁到口咽，包括软腭、扁桃体和舌根，部分病例甚至达会厌部以及下咽部。

向前：可致鼻腔后部、筛窦，通过筛板达颅前窝、上颌窦。

向上：到颅底，侵犯蝶骨体及枕骨底，沿蝶窦到蝶鞍浸润垂体。又常通过破裂孔侵犯

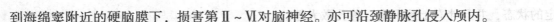

到海绵窦附近的硬脑膜下，损害第Ⅱ~Ⅵ对脑神经。亦可沿颈静脉孔侵入颅内。

向外：侵犯咽旁间隙、颞下窝、茎突前后区，后组脑神经侵犯。

向后：穿过鼻咽后壁，侵犯上段颈椎骨，少部分患者可以侵犯颈段脊髓。

向两侧：可以侵犯咽鼓管、内耳、中耳。

2. 淋巴结转移

鼻咽黏膜含有丰富的淋巴管网，故鼻咽癌很早就从淋巴道转移。先到咽后壁的少数淋巴结，然后转移至颈深上淋巴结及其余淋巴结。70%~80%的患者治疗时有颈淋巴结肿大。95%的颈部淋巴结位于上颈，其发展一般是从上而下的。晚期转移淋巴结可达腋下、纵隔、腹膜后，甚至腹股沟淋巴结肿大。有时鼻咽癌的原发灶很小，而颈部淋巴结已经很大，这时就要详细地在鼻咽部寻找原发灶。

3. 远处转移

鼻咽癌的远处转移比例亦比较高，最常见的转移部位为肝、骨和肺，其他还有肾、胰、腹膜后等。大多在放疗后的3年内发生，以胸椎和腰椎的比例较高。并且，常有多个器官的转移。一般来说，骨转移发生后的生存期为11个月左右，肺转移为16个月，肝转移最差，平均生存期仅3个月。

二、诊断

（一）患者的主诉

根据鼻咽癌的临床表现，如回缩性血涕、无痛性颈部淋巴结肿大、一侧性耳鸣、头痛等都应考虑鼻咽癌的可能，应在鼻咽腔内寻找原发灶。

（二）鼻咽镜检查

鼻咽部检查包括间接鼻咽镜检查或纤维鼻咽镜及电子鼻咽镜检查，可以清楚地观察到鼻咽部肿瘤的大小、表面形状、部位、侵犯范围等。这是常用的方法，比较简单、方便，而且实用。同时检查张口的程度，测量两个门齿之间的距离，一般在4cm以上。

（三）脑神经检查

脑神经检查主要是检查12对脑神经的情况。

第Ⅰ对为嗅神经，受累相对较少。

第Ⅱ对为视神经，受累相对亦较少，可致单眼失明。

第Ⅲ对为动眼神经，支配眼部肌肉的运动，主要为上直肌、下直肌、内直肌、下斜肌、提上睑肌，以及交感神经。它受累的主要症状为眼球能往外、外下侧移动外，处于固定的状态，并且伴有上睑下垂、瞳孔散大等。

第Ⅳ对为滑车神经，支配眼球的上斜肌，可导致眼球往外下运动障碍。

第Ⅴ对为三叉神经，分为3支。第1支主要支配上睑及额部皮肤、鼻黏膜前部和眼球等的感觉；第2支主要支配眶下部、上唇、上颌牙齿和后鼻腔；第3支的感觉支主要支配耳郭前部、颞部、面颊部、下唇、颏部皮肤，舌前2/3黏膜和下颌牙齿的感觉。当三叉神经感觉支受侵犯时，最初出现神经支配区域的感觉过敏、疼痛，随后感觉麻木和知觉消失。当三叉神经的运动支受侵犯时，张口时出现下颌骨向有病的一侧偏斜及咬肌无力等。当三叉神经全支受侵犯后，角膜反射消失。

第Ⅵ对为展神经，支配眼球的外直肌，受侵犯后出现复视和眼球外展运动障碍。

第Ⅶ对为面神经，受侵犯时，出现额部皱纹消失、眼睛不能全闭、鼻唇沟（鼻翼和上唇之间的沟）变浅或消失、口角歪斜等症状。

第Ⅷ对为听神经，受侵犯时，出现神经性耳聋和眩晕。

第Ⅸ对为舌咽神经受侵犯时，出现舌后1/3感觉消失、软腭弓下陷和吞咽障碍。

第Ⅹ对为迷走神经，受侵犯时，出现喉咽及喉的感觉消失，导致食物误入气管，引起呛咳，声音嘶哑，声带麻痹，外耳道、耳屏皮肤感觉异常。

第Ⅺ对为副神经，受侵犯时，斜方肌、胸锁乳突肌萎缩，耸肩乏力。

第Ⅻ对为舌下神经，受侵犯时，出现单侧舌肌萎缩，伸舌时偏向患侧。

颈交感神经节受侵犯时，出现瞳孔缩小、眼球内陷、眼裂缩小、同侧无汗。

（四）颈部淋巴结检查

通过体格检查，可以发现淋巴结的大小、部位、活动度，表面皮肤是否有侵犯等。当然亦可以通过B超或者CT检查来发现更小的淋巴结。颈部淋巴结分为上颈淋巴结、下颈淋巴结、锁骨上淋巴结，同时亦不要忽视颈后的淋巴结。鼻咽癌一般先转移到上颈部淋巴结，而后到下颈部淋巴结，再往下到锁骨上淋巴结。淋巴结越大或淋巴结位置越低，则病期越晚，预后越差。

（五）X线检查

X线检查包括鼻咽侧位片、颅底片、鼻咽钡胶浆造影以及胸部平片等，对鼻咽癌的诊断和了解颅底骨质的破坏有一定的帮助。但这些技术有一定的局限性，不能反映出肿瘤咽旁侵犯蔓延的情况和规律。现在大部分已被CT或MRI检查所取代。

1. 鼻咽侧位片

显示鼻咽腔、口咽、颈椎前软组织厚度、蝶窦、蝶鞍、筛窦等部位。鼻咽顶及后壁椎前软组织厚度在5mm左右，因年龄不同而黏膜下软组织厚度不同，年龄越轻越厚。良性病变如鼻咽部增生体亦可有增厚表现。蝶窦、筛窦可因骨质破坏或肿瘤浸润而模糊不清。

2. 颅底片

显示蝶骨大翼、卵圆孔、棘孔、破裂孔、斜坡、岩骨尖、翼板等。骨破坏的表现以溶骨为多，硬化型较少。放疗后肿瘤退缩，部分破坏的骨质可以修复。

3. 鼻咽钡胶浆造影

将朝胶浆均匀地黏附在鼻咽黏膜上，能比较清楚地构出鼻咽腔内的解剖结构，比常规X线片图像更清楚。但对发现早期鼻咽癌仍有一定的困难，更难用于鉴别诊断。

4. 胸部 X 线片

常拍胸部正侧位，以了解肺部以及纵隔淋巴结是否有转移，胸部是否有其他病变。

（六）CT 检查

鼻咽癌 CT 检查可以查出黏膜下组织的早期病理改变，并且可以清楚地显示肿瘤向鼻咽腔外邻近组织的侵犯范围，以及颅底骨质的破坏情况，是目前进行临床分期和设计放疗计划的必要手段。

1. CT 扫描技术

患者仰卧位，扫描范围包括海绵窦，下界应包括口咽部，层距/层厚 5mm。若肿瘤超出以上范围，扫描范围要扩大，以包括全部病变范围。冠状面扫描可以显示鼻咽顶壁的实际厚度以及颅底、中颅窝、海绵窦的情况。对颈部淋巴结的检查，扫描的层距/层厚可达10mm，需要到锁骨头下方。

2. 正常 CT 图像

（1）前壁

鼻中隔、鼻甲后缘。

（2）侧壁

耳咽管，后外侧为咽隐窝、腭帆提肌、腭帆张肌、翼内肌、翼外肌。

（3）后壁头长肌

后外侧为茎突肌群。

（4）咽旁间隙

腭帆肌群与翼内肌翼外肌之间的脂肪间隙，前面到翼内板，后到茎突。肿瘤侵犯可引起咽旁间隙受压、变形、移位，甚至消失。

（5）颞下窝

长方形棱柱体，位于翼外板的外侧，颞骨的内侧。前侧为上颌骨后外侧壁，内界为翼外板和卵圆孔，后界为颞下颌关节突，外界为下颌支。

（6）翼腭窝

是一个裂隙，前缘是上颌窦的后壁，后缘是翼突的前壁，内缘缺损。

3. 鼻咽癌的 CT 表现

（1）肿块表现

鼻咽腔变形，左、右不对称，向腔内突出。咽隐窝变钝、变形、闭塞、消失。吞咽肌肿胀，肿瘤主要浸润腭帆提肌，引起组织肿块，肿块亦可向腔内突出。

（2）肿瘤向深部组织浸润

肿瘤向黏膜下浸润，引起变形、移位、受压等。肿瘤再向外扩展可侵及翼内肌、翼外肌而进入颞下窝、翼腭窝、上颌窦。向后外侵及茎突前后区及颈动脉鞘区，临床可有后组脑神经受损害的症状。向前侵及鼻腔、筛窦、眼眶。向上侵及蝶窦、蝶鞍。向后下沿着鼻咽后壁黏膜下侵及口咽。

（3）颅底骨侵犯

表现骨溶解性破坏或骨增生硬化。常见的有蝶窦底、蝶骨大翼、翼板、岩骨尖、破裂孔、卵圆孔、枕骨斜坡的骨质破坏。

（4）颅内侵犯

可有海绵窦、脑桥小脑角的侵犯。

（5）鼻咽癌放疗后的改变

鼻腔及鼻旁窦内照射后分泌物增加，没有经验者易误认为是肿瘤复发。吞咽肌、咀嚼肌照射后萎缩，特别是长期生存的患者容易看到。颅底骨稀疏后局部有硬化性改变。额叶底部脑组织低密度水肿，有如手指状分布，甚至有脑坏死。

（6）颈部淋巴结改变

在 CT 图像上可以清楚地看到咽后淋巴结，这在临床上是不易检查到的。另外，可以看到胸锁乳突肌下面的肿大淋巴结。注射造影剂后，很容易与血管区别。

在放疗刚结束时，一般不要求做 CT 复查。因为放疗刚结束时，鼻咽部及其周围组织的放射反应还未完全消退，局部软组织肿胀，不能准确反映鼻咽癌的治疗效果。一般宜在放疗后 2~3 个月进行 CT 复查，可以客观地反映治疗结果。当然，医师需要在放疗结束时了解病情，是否需加量，这时就必须进行 CT 检查。

（七）MRI 检查

MRI 检查同 CT 一样，亦能了解鼻咽部肿瘤以及向周围浸润情况。与 CT 相比有较大的优势，如能较早显示鼻咽癌，能充分显示鼻咽癌的侵犯范围，包括大小与深度，对咽后淋巴结转移及骨袖的侵犯显示更清晰，目前已经作为鼻咽癌首选的影像学检查方法。同时，它对放疗后有无复发、与放疗后纤维化的鉴别、放疗后脑和脊髓的放射性损伤的诊断可以提供重要依据。

1. MRI 扫描技术

MRI 可多轴面扫描，并且软组织对比度较好，可以弥补 CT 的某些不足。

2. MRI 检查的主要优点

第一，肿瘤分期更准确；第二，肿瘤复发与纤维化的鉴别；第三，观察疗效；第四，评价颅内病变，特别是放射性脑病、脊髓病变。可以有轴面（横断面）、冠状面和矢状面扫描，分为 T1 加权和 T2 加权。可以更清楚地了解软组织、神经通道以及脑和脊髓的病变。

3. MRI 表现

基本上同 CT，但软组织显示更清晰。骨质破坏时主要显示红骨髓被肿瘤所取代。但对骨皮质的显像比 CT 差一些。

（八）B 超检查

主要针对肝、脾、腹膜后淋巴结以及颈部淋巴结等的检查。肝脏是否有肿瘤转移，若已有转移，则不适合行根治性放疗，而以化疗为主。腹膜后淋巴结有无肿大，若有肿大，亦不适合行根治性放疗。颈部淋巴结一般以临床检查为主，有疑问者，可行 B 超检查，并可以检测其血流供应情况。

（九）放射性核素检查

由于鼻咽癌的骨转移概率较高，尤其是有淋巴结转移的患者，故对于双颈部淋巴结转移及淋巴结转移位置低（N2 以上）者应进行放射性核素骨扫描，了解骨骼是否有肿瘤转移。

（十）血液检查

1. VCA-IgA 检测

鼻咽癌患者 90% 以上 VCA-IgA 阳性，并且其滴度比较高，大多在 1 : 40 以上。假如患者仅有颈部淋巴结肿大，而原发灶不明显时，可行 VCA-IgA 检测。若其滴度很高，则需要认真地检查鼻咽部，对可疑的部位进行活检，以确定诊断。同时对 VCA-IgA 滴度很高的患者，就算找不到原发灶，亦需要定期随访，有些患者可以在颈部治疗几年后出现原发灶。

2. 肝、肾功能检查

主要是排除一些其他疾病如肝炎、肾功能异常等。因为肝功能异常可以传染给他人，肾功能异常则在化疗时要考虑药物的选择。

3. 血常规检查

因为放疗可以杀伤白细胞，故放疗前的白细胞计数应达 $4×10^9/L$ 以上，血红蛋白达 $110g/L$ 以上，血小板达 $100×10^9/L$ 以上。

（十一）鼻咽部活检

鼻咽癌的诊断一定要有病理学诊断，即一定要在鼻咽部找到癌细胞。所以根据鼻咽癌的症状和临床检查，仅能做出临床诊断，确诊还需要病理学证实。鼻咽部取活组织的方法有多种，包括间接鼻咽镜活检、直接鼻咽镜活检、鼻咽细针穿刺、经鼻腔盲目活检。

1. 间接鼻咽镜活检

这是最常用的一种方法，简单、方便、经济、实用，比较容易操作。先进行口咽部麻醉，常用2%丁卡因表面麻醉。然后从口腔向上到鼻咽部，对准肿瘤组织，再钳下一小块肿瘤组织进行检查。

2. 直接鼻咽镜活检

部分患者因为反应太大，或者鼻咽腔太小，或者鼻咽癌放疗后张口困难而无法行鼻咽部的检查，可以行直接鼻咽镜检查并活检，缺点是所取得的组织较少。

3. 鼻咽细针穿刺

部分患者因为肿瘤生长在黏膜下，表面不容易取得肿瘤组织，即鼻咽腔内虽然看到隆起，但表面光滑，不像外生性的肿瘤，表面高低不平，活检容易取得。在这种情况下，表面的活检大多是阴性结果。这时，可以通过鼻咽部细针穿刺来取得组织。参考 CT 或 MRI 片来决定鼻咽部病灶的部位，然后用一般的注射器，用较长的针头从软腭或口咽向上穿刺。亦可以在超声波引导下进行穿刺。

4. 经鼻腔盲目活检

如果反应太大，或者鼻咽腔太小，或者鼻咽癌放疗后张口困难而无法行鼻咽部的检查，但 CT 或 MRI 检查显示鼻咽部有肿瘤，在没有直接鼻咽镜的情况下，可以通过鼻腔进行盲目活检。因为不能直接看到肿瘤组织，故为盲目活检。它的准确率较低，现在基本不用。

5. 其他方法

还有一些其他的方法如鼻咽部脱落细胞学检查，或者鼻咽部印片检查，但现在均较少应用。一般不主张进行颈部淋巴结的活检或穿刺，有增加鼻咽癌远处转移的可能性。

三、病理学诊断

鼻咽腔表面为复层鳞状上皮或纤毛柱状上皮，故以鳞癌最为多见，占95%以上，其他有腺癌、淋巴瘤等。

（一）表面形态

1. 结节肿块型

鼻咽部可见新生物隆起，表面高低不平，或弥漫性，比较容易看出，最多见。

2. 菜花型

肿块较大，表面不平，像花菜一样，血管丰富，碰到容易出血。

3. 溃疡型

肿瘤边缘隆起，中间凹陷坏死，临床比较少见。

4. 黏膜下型

肿瘤向腔内突起，左右不对称，肿块表面覆盖正常黏膜组织，临床往往咬不到肿瘤组织，采用细针穿刺可以明确诊断。

（二）病理分型

1. 世界卫生组织的鼻咽癌病理形态学描述

（1）角化性鳞癌或鳞癌

①分化好的和中等分化的角化性鳞癌；②分化差的鳞癌。

（2）非角化性癌

此型在高发区占95%以上，与EB病毒的关系更密切，绝大多数非角化性鼻咽癌患者血清EB病毒抗体水平高。又可分为：①分化型非角化性癌，与EB病毒的关系密切；②未分化癌或鼻咽型未分化癌，以前又称淋巴上皮癌，泡状核细胞癌或大圆形细胞癌是其中的亚型之一。

2. 国内分型

（1）浸润癌

①分化好的癌，分化好的鳞癌、分化好的腺癌。②分化差的癌，分化差的鳞癌、分化差的腺癌。③泡状核细胞癌。④未分化癌。⑤其他少见癌，如黏液表皮样癌、基底细胞癌、恶性混合瘤。

（2）其他恶性肿瘤

恶性淋巴瘤、恶性肉芽肿、黑色素瘤、胚胎性横纹肌肉瘤、脊索瘤等。

四、鉴别诊断

（一）鼻咽结核

鼻咽结核少见，本病多发生于男性中青年，以颈部淋巴结肿大为主要临床表现。鼻咽顶壁以结节或增生多见，表面常有坏死，与鼻咽癌难以肉眼区别。鼻咽影像学 CT 检查能见到鼻咽顶壁或顶后壁软组织增厚，但无法确定其性质。只有病理活检才能确诊，光镜下见类上皮细胞和少数郎格汉斯细胞，一般不见干酪样坏死。

（二）鼻咽增生性结节

本病在鼻咽镜下可见孤立的单个结节或多个结节，表面黏膜呈淡红色，与周围正常黏膜相同。结节可在黏膜或腺样体的基础上发生，或由黏膜上皮鳞状化生或角化上皮游离成表皮样囊肿改变，或因黏膜液体分泌旺盛而形成囊肿。病变常发生在鼻咽顶前或侧壁。囊性结节病变用活检钳头部轻压结节时可呈现脐形凹陷，若咬破有液体流出。

（三）鼻咽增生体

鼻咽增生体病理学上称为腺样体。本病常位于顶前中央形成纵形峙状隆起，表面黏膜覆盖光滑，色泽与正常黏膜相同。在儿童期鼻咽顶壁或顶后壁的淋巴组织增生比较明显，严重者影响鼻腔呼吸、咽鼓管阻塞而致听力下降。腺样体到成年人时即渐趋萎缩，但仍有部分人残留腺样体明显，也有少数可继续保留至中年甚至老年。CT 表现为顶后壁较高密度肿块影，常呈对称性，较局限，两侧咽隐窝、咽旁间隙及椎前间隙不累及，颅底骨质正常。MRI 显示顶后壁 T1 加权图像上有与肌肉等同信号改变，但 T2 加权呈高信号，咽旁间隙及椎前间隙清晰，颅底骨质正常。

病理表现为间质中淋巴组织增生，常见淋巴滤泡数目增加，体积增大，生发中心活跃，吞噬现象明显，少数可呈弥漫性增生及腺样体增生，并分泌亢进。毛细血管增生，内皮细胞增生，管壁与周围有炎症细胞浸润。深淋巴细胞处还有网状细胞增生。增生体除发生鼻咽顶前壁外，还可见咽鼓管隆突后上方和隆突上方也常有淋巴组织分布。

临床常会碰到鼻咽癌发生于腺样体条脊之间的夹缝中，如只活检咬取条状腺样体，病理报告常为淋巴组织增生。活检应从腺样体夹缝深部咬取少许肿瘤肉芽组织，提高鼻咽癌检出率。

（四）鼻咽纤维血管

常称为"男性青春期出血性鼻咽纤维血管瘤"。肿瘤来自鼻咽颅底蝶骨和枕骨骨膜或颅底腱膜。大体形态为不规则分叶状，呈圆形或椭圆形，无完整包膜，质韧。由纤维组织和血管两种成分构成。此瘤很少有恶变。

鼻咽血管纤维瘤患者主要为男性青年，10~25 岁最多见。临床表现为反复大量鼻出血，有时一次多达 1000mL，伴有鼻塞、听力下降、头痛等。肿瘤原发鼻咽，可向周围器官蔓延。向前侵及鼻腔甚至前鼻孔，向前外经翼腭窝、上颌窦到颞下窝，还可侵入面部，侵犯眼眶、蝶窦、颅底骨和颅内。临床检查鼻咽肿瘤呈红色或淡红色，表面光滑为黏膜覆盖，可见血管，肿瘤表面一般无坏死或溃疡。此瘤在活检时可引起大出血，甚至危及生命，故切忌做活检。

CT 检查平扫见鼻咽部或鼻腔后部软组织块影，为等密度，边界不清，增强后病灶明显增强，这与血管丰富有关。MRI 检查肿瘤 T1 加权图像上与肌肉相比稍高信号，注射造影剂后明显强化。本瘤在 CT 和 MRI 诊断主要根据其血管丰富，造影后明显强化为特征。常需与临床结合考虑，有时与鼻咽癌鉴别较困难。

（五）蝶鞍区肿瘤

以垂体瘤和颅咽管瘤最常见。根据肿瘤类型和大小会有不同的症状，主要为内分泌功能紊乱和神经受压症状，如性功能减退、闭经、泌乳、肢端肥大或巨人症等。CT 图像发现在鞍上池或鞍内有占位性病变，有时在水平面增强扫描没有阳性发现，而做增强冠状扫描时显示十分清楚。头颅 CT 有鞍区钙化为颅咽管瘤的重要证据。垂体瘤和颅咽管瘤与鼻咽癌一般采用 CT 和 MRI 可以区别。但有少数鼻咽癌被误诊为鞍上区肿瘤。

（六）鼻咽或颅底脊索瘤

脊索瘤是起源于残余脊索组织的一种肿瘤，具有生长缓慢、转移少的特点。脊索瘤发生在鼻咽部罕见。一般是从颅底蝶骨体和枕骨基底部向颅内或颅外生长，侵及鼻咽部。

（七）鼻咽及颈部恶性淋巴瘤

咽淋巴环是包括鼻咽、软腭、扁桃体及舌根在内的环状淋巴组织。鼻咽恶性淋巴瘤是咽淋巴环淋巴瘤中的一种。

鼻咽恶性淋巴瘤在鼻咽腔内可见鼻咽顶后壁突出肿瘤，与鼻咽癌肿瘤形态相似，肉眼无法区别。亦可有颈部淋巴结转移，单侧或双颈部淋巴结肿大，甚至多个融合，质地较软。常伴有腋下、腹股沟或纵隔淋巴结肿大。CT 检查示肿瘤多沿黏膜面向鼻咽腔生长，形成鼻咽腔软组织肿块，其黏膜下浸润不及鼻咽癌明显，颅底骨破坏的概率及程度较鼻咽癌低，淋巴结呈均匀强化，环行周边强化及中央液化坏死较少见。MRI 检查显示鼻咽淋巴瘤的信号与鼻咽癌无明显差异，但增强扫描肿瘤强化不如鼻咽癌明显，且强化较均匀。颈部淋巴结的强化也较均匀。应做颈部肿块穿刺或活检以明确诊断。

（八）颈部淋巴结转移性癌

这里是指颈淋巴结病理证实为转移性癌，原发肿瘤经常规检查方法，如鼻咽镜、喉镜、CT、MRI、X线片检查，一时难找到原发肿瘤者。临床上常会遇到以下几种情况。

1. 鼻咽原发肿瘤并不小

外科医师一旦发现颈部肿块，不去寻找原发肿瘤，立即行颈部肿块穿刺检查或肿块摘除或颈部肿块切除手术，病理证实为转移癌，然后才转科会诊寻找原发肿瘤。

2. 鼻咽原发肿瘤小而隐蔽

颈部已证实为转移癌，虽然血清 VCA-lgA 阳性，鼻咽镜和 CT 检查鼻咽腔内未找到原发肿瘤。在 MRI 图像上可以显示黏膜下、咽后间隙有米粒大小的中等信号改变，边界清楚，在 T2WI 上有高信号，经咽隐窝处深咬活检证实为鼻咽癌。亦有少数病例 MRI 检查阴性，经 1~2 年后证实为鼻咽癌。

3. 特殊病例

在 CT 图像上有明确咽旁间隙增厚，咽后淋巴结肿大或囊性病变，血清 VCA-IgA 为 1：80 阳性，但鼻咽腔未见异常病变，几次活检均为阴性。这种情况可以经过多学科讨论后决定治疗方案。

（九）颈部淋巴结慢性炎症

由附近器官炎症病变引起颈部淋巴结炎症、肿大，这种肿大的淋巴结很难消退，表面较光滑，活动，一般<2cm，常有头颈部慢性炎症的病史，长期随访其肿大的淋巴结不再增大。

（十）颈部淋巴结结核

颈部淋巴结结核好发于青年人，常伴有淋巴结周围炎症、低热或潮热、夜间盗汗等。局部肿痛，数个淋巴结肿大成串或成块，可发生于颈后链或胸锁乳突肌深部，肿块质地中等，与周围组织粘连，有时肿块有波动，呈干酪液化，若可穿刺抽吸出干酪样脓液，即可诊断淋巴结结核。但临床常见到颈部淋巴结结核与癌共存。所以有颈部淋巴结肿大的患者应检查鼻咽部，排除鼻咽癌、扁桃体癌。

五、综合治疗

（一）综合治疗的原则

鼻咽癌综合治疗的目的是有效提高鼻咽癌原发灶和颈部淋巴结转移灶控制率，减少局部肿瘤的复发率和降低远处转移率，并提高患者的生存质量。围绕这个目的，其综合治疗的原则是以放疗为主，辅以化疗及手术治疗。临床上可以根据初治或复发鼻咽癌不同的TNM分期，选用不同的综合治疗方法。鼻咽癌的首次治疗应首选放疗。

（二）初诊鼻咽癌的综合治疗

1. 早期鼻咽癌

单纯放疗，包括外照射或外照射加腔内后装治疗。

2. 中、晚期病例

可选用放疗与化疗的综合治疗，包括同期放化疗、诱导化疗或辅助化疗。

3. 转移的病例

有远处转移的病例应采用化疗为主，辅以放疗。

（三）复发鼻咽癌的综合治疗

复发鼻咽癌是指鼻咽癌放疗治愈后，经过半年以上复发的病例。

1. 放疗后 1 年以内鼻咽复发者

尽量不采用再程常规外照射放疗。可以选用辅助化疗、近距离放疗或适形调强放疗。

2. 放疗后颈部淋巴结复发者

建议手术治疗，不能手术者可采用化疗。

3. 放疗后 1 年以上鼻咽和（或）颈部淋巴结复发者

可做第 2 程根治性放疗，其方法包括单纯外照射或外照射加近距离照射。

4. 复发鼻咽癌再程放疗

只照射复发部位，一般不做区域淋巴引流区的预防性照射。

5. 已经出现脑、脊髓放射性损伤的病例

一般不主张在常规外照射放疗，应采用化疗。

第二节　食管癌

一、病理学

（一）食管肿瘤组织学类型

食管恶性肿瘤组织学常见病理类型为鳞癌和腺癌，其中以鳞癌更为常见。

（二）食管癌镜下的表现和分级

1. 食管鳞癌

（1）角化性鳞癌

癌巢上皮细胞层次分明，基底细胞排列成行或略显排列不整，中层为棘突细胞或夹杂有少数基底细胞，表面细胞呈扁平状，角化明显，常有角化珠形成，核分裂象不多见。

（2）非角化性鳞癌

鳞状上皮细胞层次部分分明，基底细胞排列成行，部分排列不整齐，中层可见棘突细胞或基底细胞，角化现象轻微或无角化，细胞大小形态不一，分化程度中等，核分裂象多见。

（3）基底细胞癌

很少见。其特点是癌细胞为基底细胞，呈梭形或多形，细胞大小形态极不一致，无角化现象，核分裂象多见。

（4）未分化鳞癌

癌细胞分化极差，呈梭形、卵圆形或不规则形，其结构排列往往与肉瘤相似，核分裂象常见。

2. 食管腺癌（包括腺棘癌）

（1）食管腺癌可以有3个起源

浅层及深层食管腺体、食管胚胎期残余腺上皮或化生腺上皮。浅层和深层食管腺体是黏液分泌细胞，从外形上很难与胃贲门部位的腺体区别。位于黏膜的浅层腺体由单层黏液细胞围成的导管将分泌液排入食管腔内。这些腺体导管的顶端排列着鳞状细胞。深层食管腺可能与偶发的食管黏液上皮样癌的起源有关。食管原发腺癌可起源于异位生长的柱状上皮或黏膜下腺体形成的小岛。这些腺体或是先天性的，或是发生于巴雷特食管。异位的胃黏膜，尤其是位于上1/3段和中1/3段食管，可能成为巴雷特黏膜并进一步形成原发性腺癌。

（2）食管腺癌镜检所见

一部分食管腺癌有残留的胃贲门腺上皮的原位癌变，以及有胃腺体癌的结构特征，故可确定其起源于胃黏膜上皮。另一种是在腺癌的组织像伴有鳞状细胞癌成分，如以腺癌成分为主，其中包含小片状鳞癌细胞巢，则称为腺棘癌或黏液表皮样癌。它起源于食管黏液腺，常广泛浸润和转移。如起源于不同部位的鳞癌与腺癌，两种不同结构的肿瘤共存于一个瘤体内，其所占部位不一，呈锯齿状，则称为邂逅瘤。第3种是腺样囊性癌或圆柱瘤，其组织和发生与唾液腺一样，肿瘤多溃疡状，食管壁内浸润广泛，常见转移。

（3）巴雷特食管腺癌的病理学诊断标准

①癌位于食管；②癌位于食管下 1/3 段，不伴有贲门癌或胃癌；③HE 染色镜下见组织有一定分化程度的腺样结构；④黏液组织化学染色阳性。

（三）食管癌大体病理形态学表现

食管癌一旦形成后，其局部生长方式通常有多种方式。主要生长方式有：表浅扩展方式为主型，主要限于食管黏膜，即沿着黏膜向外浸润性生长，部分区域有向深层的浸润扩展；外向性生长方式为主型，癌组织伴随固有膜向表面生长形成乳头；内向性生长方式为主型，癌组织向下即向深层浸润性生长。以上 3 种食管癌的生长方式不是截然分开的，多数是几种方式混合性生长。根据食管癌主要生长的方式不同，因此不同临床时期的食管癌所表现的大体形态有所不一。

1. 早期食管癌大体形态学表现

（1）隐伏型

新鲜标本，肉眼观察到食管黏膜色泽稍有改变，黏膜略有粗糙和不平坦，局部质地稍硬，但黏膜表面无隆起或凹陷。经甲醛（福尔马林）固定后癌变处黏膜病变表现反而变得不明显。镜下表现为原位癌，为食管癌早期阶段。

（2）糜烂型

癌变处黏膜色泽有别于正常黏膜，伴有轻度糜烂，有的表面高低不平或浅表性缺损，稍下陷，形似地图，面积大小不定。镜下表现为原位癌或早期浸润癌。

（3）斑块型

癌变处黏膜局限性隆起，呈灰白色斑块状，显著不同于周边部的正常黏膜，边界清楚。病变处黏膜明显增厚，质地硬。食管黏膜纵行皱襞变粗且紊乱，甚或中断。镜下表现多为侵犯黏膜肌层或黏膜下层的早期浸润癌。

（4）乳头型或隆起型

癌组织呈结节状隆起，形似乳头状、息肉状向管腔内突起。其表面偶见糜烂或炎性渗出物，与周边正常食管黏膜有明显分界。横断面病变处呈灰白色，浸润管壁明显。镜下表现绝大多数为早期浸润癌。

2. 中、晚期食管癌大体形态学表现

（1）髓质型

癌组织向腔内、外生长与浸润，多累及食管周径的大部分或全部，在癌上、下两端边缘呈坡状隆起。大约有一半病例病灶长度超过 5cm。肿瘤累及的食管段明显增厚，向管腔及肌层深部浸润，肿瘤表面常有深浅不一的溃疡。瘤体切面灰白色，均匀致密。

（2）蕈伞型

肿瘤瘤体呈卵圆形扁平样，呈蘑菇状或卵圆形突入食管腔内，隆起或外翻与食管黏膜间形成切迹，表面有浅溃疡。切面可见肿瘤已浸润食管壁深层，癌组织为灰白色，质地硬。

（3）溃疡型

癌组织环周侵犯食管一部分或大部分。肿瘤表面有深溃疡形成，溃疡边缘稍隆起形成深陷性溃疡，溃疡底部凹凸不平，癌组织已浸润食管深肌层，甚至穿透食管壁引起穿孔，溃疡表面有炎性渗出。瘤体切面观，见癌浸润深肌层或食管纤维膜。

（4）缩窄型

癌组织浸润食管肌层且常环形侵犯食管全周，呈环形狭窄或漏斗状梗阻，肿瘤直径一般不超过 2~3cm。由于癌组织内的纤维向心性收缩，而使癌的上、下两端食管黏膜皱褶呈放射状分布，缩窄上段食管腔明显扩张。肿瘤切面结构致密，富于增生结缔组织。

（5）腔内型

肿瘤呈圆形或卵圆形向腔内突出，常有较宽的基底与食管壁相连，肿瘤表面有糜烂或不规则小溃疡。一般癌组织仅侵犯至浅肌层，少数病例可侵犯全肌层。腔内型食管癌的切除率较高，但远期疗效并不好。

二、临床生物学特点

（一）食管癌的发展

1. 局部侵袭

食管癌具有很强的局部生长和侵袭能力。局部侵袭方式主要有两种：一种是沿着食管纵行方向发展，另一种是向食管周边横向发展。

在纵行发展方面，癌灶可以沿着食管上、下蔓延，通常表现出癌灶的纵径大于横径。另外，有时癌灶可以沿着食管黏膜下的血管、淋巴管、神经周围间隙出现跳跃性生长，在食管纵行方向上可见肿瘤病灶外远距离处有亚临床病灶存在。食管纵行方向上亚临床病灶侵犯范围通常在可见病灶外 3cm 以内，少数可以达到 4~7cm。但位于食管与胃交接处的腺癌，其纵行向下外浸润通常在 5cm 以内。

在横向发展方面，由于食管无浆膜层，取而代之的是由疏松结缔组织构成的外膜。一旦癌灶穿透肌层达到外膜时，肿瘤病灶很容易侵犯到食管邻近组织和器官上。所以，食管癌在临床确诊时，约半数以上已经发现有明显外浸润。其外浸润范围以及所引起的临床表现与癌灶所在部位密切相关，最常见的外浸润部位为气管和支气管。上段食管癌可浸润喉、气管、颈部软组织；中段食管癌可浸润支气管、肺门、无名静脉、奇静脉、胸导管和胸主动脉，晚期甚至穿透支气管形成气管食管瘘，或穿透主动脉引起穿孔，造成致死性出血；下段食管癌可浸润肺下静脉、心包、膈或累及贲门。肿瘤直接浸润纵隔、肺门、支气管、主动脉等重要脏器时常伴有纵隔炎症，并有胸背疼痛，因此肿瘤的切除率亦降低。

2. 淋巴转移

（1）食管癌淋巴转移总体水平

临床上描述食管癌淋巴转移程度的指标通常有两个：淋巴转移率和淋巴转移度。前者为术后病理检查显示有淋巴转移的患者数与所观察的患者总数之比；后者为术后病理检查显示有癌转移的淋巴结个数与手术所清扫淋巴结总数之比。

（2）影响食管癌淋巴转移的临床因素

食管癌淋巴引流区域淋巴结的空间分布弥散，涉及颈部、胸部和腹部等多个解剖区域。对于如此广泛的淋巴结，单纯通过手术或放疗来包括所有转移淋巴结并达到根治有相当大的难度。临床上了解食管癌淋巴转移程度以及影响淋巴转移程度的因素，将为合理选择手术参与与否、手术参与时间、手术方式、放疗范围等提供参考依据。

3. 血道转移

近年来随着 PET/CT 临床的广泛应用，远处转移发现率将会进一步提高。但在食管癌患者尸检资料中显示血道转移并不少见，约 50% 存在远处转移，其中高发转移脏器为肺和肝。由于食管癌的治疗疗效仍有偏差，因此相当多的远处转移病灶在患者生存期内并未表现出对患者生存质量有影响的临床病灶。

（二）食管癌的自然病程

通过对食管癌的发生、发展、流行病学、病理和临床观察研究，其自然病程可以分为以下 4 个时期，各期都有其不同的临床表现。

1. 始发期

其主要特点是食管黏膜上皮细胞在各种致癌因子的作用下发生不同程度的增生性改变，由轻度增生到高度不典型增生，从上皮的基底层细胞开始，逐渐发展到包括中层细胞的增生。食管上皮内癌和鳞癌来自于基底层和（或）中层细胞，而食管小细胞癌可能来自于上皮基底层的未分化干细胞。始发期相当长，从癌前期发展到癌可能需要二三十年时间。这一过程是可逆的。流行病学的人群干预试验表明，采取有效的预防措施可以防止癌变的发生。

2. 发展期

此期特点是食管上皮包括基底细胞和中间细胞的重度增生，并在重度增生的部位出现多点原位癌，进而发展成为早期浸润癌。此时癌变已不可逆，但病灶局限于食管的黏膜及黏膜下层，相当于临床病理分期的 0~Ⅰ期。临床上此期的症状往往轻微而隐蔽，但仔细询问大多数患者，均有不同程度的症状，只要仔细检查常可发现早期病灶。

3. 外显期

此期相当于临床Ⅱ~Ⅲ期，亦称进展期。从发展期进入外显期后肿瘤的发展迅速，症状明显而持续，呈进行性。

4. 终末期

此时病变已明显浸润和转移，或出现严重并发症，如气管食管瘘等。如不治疗，患者可很快死亡，平均生存期约 3 个月。

三、临床表现与分期

（一）临床表现

早期食管癌的症状往往并不明显，很多患者因此而忽略，这也是食管癌早期发现困难的主要原因。早期的主要症状有：胸骨后不适、进食后食管内轻度哽噎感、食管腔内疼痛、异物感、闷胀不适感、烧灼感，或进食后食物停滞感等。上述症状常为间断出现，也可以持续数年。亦有的患者仅表现为吞咽时疼痛不适或异物感。临床上，很多早期食管癌患者常常在确诊后经医师提示询问时才发现有上述症状。

进展期食管癌因肿瘤生长浸润造成管腔狭窄而出现食管癌的典型症状，归纳有以下几点：进行性的吞咽困难；胸骨后疼痛；呕吐；贫血、体重下降、反酸等。

晚期食管癌的症状多为肿瘤压迫、浸润周围组织和器官所引起：压迫气管引起咳嗽、呼吸困难，穿破气管而发生气管食管瘘时，可发生进食呛咳、发热、咯脓臭痰，肺炎或肺脓肿形成；侵犯喉返神经引起声音嘶哑；侵犯膈神经而致膈神经麻痹，则发生呼吸困难或膈肌反常运动；侵犯纵隔则可引起纵隔炎和致命性大呕血；肿瘤转移可引起锁骨上淋巴结肿大、肝大、黄疸、腹块、腹腔积液及骨骼疼痛等。极少数病例肿瘤向食管腔内生长较慢，而向食管外侵犯和转移出现较早，吞咽困难症状不明显，首先引起患者注意的是声音嘶哑或颈部淋巴结肿大，此类患者往往以声音嘶哑前来就诊；恶病质，表现为极度消瘦和衰竭。

食管胃连接部腺癌早期可有上腹部闷胀、剑突下隐痛、食欲减退等感觉，肿瘤生长到较大体积时才出现吞咽困难。肿瘤局部溃烂出血时，粪便隐血检查呈阳性，出血量较多者则有柏油样粪便或呕血，并可导致贫血。晚期病例吞咽困难症状明显，出现恶病质表现，并可转移到肝脏、腹膜、盆腔等出现腹部肿块或腹腔积液，或转移到锁骨上淋巴结。

（二）临床分期

食管癌的分期对指导患者治疗以及判断预后有着重要的价值，患者的预后与初诊时的临床分期相关。临床分期的准确性随着影像学的发展，尤其是食管内镜超声的开展有了一定提高，但是术后病理分期仍为"金标准"。FDG-PET对于诊断远处淋巴结和血行转移是有帮助的。

四、诊断

（一）食管功能检查

1. 24h 食管动力学检查

经鼻置入测压管，然后采用固定牵拉法确定食管下括约肌的位置，用腔内微型压力传感器或连于体外传感器的腔内灌注系统分别测定食管-胃连接部（高压带）、食管体部、食管上括约肌和咽部等处的压力曲线。食管、贲门失弛缓症者蠕动波完全消失；弥漫性食管痉挛者食管下段高压区压力正常，但直立位食管有>55%刺激性收缩或夜间>80%刺激性收缩；食管远端括约肌痉挛者食管下段高压区压力增高，24h有>20%的多峰或孤立性收缩波；胃食管反流性食管痉挛者与贲门失弛缓、弥漫性食管痉挛基本相似。

2. 24h 食管 pH 监测

采用带有pH监测电极的导管经鼻分别置于食管下括约肌上方5cm和胃腔内，与便携式记录仪相连，允许正常活动和饮食，要求患者记录下饮食、症状发作及体位改变的时间。连续24h监测pH，以观察受试者日常情况下的反流情况。当pH降至4以下为1次反流，pH升至7以上为碱性反流。记录患者在不同体位和进食时的情况，就能对有无反流、反流频度和食管清除反流物的时间做出诊断。胃食管反流性食管痉挛者，其食管下段呈高酸状态，pH降低。

3. 酸廓清试验

用于测定食管部排除酸的蠕动效率。在胃食管反流性食管痉挛的患者，其食管下段酸廓清能力减弱，pH降低。

4. 食管激发试验

采用依酚氯胺等药物可在患者无症状时激发食管痉挛，配合食管测压有助于此类疾病的诊断。

(二）影响学诊断

1. 食管、胃钡餐造影 X 线检查

食管、胃钡餐造影 X 线透视或摄片检查是诊断食管癌和胃—食管交界部肿瘤最常用的方法，病变部位的黏膜改变是观察的重点，可以确定癌灶的部位和长度。早期食管癌常见的 X 线征象为食管壁局限性僵硬，食管黏膜紊乱。中晚期食管癌的 X 线表现较为典型，主要为黏膜皱襞迁曲、紊乱、增粗和中断，食管壁僵硬、活动度减弱或消失，管腔狭窄，钡剂通过缓慢或受阻，可观察到深浅不等的龛影、充盈缺损或软组织块影。对于吞咽困难的患者，食管钡剂造影是一项非常必要的检查手段，可以对食管黏膜、食管扩张性和活动度，以及病理改变进行评价。

食管癌的病理类型不同，在钡剂造影检查中具有不同的表现：浸润型食管癌表现为管腔狭窄，根据狭窄段的两端可以判断肿瘤的长度和边缘；腔内型则表现为突入管腔的较大龛影；溃疡型肿块则表现为表面凹凸不平的溃疡影；对于肿瘤黏膜下扩散导致的静脉曲张型食管癌，钡剂造影中表现为食管黏膜变硬、迁曲，应与食管静脉曲张相鉴别。该类型肿瘤通常位于食管中段或上段，并且不随食管蠕动或是呼吸而改变形状。另外肿瘤正常黏膜的分界比食管静脉曲张更明显，气钡双重造影有助于病变的观察。同时做气钡双重造影对比检查，有助于提高食管—胃连接部腺癌的诊断准确率。当肿瘤浸润至食管外组织时，X 线钡剂造影可见食管纵轴的改变。正常情况下食管仅在主动脉弓水平和左主支气管水平有 2 个主要的压迹，其他食管呈光滑的直线。这一特征可因肿瘤外侵而表现为食管扭曲、成角或其他异常。

2. CT 检查

胸部和上腹部 CT 应该作为食管癌术前的常规检查。CT 检查可以用来评价肿瘤局部生长情况，显示肿瘤外侵范围及其与邻近结构的关系，尤其是纵隔或腹腔淋巴结转移具有优越性，对于外科医师判断手术是否进行或者采取何种手术路径具有重要的意义，但对于病变局限于黏膜的早期食管癌诊断价值不高。

3. PET 检查

PET 在评价食管癌原发肿瘤方面，其准确率高于 CT 检查。但是，和 CT 检查一样，PET 也不能判断食管壁的层次。同样，PET 在评价食管癌远程转移方面，其敏感性和特异性均高于 CT。

4. MRI 检查

MRI 可在冠状面和矢状面上显示肿瘤的长度，MRI 检查在诊断食管癌方面的价值不如 CT 检查。虽然 MRI 可在冠状面和矢状面成像，因此在判断肿瘤长度方面有很高的价值，

但其临床意义不大。与 CT 相比，MRI 对局限于黏膜和黏膜下的肿瘤及淋巴结转移方面价值不大。仅凭 MRI 显示肿瘤与周围器官间的软组织影消失，判断肿瘤是否外侵并不可靠。一般认为，在 MRI 的矢状面上，只有当肿瘤与气管、支气管或主动脉的接触>3cm 时，才可诊断肿瘤侵犯上述器官。

5. 骨扫描

骨扫描可协助判断有无骨转移。如锁骨上或颈部淋巴结肿大，可穿刺或切取活检，以确定有无转移。

(三) 食管脱落细胞学检查和食管镜检查

1. 脱落细胞学检查

目前临床上已不建议做此项检查。

2. 内镜检查

食管镜检查对于食管癌的诊断非常重要。通过内镜检查，可以了解肿瘤的部位、大小、长度以及对管腔的阻塞情况。目前来说，这是诊断食管癌必不可少的工具。早期食管癌在内镜下可以表现为黏膜粗糙、局限性充血、水肿、小糜烂灶、小的溃疡、小的疣状突起或黏膜皱缩；进展型食管癌在内镜下可见溃疡、肿块、高低不平、梗阻等。内镜下对所有肿瘤均应常规进行活检和细胞学检查，明确诊断，判定癌或肿瘤的组织学类型和癌细胞分化程度。即使内镜不能通过狭窄段亦可在狭窄上方进行活检，对食管癌或食管胃连接部腺癌的治疗和估计预后有较大的参考价值。内镜检查与影像学检查相结合，是诊断食管癌较为理想的方法。同时和影像学特别是 CT 结合，观察腔内和腔外的情况，成为外科医师术前评估的重要手段，而且术中需要代替食管的重要脏器胃的可用性也需要内镜的评估。活检时应该避开坏死组织，从肿瘤边缘提取活检组织，从而提高诊断率。

目前不再是建议对食管脱落细胞学检查阳性、X 线检查阴性或难以肯定诊断的早期食管癌病例做食管镜检查，而是通过内镜来早期诊断、治疗、随访。采用甲苯胺蓝或卢戈液染色的方法有助于明确病变部位。甲苯胺蓝可使癌细胞染色，正常黏膜不染色；卢戈液则可使正常黏膜染色，癌细胞不染色。

3. 食管内镜超声

食管内镜超声（EUS）对于食管黏膜下、壁内以及腔外病变有其无法比拟的优势，在食管癌则提供了较为准确的 T 分期。将微型高频超声探头安置在内镜顶端，通过内镜既可直接观察食管腔内的形态，又可进行黏膜外的实时超声扫描，有助于判断肿瘤侵犯的深度、是否累及食管邻近组织器官和有无区域淋巴结转移，提高了临床分期的准确率。

4. 胸腔镜和腹腔镜检查

胸腔镜和腹腔镜是评估食管癌分期的有效方法，与无创伤性检查比较，可以更加准确地判断食管癌局部侵犯、淋巴结以及远处转移情况。腹腔镜检查是判断食管癌腹腔转移的有效方法，其敏感性可达 96%。在判断远处转移方面，胸腔镜准确率为 93%，腹腔镜为 94%。除此之外，胸腔镜和腹腔镜还可以用来评价进展型食管癌患者新辅助治疗的效果。

5. 其他检查

支气管镜对评价颈部及胸上段食管癌对气管和支气管的侵犯非常重要。对于在 CT 成像上表现为隆突下方巨大肿块或是隆突下淋巴结肿大的患者均应行支气管检查，明确隆突有无肿瘤侵犯。支气管镜下可以表现为气管壁单纯膨出，气管环状线消失，甚至伴有气管或是主支气管（通常为左主支气管）的后壁固定。严重者可表现为明确的侵犯或是出现气管食管瘘。隆突下淋巴结转移可以导致隆突变宽。单纯的气管壁膨出并不代表肿瘤侵犯。气管镜下刷检和活检可以帮助确认食管对气管的侵犯。临床资料表明，气管镜检查正常的食管癌患者其切除率高于气管镜检查有异常者。

五、鉴别诊断

（一）功能性吞咽困难

如食管（贲门）弛缓症、功能性食管痉挛、贲门失弛缓症、食管裂孔疝，食管硬皮症和重症肌无力等。

（二）食管外压性吞咽困难

常见的有异位右锁骨下动脉、双主动脉弓、颈椎骨质增生症、纵隔肿瘤及纵隔淋巴结肿大和胸主动脉瘤等。

（三）食管良性肿瘤

有时食管癌需与食管良性肿瘤，如食管平滑肌瘤、食管腺瘤、食管乳头状瘤、食管颗粒细胞肌母细胞瘤，以及食管息肉等鉴别。

（四）食管其他恶性肿瘤

食管其他类型恶性肿瘤均少见，如食管肉瘤、食管癌肉瘤、黑色素瘤、淋巴肉瘤等，这些疾病虽有其自身的发病及影像学特点，但最终需经病理学检查才能鉴别。

（五）其他良性疾患

食管良性狭窄、憩室、血管瘤、食管结核、食管静脉曲张也需与食管癌鉴别。

第三节　原发性肝癌

一、病理学

（一）组织学分型

肝细胞癌的组织形态有如下不同表现：第一，小梁型，最常见，小梁宽度自几个细胞到 20 多个细胞不等。第二，假腺型，肿瘤细胞呈腺状排列。第三，实体型，癌细胞呈片层状或团块状生长，其间无血窦或纤维组织。第四，硬癌型，少见，需与胆管癌和转移癌鉴别。第五，多形态型，胞核常过度着色，无小梁及窦状结构。第六，透明细胞型，由含糖原及脂肪的透明细胞构成。第七，纤维板层型。第八，纺锤型，细胞类似肉瘤。

（二）早期肝癌的病理特点

早期肝癌或小肝癌的病理特点：常为单个结节；常有包膜；细胞分化较好；癌栓较少；二倍体较多。随着肿瘤的增大而向其对立面转变，即逐渐变为分化较差、有较多异倍体、多结节和包膜不完整。

二、临床表现

（一）症状和体征

1. 症状

在临床上，症状来自肝癌还是肝炎或肝硬化，颇难区分。亚临床肝癌由于无任何症状，有些患者因此怀疑肝癌的诊断而耽搁了仍有根治希望的时机。肝癌由小变大，可出现肝痛、食欲减退、腹胀、乏力、消瘦、腹块、发热、黄疸等，但这些大多已属中晚期症状。肝癌结节破裂出血可出现急腹痛。

肝痛可由肿瘤迅速增大使肝包膜张力增加，或癌结节包膜下破裂，或肝癌结节破裂出血引起，分别表现为持续性钝痛、呼吸时加重的肝痛和急腹痛。食欲减退常因肝功能损害、肿瘤压迫胃肠道等所致。腹胀可因肿瘤巨大、腹腔积液以及肝功能障碍引起。乏力、消瘦可因恶性肿瘤的代谢产物与进食少等引起，严重者可出现恶病质。左叶肝癌患者常诉剑突下有肿块，右叶肝癌则患者诉在右上腹有肿块。发热可因肿瘤坏死、合并感染以及肿瘤代谢产物引起。如无感染证据者称为癌热，与感染不同，多不伴寒战。黄疸多为晚期表现，除肿瘤压迫肝胆管外，还可合并肝细胞性黄疸，亦可因胆管癌栓引起。

要特别注意一些容易忽略的非特征性症状，如腹泻、右肩痛、不明原因的低热等。肝癌患者腹泻可由于门静脉瘤栓导致肠道水肿或肝癌导致的肝功能障碍所致，对有肝病背景的中年人不明原因腹泻应警惕肝癌。肝癌患者的右肩痛可因右膈下肝癌刺激膈所致。右肝不太大的肝癌产生包膜下破裂或小破裂，可误为胆囊炎、胆石症。肝癌结节小破裂少量血液流至右下腹亦可误为阑尾炎。

由于有肝病背景，也可出现牙龈出血或鼻出血。由于多合并肝硬化门静脉高压，可出现上消化道出血，特别是食管静脉曲张出血。

2. 体征

肝癌的体征同样可由肝癌与肝炎、肝硬化所引起。常见体征如肝大伴或不伴结节、上腹部肿块、黄疸、腹腔积液、脾大、下肢水肿等，如肝硬化明显，可有肝掌、蜘蛛痣或前胸腹部的血管痣、腹壁静脉曲张等。

（二）转移与并发症

1. 转移

肝癌的血路转移较多，肝癌细胞进入血窦，侵犯肝内门静脉可导致肝内播散；侵入肝静脉则可播散至肺及全身其他部位，骨转移并不少见，肾上腺、脑、皮下等转移亦可见到。肺转移早期常无症状，以后可出现咳嗽、痰中带血、胸痛、气急等。骨转移常见于脊椎、信骨、股骨、肋骨等，多表现为局部疼痛、肿块、功能障碍等，病理性骨折常见。脑转移可出现一过性神志丧失而易误为脑血管栓塞。

肝癌亦可通过淋巴管转移到淋巴结，尤其是肝内胆管癌。通常首先见于肝门淋巴结，左锁骨上淋巴结转移亦时有发现。

肝癌还可直接侵犯邻近器官组织，如膈、胃、结肠、大网膜等。如有肝癌结节破裂，则可出现腹膜种植。以上均可出现相应的症状。有广泛转移的患者，其脉搏常明显加快。

2. 并发症

肝癌常见的并发症包括肝癌结节破裂、上消化道出血、肝功能障碍、胸腔积液、感染等，少见者如因下腔静脉栓塞出现的相应症状等。肝癌患者的死亡原因通常为全身衰竭、肝昏迷。

三、肝癌标志

肝癌的实验室检查包括肝癌及其转移灶、肝病背景、免疫功能、其他重要脏器的检查等，其中肝癌标志具有重要的地位。

四、其他实验室检查

(一) 肝功能检查

常规的肝功能检查应包括胆红素、白/球蛋白、谷丙转氨酶 (GPT)、GGT、凝血酶原时间等，这些检查有助于肝癌的诊断和指导肝癌的治疗。胆红素高多表示有肝病活动或病期已晚；白/球蛋白比例倒置，反映肝功能失代偿，常难以耐受手术；GPT 异常，表示肝功能异常，或反映肿瘤及肝细胞的大量坏死；GGT 的升高，或因肝癌巨大，或反映门静脉内有广泛癌栓，或说明肝功能异常，对手术或预后均有较大影响，尤其做肝切除手术时宜十分谨慎；凝血酶原时间异常，手术亦宜谨慎。

(二) 病毒性肝炎标志

我国肝细胞癌患者约 90% 有 HBV 感染背景，10%～30% 有 HCV 感染背景。为此，HBV 与 HCV 标志的检测有助于肝癌的诊断。

(三) 免疫学检查

近年来，生物治疗已成为恶性肿瘤的疗法，而且患者的免疫状态与患者预后密切相关，为此，免疫学指标也日趋重要，诸如 NK 细胞、巨噬细胞活性，CD4、CD8 等也常有检查。

五、医学影像学检查

(一) 超声检查

超声检查是目前肝癌最常用的定位诊断方法，对肝癌诊断而言，如同内科医生的听诊器，不可或缺。

超声检查的价值：第一，确定肝内有无占位性病变，1cm 小肝癌已不难查出。第二，提示占位性病变的性质，特别是鉴别液性或实质性，对实质性占位也有助于良性与恶性的鉴别。肝癌常呈"失结构"占位，小肝癌常呈低回声占位，周围常有声晕；大肝癌或呈高回声，或呈高低回声混合，可有中心液化区。第三，明确肝癌与肝内重要管道的关系，以利指导治疗方法的选择和手术的进行。第四，有助于了解肝癌的肝内播散以及邻近组织器官的侵犯。通常大肝癌周边常有微型结节，或包膜不完整。第五，超声检查有助于了解门静脉、肝静脉和下腔静脉内有无癌栓。第六，术中超声检查有助于检出术前遗漏的小肝癌，可更清晰地反映肿瘤与重要管道的关系，指导肝段或亚肝段切除。第七，彩色多普勒超声更有助于了解占位性病变的血供情况，对肝癌的鉴别诊断有重要帮助。第八，有助于在超声引导下做细针穿刺活检，或做瘤内局部治疗。第九，还可了解癌周肝是否合并肝硬化，对肝细胞癌的诊断也有辅助作用。

（二）CT 检查

CT 目前也成为肝癌的常规检查，它与超声检查相辅相成。CT 在肝癌诊断中的价值有：第一，CT 有助于提供较全面的信息，如肿瘤的大小、部位、数目、血供情况等。其分辨率与超声检查相仿。第二，有助于提示病变性质，尤其螺旋 CT，有助于与其他良性、恶性病灶的鉴别。通常肝细胞癌动脉相时常见填充，静脉相时多呈低密度占位；而胆管细胞癌则动脉相时常呈周边略强化。第三，CT 血管显像（CTA）有助于了解肿瘤与血管的关系。第四，CT-动脉碘油造影有可能显示 0.5cm 的肝癌，即经肝动脉注入碘油后 7～14 天再做 CT，常可见肝癌结节呈明显填充，既有诊断价值，又有治疗作用。第五，CT 还有助于了解肝周围组织器官是否有癌灶。总之，CT 的优点是提供的信息比较全面，缺点是有放射线的影响，且费用比超声检查高。

（三）MRI 检查

其特点为：第一，对软组织的分辨率较好；第二，无放射线影响；第三，尤其对肝血管瘤的鉴别有特点；第四，可显示各种管道。

六、诊断

（一）小肝癌的诊断

通常 AFP 阳性的实质性小占位性病变，如有 HBV 或 HCV 感染背景，而又无肝病活动证据者，诊断即可成立。

（二）有症状的大肝癌的诊断

AFP 阳性者，诊断不难。以下几点有助于大肝癌的诊断：第一，来自肝癌高发区，中年男性，有家族史。第二，有肝硬化、HBV 或 HCV 感染证据。第三，有肝痛、食欲减退、乏力、消瘦、上腹部包块，或肝大有结节，或右膈抬高等。第四，不伴肝病活动证据的 AFP 升高。第五，超声检查示有声晕的实质性占位性病变，特别是有门静脉瘤栓者。第六，CT 示实质性占位性病变动脉相有填充者，肝血管造影示肿瘤血管与肿瘤染色。第七，少数以肝癌结节破裂急腹症或远处转移为首发症状者。第八，黄疸、腹腔积液、恶病质伴有肝内占位性病变者。

（三）原发性肝癌诊断标准

1. 病理诊断

肝内或肝外病理学检查证实为原发性肝癌。

2. 临床诊断

①AFP>400μg/L，能排除活动性肝病、妊娠、生殖腺胚胎性肿瘤及转移性肝癌，并能触及坚硬和有肿块的肝脏，或影像学检查具有肝癌特征性占位性病变者。②AFP≤400μg/L，有两种影像学检查具有肝癌特征性占位性病变，或有两种肝癌标志阳性及一种影像学检查具有肝癌特征性占位性病变者。③有肝癌的临床表现及肯定的肝外转移灶并能排除转移性肝癌者。

七、鉴别诊断

（一）AFP阳性肝癌的鉴别诊断

1. 妊娠和生殖腺胚胎性肿瘤

妊娠期产生的AFP多在分娩后转为阴性。分娩后AFP仍上升者应考虑肝癌，需进一步检查。生殖腺胚胎性肿瘤不难通过对睾丸和妇科检查加以排除。

2. 肝炎、肝硬化活动期

肝炎、肝硬化活动期亦可产生一定浓度AFP，但鉴别多数不难，即有明显肝功能障碍，而无相应肝内占位性病变。如动态观察，AFP与GPT升高曲线相随者为肝病，分离者为肝癌。AFP异质体有助鉴别。但有些患者需等数月甚至更长时间才能弄清，要耐心随访。

3. 消化道癌

尤其是胃癌、胰腺癌伴肝转移有时出现AFP低浓度升高。这是由于来自胚胎消化道者，均可能出现AFP阳性，但多无肝病背景。

（二）AFP阴性肝癌的鉴别诊断

1. 肝血管瘤

女性多，多无肝病背景，病程长，发展慢，一般情况好。AFP阴性。肝功能异常者少见，肿块虽大而GGT多不高。超声检查<3cm者常示高回声光团，边清而无声晕；>3cm者常为低回声占位，无声晕，有时可见血管进入；浅表者可有压陷。CT增强后期可见由周边开始向中央发展的水墨样增强。放射性核素血池扫描呈过度填充。大的血管瘤腹部平片有时可见钙化灶。

2. 继发性肝癌

常有原发癌病史，常见者为结直肠癌、胰腺癌、胃癌等，肺癌、乳腺癌也不少。常无肝病以及 HBV、HCV 感染背景。体检时癌结节多较硬，而肝较软。各种影像学检查示肝内大小相仿、散在、多发的占位性病变。超声有时可见"牛眼"征，且多无肝硬化表现。彩色超声示肿瘤动脉血供常不如原发性肝癌多。AFP 大多阴性。但个别胃癌、胰腺癌，尤其伴肝转移者也可出现 AFP 阳性。肠道平滑肌肉瘤切除后常有肝转移，转移灶常呈均匀、无血管的低回声灶。

3. 肝腺瘤

女性多，常无肝病背景，常有口服避孕药史。AFP 阴性。因肝腺瘤细胞较接近正常肝细胞，能摄取 PMT，但无正常排出道，故延迟相时呈强阳性显像，其程度大于分化好的肝癌。

4. 局灶性结节样增生

为增生的肝实质构成的良性病变，其中纤维瘢痕含血管和放射状间隔。诊断要点：多无肝病背景，AFP 阴性。但彩色超声常可见动脉血流，螺旋 CT 增强后动脉相和静脉相常见明显填充，应与小肝癌鉴别。如无法确诊，仍宜手术。

5. 炎性假瘤

为类似肿瘤的炎性病变。多无肝病背景，AFP 阴性。超声检查有时呈分叶状，无声晕。彩色超声和 CT 多无动脉血流。

6. 肝肉瘤

多无肝病背景，AFP 阴性。各种影像学检查多呈较均匀的实质性占位病变，但颇难与肝癌鉴别，幸其治疗原则相同。

7. 肝脂肪瘤与肝血管平滑肌脂肪瘤

少见，多无肝病背景，AFP 阴性。单纯脂肪瘤 CT 检查显示酷似囊肿，但后方无增强。而合并血管平滑肌脂肪瘤者，其 CT 成像所见颇难鉴别。

8. 肝内液性占位性病变

主要包括肝囊肿、肝包虫、囊腺癌和液化的肝脓肿。肝脓肿者超声检查有液平，则不难鉴别，但尚未液化者颇难鉴别；通常 AFP 阴性，HBV 或 HCV 多阴性；超声检查示边界不清，无声晕；必要时可做穿刺诊断。肝包虫者有疫区居住史，多无肝病背景，AFP 阴性，超声检查有液平，包虫皮试阳性。肝囊肿多见，但鉴别不难，超声检查有液平，见后方增强，多无肝病背景。有时局限性脂肪堆积也会误为占位性病变。

9. AFP 阴性占位性病变的要点步骤

通常为：第一，鉴别肝内或肝外病变。有时肾上腺和其他腹膜后肿瘤常难与肝内病变鉴别，但仔细的超声检查常可解决，放射性核素扫描则较困难。第二，如属肝内病变，则鉴别实质性或液性，超声检查多可明确。第三，如属肝内实质性病变，则鉴别恶性与良性。超声造影、CT 增强、MRI、血池扫描等有助于鉴别诊断。第四，如为恶性，则鉴别原发或继发，有无 HBV、HCV 感染和原发癌背景是重要线索。第五，如属原发，则鉴别原发性肝癌或肉瘤，肝病背景、AFP 和影像学检查有重要价值。第六，如属液性占位性病变，则需鉴别炎性（肝脓肿）或非炎性。第七，如为非炎性液性占位性病变，则鉴别肝囊肿、肝包虫与囊腺癌。

第九章　临床常见风湿免疫系统疾病

第一节　类风湿关节炎

一、概述

类风湿关节炎（RA）是一种病因不明的自身免疫性疾病，可发生于任何年龄，随着年龄的增长，发病率也随之增高，我国的患病率约为 0.32%~0.36%。其中中年女性多见，女性高发年龄为 45~55 岁；性别与 RA 发病关系密切，女性约为男性的 3 倍。主要表现为对称性、慢性、进行性多关节炎。关节滑膜的慢性炎症、增生形成血管翳，侵犯关节软骨、软骨下骨、韧带和肌腱等，造成关节软骨、骨和关节囊破坏，最终导致关节畸形和功能丧失。

二、病因、发病机制

RA 的发病机制至今尚未阐明。已发现同卵双生子的 RA 共同患病率为 30%~50%，这表明 RA 发病与遗传有一定关系，但另一方面也说明遗传因素不是绝对和唯一的病因，尚受其他因素的影响，其中包括环境和感染因素。过去认为 EB 病毒或支原体等微生物感染可能是 RA 的病因，但均未得到证实。另外，体内激素水平也可能与发病有关。如女性在绝经期发病明显增高，在妊娠期症状多缓解。迄今对 RA 的病因还不完全明了，能是一个具有遗传体质的人，受到环境因素的影响或微生物感染后，产生一系列的免疫反应，导致发生 RA。

现在认为 T 细胞特别是 $CD4^+$ 辅助 T 细胞是类风湿关节炎早期免疫反应的关键成分。在关节滑膜下层小血管周围有丰富的巨噬细胞和树突样细胞，这些细胞可以将抗原呈递给 T 细胞。抗原呈递细胞受抗原刺激后，在滑膜中出现迟发超敏反应，HLA-DR 强阳性的巨噬细胞或树突样细胞与有 $CD4^+$ 标记物的 T 淋巴细胞接触。B 细胞也可以表达 MHC II 抗原、呈递抗原以及产生活化细胞因子。当抗原、DR 分子和 IL-1 同时存在时，$CD4^+$ 淋巴细胞可以引发包括产生 IFN-γ、IL-2 等细胞因子的级联放大反应，这些细胞因子可以激活 T 细胞、B 细胞、巨噬细胞和内皮细胞，促使滑膜内皮细胞产生黏附因子，使更多的炎症细胞趋化聚集，从而使局部产生炎症反应，并且可以促进局部炎症细胞增生。这是类风湿关节炎细胞水平的基本病变。

关节和滑膜损害是 RA 最常见的也是主要的病变。由于巨噬细胞样的滑膜细胞（A 型滑膜细胞）及成纤维细胞样的滑膜细胞（B 型滑膜细胞）的增生，使滑膜明显增厚。在滑膜与软骨，或滑膜与骨的交界处，血管数量明显增多，形成血管翳，后者进入骨及软骨，破坏骨和软骨组织。滑膜组织增生、血管翳和肉芽组织形成是 RA 在关节方面具有特异性的病理改变。到 RA 晚期，由于纤维组织增生或钙化形成而导致关节强直和关节畸形，关节功能产生明显障碍。血管炎是 RA 的另一基本病理改变，主要表现为血管壁坏死，较易侵犯的部位为滑膜、皮肤、肌肉、心脏及神经。类风湿结节是 RA 的另一种特异性病变，突出表现为肉芽肿形成。类风湿结节可以出现于体内任何组织或器官，其中以关节周围组织最为常见。脏器中也可出现类风湿结节，是否表现出临床症状，主要取决于是否影响脏器的功能。

三、诊断思路

（一）病史要点

探讨如下一例患者：反复关节疼痛达 25 年；以对称性关节疼痛，以小关节为主；伴有晨僵，持续时间大于 1h；伴有手指小关节，尤其是近端指间关节的肿胀、压痛；部分关节出现典型的畸变。

关节疼痛变形是类风湿关节炎的主要症状和体征，其临床特点如下：

第一，病情和病程有个体差异，从短暂、轻微的少关节炎到急剧进行性多关节炎均可出现。

第二，受累关节以近端指间关节、掌指关节、腕、肘、肩、膝和足趾关节最为多见；颈椎、颞颌关节、胸锁和肩锁关节也可受累，并伴活动受限；髋关节受累少见。

第三，关节炎常表现为对称性、持续性肿胀和压痛。

第四，常伴有晨僵。

第五，最为常见的关节畸形是腕和肘关节强直、掌指关节的半脱位、手指向尺侧偏斜和呈"天鹅颈"样及纽扣花样表现。重症患者关节呈纤维性或骨性强直，并因关节周围肌肉萎缩、痉挛失去关节功能，致使生活不能自理。

第六，除关节症状外，还可出现类风湿结节和心、肺、肾、周围神经及眼等内脏病变。

（二）诊断要点

1. 诊断标准

类风湿关节炎的诊断主要依靠临床表现、自身抗体及 X 线改变。除了血、尿常规、血沉、C 反应蛋白、类风湿因子等检查外，患者还可做磁共振成像（MRI），以求早期诊断。对可疑类风湿关节炎患者要定期复查、密切随访。

2. 活动性判断

判断类风湿关节炎活动性的项目包括疲劳的严重性、晨僵持续的时间、关节疼痛和肿胀的程度、关节压痛和肿胀的数目、关节功能受限制程度以及急性炎症指标（如血沉、C 反应蛋白和血小板）等。

3. 缓解标准

类风湿关节炎临床缓解标准有：①晨僵时间低于 15min；②无疲劳感；③无关节痛；④活动时无关节痛或关节无压痛；⑤无关节或腱鞘肿胀，⑥血沉（魏氏法）女性小于 30mm/h，男性小于 20mm/h。

（三）鉴别诊断

类风湿关节炎是一种累及全身多关节和内脏的疾病，在它的诊断过程中，应注意与骨关节炎、痛风性关节炎、反应性关节炎、银屑病关节炎和其他结缔组织病所致的关节炎相鉴别。

1. 骨关节炎

该病为退行性骨关节病，发病年龄多在 40 岁以上，主要累及膝、脊柱等负重关节。活动时关节痛加重，可有关节肿胀、积液。因手指骨关节炎常被误诊为类风湿关节炎，尤其在远端指间关节出现赫伯登（Heberden）结节和近端指关节出现布夏尔（Bouchard）结节时易被视为滑膜炎。骨关节炎通常无游走性疼痛，大多数患者血沉正常，类风湿因子阴性或低滴度阳性。X 线示关节间隙狭窄、关节边缘呈唇样增生或骨疣形成。

2. 痛风

慢性痛风性关节炎有时与类风湿关节炎相似，痛风性关节炎多见于中老年男性，常呈反复发作，好发部位为单侧第一跖趾关节，也可侵犯膝、踝、肘、腕及手关节，急性发作时通常血尿酸水平增高，慢性痛风性关节炎可在关节和耳郭等部位出现痛风石。

3. 银屑病关节炎

银屑病关节炎以手指或足趾远端关节受累为主，也可出现关节畸形，但类风湿因子阴性，且伴有银屑病的皮肤或指甲病变。

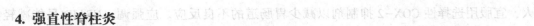

4. 强直性脊柱炎

本病主要侵犯脊柱，但周围关节也可受累，特别是以膝、踝、髋关节为首发症状者，需与类风湿关节炎相鉴别。该病有以下特点：①青年男性多见；②主要侵犯骶髂关节及脊柱，外周关节受累多以下肢不对称关节受累为主，常有肌腱端炎；③90%～95%患者 HLA−B27 阳性；④类风湿因子阴性；⑤骶髂关节及脊柱的 X 线改变对诊断极有帮助。

5. 结缔组织病所致的关节炎

干燥综合征、系统性红斑狼疮均可有关节症状，且部分患者类风湿因子阳性，但它们都有相应的特征性临床表现和自身抗体。

6. 其他

对不典型的以单个或少关节起病的类风湿关节炎要与感染性关节炎（包括结核感染）、反应性关节炎和风湿热相鉴别。

四、治疗

目前，类风湿关节炎的治疗包括药物治疗、外科治疗和心理康复治疗等。

（一）药物治疗

当前国内外应用的药物，包括植物药均不能完全控制关节破坏，而只能缓解疼痛、减轻或延缓炎症的发展。治疗类风湿关节炎的常用药物分为四大类，即非甾体抗炎药（NSAID）、改善病情的抗风湿药（DMARD）、糖皮质激素和植物药。

1. NSAID

通过抑制环氧化酶活性，减少前列腺素合成而具有抗炎、止痛、退热、消肿作用。由于 NSAID 使前列腺素的合成减少，故可出现相应的不良反应，如胃肠道不良反应：恶心、呕吐、腹痛、腹泻、腹胀、食欲不佳，严重者有消化道溃疡，出血、穿孔等；肾脏不良反应：肾灌注量减少，出现水钠潴留、高血钾、血尿、蛋白尿、间质性肾炎，严重者发生肾坏死致肾功能不全。NSAID 还可引起外周血细胞减少、凝血障碍、再生障碍性贫血、肝功损害等，少数患者发生过敏反应（皮疹、哮喘），以及耳鸣、听力下降、无菌性脑膜炎等。

环氧化酶有两种同功异构体，即环氧化酶−1（COX−1）和环氧化酶−2（COX−2）。选择性 COX−2 抑制剂（如昔布类）与非选择性的传统 NSAID 相比，能明显减少严重胃肠道不良反应。必须指出的是无论选择何种 NSAID，剂量都应个体化；只有在一种 NSAID 足量使用 1～2 周后无效才更改为另一种；避免两种或两种以上 NSAID 同时服用，因其疗效不叠加，而不良反应增多；老年人宜选用半衰期短的 NSAID 药物，对有溃疡病史的老年人，宜服用选择性 COX-2 抑制剂以减少胃肠道的不良反应。应强调，NSAID 虽能减轻类风湿关节炎的症状，但不能改变病程和预防关节破坏，故必须与 DMARD 联合应用。

2. DMARD

该类药物较 NSAID 发挥作用慢，临床症状的明显改善需 1~6 个月，故又称慢作用药。它虽不具备即刻止痛和抗炎作用，但有改善和延缓病情进展的作用。目前尚不清楚类风湿关节炎的治疗首选何种 DMARD。从疗效和费用等考虑，一般首选氨甲蝶呤，并将它作为联合治疗的基本药物。

3. 糖皮质激素

能迅速减轻关节疼痛、肿胀。关节炎急性发作、或伴有心、肺、眼和神经系统等器官受累的重症患者，可给予短效激素，其剂量依病情严重程度而调整。小剂量糖皮质激素可缓解多数患者的症状，并在 DMARD 起效前发挥"桥梁"作用，或 NSAID 疗效不满意时的短期措施。必须纠正单用激素治疗类风湿关节炎的倾向，用激素时应同时服用 DMARD。激素治疗类风湿关节炎的原则是：不需用大剂量时则用小剂量；能短期使用者，不长期使用；并在治疗过程中，注意补充钙剂和维生素以防止骨质疏松。

关节腔注射激素有利于减轻关节炎症状，改善关节功能。但一年内不宜超过 3 次。过多的关节腔穿刺除了并发感染外，还可发生类固醇晶体性关节炎。

（二）外科治疗

类风湿关节炎患者经过内科积极正规的药物治疗，病情仍不能控制时，为防止关节的破坏、纠正畸形或改善生活质量，可考虑手术治疗。但手术并不能根治类风湿关节炎，故术后仍需内科药物治疗。常用的手术主要有滑膜切除术、关节形成术、软组织松解或修复手术、关节融合术。

1. 滑膜切除术

对早期（Ⅰ期及Ⅱ期）患者经积极正规的内科治疗仍有关节肿胀、疼痛，且滑膜肥厚，X 线显示关节软骨已受侵犯，病情相对稳定，受累关节比较局限，为防止关节软骨进一步破坏应考虑滑膜切除术。有条件时，应尽可能在关节镜下进行滑膜切除，这样手术创伤小，术后恢复快。滑膜切除术对早期类风湿病变疗效较好，术后关节疼痛和肿胀明显减轻，功能恢复也比较满意，但疗效随术后时间的逐渐延长而减退，部分残留滑膜可增生，再次产生对关节软骨的侵蚀作用。因此，滑膜切除术后仍需内科正规治疗。

2. 人工关节置换术

是一种挽救关节畸形和缓解症状的手术，其中骶、膝关节是目前临床置换最多的关节。其术后十年以上的成功率达 90% 以上。该手术对减轻类风湿关节炎病变、关节疼痛、畸形、功能障碍、改善日常生活能力有着十分明确的治疗作用，特别是对中晚期、关节严重破坏，由于疼痛、畸形、功能障碍不能正常工作和生活的患者尤为有效。肘、腕及肩关节为非负重关节，大多数患者通过滑膜切除术或其他矫形手术，以及其他各关节之间的运动补偿可缓解症状，不一定必须采用关节置换术。

3. 其他软组织手术

由于类风湿关节炎除了骨性畸形和关节内粘连所造成的关节畸形外，关节囊和关节周围肌肉、肌腱的萎缩也是造成关节畸形的原因之一，因此，为了解除关节囊和关节周围肌肉、肌腱的萎缩，从而达到矫正关节畸形的目的，可行软组织松解术，包括关节囊剥离术、关节囊切开术、肌腱松解或延长术，由于这些手术常同时进行，故可称之为关节松解术。其中肌腱手术在手部应用最广泛，在进行人工关节置换时，常需要采用软组织松解的方法来矫正畸形。软组织松解术常用于髋关节内收畸形时，切断内收肌以改善关节活动及矫正内收畸形，还可用于某些幼年型类风湿关节炎患者畸形的早期矫正。腕管综合征亦常采用腕横韧带切开减压术。滑囊炎见于类风湿关节炎的肩、髋关节等处，如经保守治疗无效，常需手术切除。腘窝囊肿较常见于各类膝关节炎，尤其是类风湿关节炎，原发疾病缓解后常能自行退缩，偶需手术治疗。类风湿结节一般见于疾病的活动期，很少需手术切除，只有结节较大，有疼痛症状，经保守治疗无效者，需手术切除。

4. 关节融合术

随着人工关节置换术的成功应用，近年来，关节融合术已很少使用，但对于晚期关节炎患者、关节破坏严重、关节不稳的，可行关节融合术。此外，关节融合术还可作为关节置换术后失败的挽救手术。

（三）心理和康复治疗

关节疼痛、害怕残疾或已经面对残疾、生活不能自理、经济损失、家庭、朋友等关系改变、社交娱乐活动的停止等诸多因素不可避免地给类风湿关节炎患者带来精神压力，他们渴望治疗，却又担心药物不良反应或对药物实际作用效果信心不足，这又加重了患者的心理负担。抑郁是类风湿关节炎患者中最常见的精神症状，严重的抑郁有碍疾病的恢复。因此，在积极合理的药物治疗同时，还应注重类风湿关节炎的心理治疗。另外，在治疗方案的选择和疗效评定上亦应结合患者精神症状的改变。对于急性期关节剧烈疼痛和伴有全身症状者应卧床休息，并注意休息时的体位，尽量避免关节受压，为保持关节功能位，必要时短期夹板固定，以防畸形。在病情允许的情况下，进行被动和主动的关节活动度训练，防止肌萎缩。对缓解期患者，在不使患者感到疲劳的前提下，多进行运动锻炼，恢复体力，并在物理康复科医师指导下进行治疗。

（四）治疗原则

在当今，类风湿关节炎不能被根治的情况下，防止关节破坏，保护关节功能，最大限度地提高患者的生活质量，是治疗的目标。因此，治疗时机非常重要。尽管 NSAID 和糖皮质激素可以减轻症状，但关节炎症和破坏仍可发生或进展。而 DMARD 可改善和延缓病情，应及早使用。早期积极、合理使用 DMARD 治疗是减少致残的关键。必须指出，药物选择要符合安全、有效、经济和简便的原则。

五、预后

大多数类风湿关节炎患者病程迁延，类风湿关节炎头 2~3 年的致残率较高，如不及早合理治疗，3 年内关节破坏达 70%。积极、正确的治疗可使 80% 以上的类风湿关节炎患者病情缓解，只有少数最终致残。

目前尚无准确预测预后的指标，通常认为：男性比女性预后好；发病年龄晚者较发病年龄早者预后好；起病时关节受累数多或有跖趾关节受累、或病程中累及关节数大于 20 个预后差；持续高滴度类风湿因子阳性、持续血沉增快、C 反应蛋白增高、血中嗜酸性粒细胞增多均提示预后差；有严重全身症状（发热、贫血、乏力）和关节外表现（类风湿结节、巩膜炎、间质性肺病、心包疾病、系统性血管炎等内脏损伤）预后不良；短期激素治疗症状难以控制或激素维持剂量不能减至 10mg/d 以下者预后差。

第二节 系统性红斑狼疮

一、概述

系统性红斑狼疮（Systemic Lupus Erythematosus，SLE）是一个涉及多种系统和脏器损害的慢性结缔组织疾病和自身免疫性疾病，可累及皮肤、关节、黏膜、泌尿、血液及中枢神经系统等，病情呈反复发作与缓解交替过程。该病确切病因不明，通常认为是遗传基因、环境、性激素等多种因素综合作用所致。本病的发生有家族聚集倾向，遗传背景极其复杂，与二十多种不同的遗传决定簇相关联。患者体内产生大量多种自身抗体，是典型的系统性自身免疫病，具有复杂的免疫系统紊乱性，几乎牵涉到多种免疫失调的机制：如淋巴细胞和抗原递呈细胞功能异常、细胞因子失衡、细胞凋亡异常、细胞和体液免疫功能异常、免疫失耐受、自身抗体和免疫复合物大量产生且清除障碍、补体异常活化，最终导致多器官受损等，被公认为是自身免疫病的原型。

二、病因及发病机制

系统性红斑狼疮是一种多系统受累的自身免疫性疾病，其病理机制十分复杂，涉及遗传、各种自身抗体、雌激素受体、Th 细胞和 B 细胞功能亢进、抑制性 T 细胞功能降低、单核吞噬细胞、补体及其受体清除功能障碍和多种细胞因子等因素，病因是多方面的。至今，本病的病因和发病机制不明，目前的研究主要集中在以下三个方面。

（一）免疫因素

患者体内有多种自身抗体形成，提示 B 细胞活动亢进是本病的发病基础。周围血中 B 细胞体外培养实验结果发现其增殖能力较正常强 8~10 倍。

（二）遗传因素

遗传因素与本病的关系表现为：在纯合子双胎中有很高的一致性；SLE 患者家属成员中发病的可能性明显增加。这可能是由于位于 HLAD 区的免疫反应基因对抗原（包括自身抗原）所激发的免疫反应的程度有调节作用的缘故。

（三）其他

非遗传因素在启动自身免疫反应中亦起着一定的作用，具体如下。第一，药物：盐酸胱苯哒嗪、普鲁卡因胺（普鲁卡因酰胺）等可引起 SLE 样反应。但停药后常可自愈；第二，病毒：在实验动物 NZB 和 NZB/WF1 小鼠中的自发性 SLE 样病中发现 C 型病毒感染，在肾小球中可检出病毒抗原—抗体复合物。但在 SLE 病中病毒因素尚未能充分得到证实；第三，性激素对 SLE 的发生有重要影响，其中雄激素似有保护作用，而雌激素则似有助长作用，故患者以女性为多，特别多发生在生育年龄，病情在月经和妊娠期加重。

三、诊断思路

（一）病史特点

系统性红斑狼疮其临床表现可概括为以下几个方面：

1. 全身症状

起病可急可缓，多数早期表现为非特异的全身症状，如发热，尤以低热常见、全身不适、乏力、体重减轻、脱发等。病情常缓解加重交替出现。SLE 患者常常出现发热，可能是 SLE 活动期的表现，但应除外感染因素，尤其是在免疫抑制治疗中出现的发热，更需警惕。SLE 患者常有疲劳，容易被忽视，可能是导致劳动力丧失的主要症状，疲劳常是狼疮活动的先兆。它反映了多种问题，包括抑郁、失眠、纤维肌痛和病情活动。感染、日晒、药物、精神创伤、手术等均可诱发或加重。

2. 皮肤黏膜

皮肤黏膜表现是临床医生确立诊断、判断活动性的依据，包括颊部红斑、盘状红斑、口腔溃疡、雷诺现象、网状青斑、肢端发绀、甲周红斑、躯干部或四肢的斑丘疹等。狼疮患者的面部典型红斑为蝶形红斑：面颊两侧（累及鼻梁更典型）形成形似蝴蝶的充血水肿样红斑，色鲜红，略有毛细血管扩张及鳞片状脱屑，严重者出现水疱、溃疡、皮肤萎缩和色素沉着，经过治疗可完全恢复不留瘢痕。颊部蝶形红斑与SLE密切相关，是SLE的特异性表现之一。盘状红斑是SLE的诊断标准之一，红斑上覆有鳞屑，可中间凹陷伴色素减退，四周隆起肿胀发红，类似盘状，通常遗留瘢痕；若出现在头部，可导致斑秃。尽管盘状红斑对皮肤的影响最大，但不会危及生命。亚急性皮肤型红斑狼疮的环状皮损提示疾病严重程度不高，主要为患者前胸或后背的环状充血样斑疹、丘疹鳞屑样皮疹，多不留瘢痕，无内脏受损。

3. 皮肤血管炎样改变

是反映狼疮活动的重要指标之一。包括指端及指（趾）甲周红斑、手（足）指（趾）尖及手掌和足底皮肤等部位出现的点片状红斑、紫斑等。严重者可出现点片状梗死灶或坏疽，伴有疼痛。在严重的、危及生命的狼疮患者中，可以出现手和足的詹韦损害和奥斯勒结节，产生原因可能是免疫复合物的沉积。应与二尖瓣和主动脉瓣的感染性栓子导致的Libman-Sack心内膜损害相鉴别，血培养、心电图和对患者的仔细检查有所帮助，但鉴别仍较困难。越来越多的证据表明，存在抗磷脂抗体的狼疮患者发生瓣膜疾病及相关的血栓栓塞的危险性增大。网状青斑多出现于大腿、臀部皮肤。

4. 部分患者有雷诺现象

即在寒冷、情绪激动、紧张等刺激条件下出现双手（足）指（趾）尖、甚至鼻尖等部位皮肤血管痉挛、短暂性缺血而导致的皮肤突然先后变白、变紫、再恢复到正常色泽的过程，持续数秒钟至数分钟不等，可伴有疼痛不适。长期出现雷诺现象的患者常合并肺动脉高压。

5. 光过敏

是狼疮诊断标准之一，它是指紫外线（UVB）作用于部分狼疮患者皮肤可引起剧烈的红斑反应，如面、颈部皮肤充血发红甚至肿胀。饮食和药物也可使光敏反应增加，如芹菜和香菇会增加光敏反应发生的概率。紫外线对表皮—真皮部分的影响，包括使凋亡增加，黏附分子释放增加，局部淋巴细胞反应性增高。

6. 狼疮发或脱发

也常出现于狼疮患者。前额边缘的头发参差不齐被称为狼疮发，是狼疮的征象之一。头发稀疏通常发生在狼疮活动期，也可能与使用免疫抑制剂有关，需予以鉴别。狼疮患者偶可表现出指端肿胀硬化和毛细血管扩张，这可能意味着向另一种疾病类型如硬皮病、混合性结缔组织病发展，这样就增加了诊疗的难度。

7. 口腔溃疡

是狼疮诊断标准之一。新发的或复发增多的口腔溃疡提示病情的复发加重。狼疮患者长期应用激素和免疫抑制剂，常出现口腔黏膜白斑，多为念珠菌感染，称为鹅口疮。有口腔溃疡时也易并发鹅口疮。

8. 骨骼肌肉损害

关节炎是患者最常见体征。狼疮患者的关节炎与类风湿关节炎有所不同，关节痛常见，少有关节肿胀，或仅轻微肿胀；多无关节面下骨侵蚀和关节畸形。SLE 中非侵蚀性畸形性关节病叫做 jaccoud 关节病，可影响掌指关节、腕关节和跖趾关节，其分布与类风湿关节炎相似，四肢多关节可受累。此外患者常会出现腱鞘炎和滑囊炎等。在肌腱上，特别是手的屈肌腱上可以形成结节。纤维肌痛征是狼疮患者常见的问题，在一定程度上也会造成患者全身乏力的症状。虽然狼疮可以出现肌炎表现，但临床上并不常见。

9. 其他

部分患者在病变活动时出现淋巴结肿大。SLE 的眼部受累常见，包括结膜炎、葡萄膜炎、眼底改变、视神经病变等。眼底改变包括出血、视网膜渗出等，视神经病变可以导致突然失明。SLE 常伴有继发性干燥综合征，有外分泌腺受累，表现为口干、眼干，唾液腺肥大，常有血清抗 SSB、抗 SSA 抗体阳性。患者可有月经紊乱和闭经。

四、辅助检查

第一，贫血、白细胞减少、血小板减少。贫血的发生率80%，正细胞正色素或轻度低色素性。贫血的原因是复合性的，包括肾脏疾病、感染、药物、红细胞生成减慢。骨髓铁利用障碍、溶血等。常并发溶血性贫血，多有网织红细胞升高和库姆斯试验阳性，属自身免疫性溶血，提示病情活动。

第二，蛋白尿、血尿、管型尿、白细胞尿、低比重尿、水肿、血尿素氮和肌酐增高。

第三，肾穿刺活检有助于确立诊断、判断预后、指导治疗。

第四，脑脊液：在 SLE 伴神经精神病变者中，大多无明显变化，约 30% 有脑脊液异常，表现有蛋白和（或）细胞数增加，IgG 合成率增加。

第五，肺部 CT：胸膜炎和胸腔积液较常见，肺实质损害多数为间质性肺炎和肺间质纤维化，引起肺不张和肺功能障碍。部分有急性狼疮性肺炎，病情凶险。一些患者合并肺部感染。

第六，免疫检查：免疫荧光抗核抗体（IFANA）是狼疮诊断的必要条件；IFANA 检查的目的不是用来确定诊断，而是当其结果为阴性时，用于排除诊断。抗核抗体（ANA）反应阳性提示结缔组织疾病，是 SLE 的筛选检查。除 SLE 之外，其他结缔组织病的血清中也常存在 ANA，一些慢性感染也可出现低滴度的 ANA。

ANA 包括一系列针对细胞核中抗原成分的自身抗体。其中，抗双链 DNA（ds-DNA）抗体对 SLE 的诊断特异性为 95%，敏感性为 70%，它与疾病活动性及预后有关；抗 Sm 抗体对 SLE 的诊断特异性高达 99%，但敏感性仅 25% 左右，该抗体的存在与疾病活动性无明显关系；抗核糖体 P 蛋白（rRNP）抗体与 SLE 的精神症状有关；抗单链 DNA、抗组蛋白、抗 ulRNP、抗 SSA 和抗 SSB 等抗体也可出现于 SLE 的血清中，但其诊断特异性低，因为这些抗体也见于其他自身免疫性疾病。抗 SSB 与继发干燥综合征有关。

其他自身抗体还有与抗磷脂抗体综合征有关的抗磷脂抗体；与溶血性贫血有关的抗红细胞抗体；与血小板减少有关的抗血小板抗体；与神经精神性狼疮有关的抗神经元抗体。另外，SLE 患者还常出现血清类风湿因子阳性、高 γ 球蛋白血症和低补体血症。

五、鉴别诊断

本病应与其他结缔组织病，细菌或病毒感染性疾病，组织细胞增生症 X，恶性网状内皮细胞增多症，血小板减少症，溶血性贫血，各种类型的肾脏病，肝炎，心肌-心包炎，神经系统疾病相鉴别。尤须与类狼疮综合征、新生儿红斑狼疮综合征鉴别。

（一）感染

SLE80% 的患者活动期有发热，大多为高热，需与感染相鉴别，此类患者找不到确切的感染灶，且用抗生素治疗效果不佳，有关化验检查及免疫学检查有助诊断。

（二）类风湿关节炎

SLE 和类风湿关节炎均可见于青年女性，且患者可有多关节病变，尤其对 RF 阴性的类风湿关节炎患者来讲，排除系统性红斑狼疮很重要，类风湿关节炎患者中晚期 X 线片多有双手多关节骨质侵蚀破坏，而狼疮患者少有双手关节骨质侵蚀破坏。对于发病时间不长的患者来说，除做必要的免疫学检查外，密切随访也是很重要的。

(三) 血液系统疾病

1. 溶血性贫血

SLE 约 2% 的患者以溶血性贫血起病，不伴或很少伴有系统性红斑狼疮的其他症状者易误诊，应做免疫学检查以助诊断。

2. 血小板减少性紫癜

SLE 少部分患者以血小板减少性紫癜为首发表现而就诊，当其他系统症状较少时，应注意查免疫学指标，以防漏诊。

3. 肾脏系统疾病

SLE 以"肾小球肾炎"或"肾病综合征"为首要表现时，应注意有无其他系统的表现，除查免疫指标外，肾活检是较好的鉴别方法，因为狼疮肾的病理上可见到多种免疫复合物的沉积，而原发性肾病者则与此不同。

4. 多发性肌炎或皮肌炎

SLE 可以有肌肉痛及无力的表现，但肌酶谱及肌电图可以正常或轻微损害，且抗 Jo-1 抗体一般阴性。

5. 白塞病

可以有口腔溃疡及眼部改变，也可有关节痛，皮肤针刺反应阳性，一般抗 Sm 抗体及抗 ds-DNA 抗体为阴性。

6. 混合性结缔组织病

混合性结缔组织病除了具有系统性红斑狼疮的某些特征外，还常伴有类似皮肌炎和系统性硬化症的临床表现，如肌肉疼痛、肌无力、手指肿胀、皮肤绷紧、弹性差、频繁发生的雷诺现象和食管功能不全表现，肾脏和中枢神经病变少见，实验室检查常有肌酶和肌电图异常以及食管功能不全的 X 射线征象，高滴度的抗 ul-RNP 抗体阳性是本病的特征。混合性结缔组织病对糖皮质激素的治疗反应也较系统性红斑狼疮为好，因此预后也较好。

7. 结节性多动脉炎

虽然结节性多动脉炎也可出现多形红斑、结节性红斑、猩红热样皮疹以及关节肿胀疼痛等皮肤、关节病变、肾脏也是最常受累的器官，但结节性多动脉炎常见的皮下结节如黄豆大小，沿动脉排列或聚集在血管近旁，有压痛，关节病变多表现为大关节肿痛，血白细胞明显增多，且以中性多核细胞和嗜酸性粒细胞增多为主，抗核抗体和类风湿因子阳性者罕见。皮下结节或肌肉活检有助确诊。

六、治疗

(一) 治疗原则

治疗方案因病情的不同而不同，通常在确诊后需评估全身多脏器受累损害的个数及程度、自身抗体的滴度等来综合分析以评价病情的活动性和严重性，从而决定相应的治疗方案。需被评价的器官系统包括：综合一般状况、皮肤黏膜、肌肉骨骼、心肺系统、血液系统、肾脏、神经系统、胃肠系统。对于 SLE 的诊断和治疗应包括如下内容：明确诊断；评估 SLE 疾病严重程度和活动性；拟订 SLE 常规治疗方案；处理难控制的病例；抢救 SLE 危重症；处理或防止药物副作用；处理 SLE 患者面对的特殊情况，如妊娠、手术等。

(二) 一般治疗

1. 教育

避免过多的紫外光暴露，使用防紫外线用品，注意休息，避免过度疲劳和感冒，避免食用芹菜和香菇及诱发狼疮的药物。正确认识疾病，消除焦虑心理，明白规律用药的意义，强调定期随诊的必要性。

2. 预后

对症治疗和去除各种影响疾病预后的因素，如注意保护胃黏膜、控制高血压、补钙、活血改善血管炎、防治各种感染等。

(三) 药物治疗

SLE 不可根治，但恰当的治疗可以延缓病情的发展、改善生活质量、减少病死率。强调早诊断、早治疗、定期服药、定期随诊。SLE 是一种高度异质性的疾病，强调个体化治疗，临床医生应根据病情的轻重程度，掌握好治疗的风险与效益之比。既要清楚药物的毒副反应，又要懂得药物给患者带来的生机。

1. 轻型 SLE 的治疗

轻型的 SLE，常无明显内脏损害，即便有狼疮活动，也症状轻微，仅表现疲乏、光过敏、皮疹、关节炎或轻度浆膜炎。治疗药物包括：

(1) 小剂量激素

如泼尼松≤10mg/d，可减轻症状。

(2) 抗疟药

对许多狼疮性皮炎患者有效，不论是 SLE 皮损、亚急性皮肤型狼疮还是盘状狼疮。抗疟药具有多重阻断阳光、抗炎和免疫抑制效应，从而控制皮疹和减轻光敏感，常用硫酸羟氯喹（HCQ）0.4mg/d，分两次服。主要不良反应是眼底病变，HCQ 用药超过 6 个月者，可停药一个月。每 3~6 月查一次眼底和视野。有心脏病史者，特别是心动过缓或有传导阻滞者禁用抗疟药。

（3）非甾体抗炎药（NSAID）

可用于控制关节肿痛。NSAID 诱发胃十二指肠炎或溃疡或出血，需加用质子泵抑制剂；可降低肾小球滤过率和肾血流量，需监测血肌酐水平；导致水钠潴留可使血压升高；一过性肝损，需监测肝功。

（4）沙利度胺

可用于治疗难治性狼疮皮疹或亚急性皮肤型狼疮。小剂量也有效，其副作用更少。最为严重的副作用是致畸。其他副作用包括周围神经病变，中性粒细胞减少，高血压，心率减慢，癫痫发作，嗜睡，头昏，腹泻及发热。

应注意轻型 SLE 可因过敏、感染、妊娠生育、环境变化、药物减量等因素而加重，甚至进入重型狼疮，甚至狼疮危象。

2. 重型 SLE 的治疗

治疗主要分两个阶段，即诱导期和缓解期治疗。诱导治疗的目的在于迅速控制病情，阻止或逆转内脏损害，力求疾病完全缓解。诱导治疗主要为糖皮质激素联合免疫抑制剂，强调诱导期的糖皮质激素剂量要充足有力，从而在减药时避免复发，使病情缓解巩固、维持相当长的时间。但应注意过分抑制免疫诱发的并发症，尤其是感染、性腺抑制等。目前，多数患者的诱导缓解过程需要超过半年至 1 年，不可急于求成。

（1）糖皮质激素

是治疗 SLE 的基础药，多种 SLE 表现对糖皮质激素治疗反应良好。糖皮质激素具有强大的抗炎作用和免疫抑制作用，对免疫细胞的许多功能及对免疫反应的多个环节均有抑制作用，尤以对细胞免疫的抑制作用突出，在大剂量时还能够明显抑制体液免疫，使抗体生成减少，超大剂量则可有直接的淋巴细胞溶解作用。

（2）环磷酰胺（CTX）

治疗重症 SLE 的有效的药物之一，尤其是在狼疮性肾炎和血管炎的患者中，环磷酰胺与激素联合治疗能有效地诱导疾病缓解，阻止和逆转病变的发展，改善远期预后。除了对肾小球肾炎和血管炎有效外，静脉用 CTX 对某些严重肾外表现的 SLE 患者有效，包括弥漫性 CNS 疾病、血小板减少和间质性肺炎。CTX 主要作用于 S 期的细胞周期特异性烷化剂，通过影响 DNA 合成发挥细胞毒作用。其对体液免疫的抑制作用较强，能抑制 B 细胞增殖和抗体生成，且抑制作用较持久。糖皮质激素联合 CTX 治疗，其疾病复发次数和肾功能的维持优于单用糖皮质激素疗组。CTX 停药后，约 25% 患者 5 年内出现 SLE 复发，

50%在 10 年内出现复发。

（3）硫唑嘌呤

为嘌呤类似物，可通过抑制 DNA 合成发挥淋巴细胞的细胞毒作用。疗效不及环磷酰胺冲击疗法，尤其在控制肾脏和神经系统病变效果较差，而对浆膜炎、血液系统、皮疹等较好。用法每日 1~2.5mg/kg，常用剂量 50~100mg/d，即 50mg 每日口服 1~2 次。副作用包括：骨髓抑制、胃肠道反应、肝功能损害等。少数对硫唑嘌呤极敏感者用药短期就可出现严重脱发和造血危象，引起严重粒细胞和血小板缺乏症。

（4）氨甲蝶呤

二氢叶酸还原酶拮抗剂，通过抑制核酸的合成发挥细胞毒作用。疗效不及环磷酰胺冲击疗法，但长期用药耐受性较佳。剂量 10~15mg，每周 1 次。主要用于关节炎、肌炎、浆膜炎和皮肤损害为主的 SLE。主要副作用有胃肠道反应、口腔黏膜糜烂、肝功能损害、骨髓抑制，偶见氨甲蝶呤导致肺炎和肺纤维化。

（5）环孢素

可特异性抑制 T 淋巴细胞 IL-2 的产生，发挥选择性的细胞免疫抑制作用，是一种非细胞毒免疫抑制剂。在治疗 SLE 方面，对狼疮性肾炎有效，可用环孢素每日剂量 3~5mg/kg，分两次口服。用药期间注意肝、肾功能及高血压、高尿酸血症、高血钾等，有条件者应测血药浓度，调整剂量，血肌酐较用药前升高 30%，需要减药或停药。环孢素对 LN 的总体疗效不如环磷酰胺冲击疗法，而且价格昂贵、毒副作用较大、停药后病情容易反跳。

（6）霉酚酸酯

为次黄嘌呤单核苷酸脱氢酶的抑制剂，可抑制嘌呤从头合成途径，从而抑制淋巴细胞活化。霉酚酸酯治疗狼疮性肾炎有效，能够有效的控制 Ⅳ 型 LN 活动。每日剂量 10~30mg/kg 体重，分 2 次口服。与 CTX 相比，疗效相当，毒副作用相对少，但价格昂贵。

（7）免疫球蛋白

对于重症狼疮、狼疮活动期患者，可静脉大剂量用丙种球蛋白冲击治疗 400mg/（kg·d），共 3~5 天。既抑制狼疮病情活动，且增强抗感染的抵抗力，有利于狼疮高度活动又伴随严重感染的患者。

（8）特殊治疗

血浆置换等治疗 SLE，不宜列入诊疗常规，应视患者具体情况选择应用。

3. 重症狼疮治疗

治疗狼疮危象的目的在于挽救生命、保护受累脏器、防止后遗症。通常需要大剂量甲基泼尼松龙冲击治疗，针对受累脏器的对症治疗和支持治疗，以帮助患者度过危险。后继的治疗可按照重型 SLE 的原则，继续诱导缓解和维持巩固治疗。

第三节　强直性脊柱炎

一、概述

强直性脊柱炎（ankylosing spondylitis，AS）是一种慢性进行性疾病，主要侵犯骶髂关节，脊柱骨突，脊柱旁软组织及外周关节，并可伴发关节外表现。严重者可发生脊柱畸形和关节强直。

AS 的病理性标志和早期表现之一为骶髂关节炎。脊柱受累到晚期的典型表现为竹节状脊柱。外周关节的滑膜炎在组织学上与类风湿关节炎难以区别。肌腱末端病为本病的特征之一。因主动脉根部局灶性中层坏死可引起主动脉环状扩张，以及主动脉瓣膜尖缩短变厚，从而导致主动脉瓣关闭不全。

二、AS 的病因及发病机制

AS 的发病和 HLA-B27（T 称 B27）密切相关，并有明显家族发病倾向。正常人群的 B27 阳性率因种族和地区不同差别很大，如欧洲的白种人为 4%～13%，我国为 2%～7%，可是 AS 患者的 B27 的阳性率在我国患者达 91%。另有资料显示，AS 的患病率在普通人群为 0.1%，在 AS 患者的家系中为 4%，在 B27 阳性的 AS 患者的一级亲属中高达 11%～25%，这提示 B27 阳性者或有 AS 家族史者患 AS 的危险性增加。但是，大约 80% 的 B27 阳性者并不发生 AS，以及大约 10% 的 AS 患者为 B27 阴性，这提示还有其他因素参与发病，如肠道细菌及肠道炎症。

三、病史特点

AS 发病隐袭。腰背部或骶髂部疼痛和（或）僵硬是最常见的症状，疾病早期疼痛多在一侧呈间断性，数月后疼痛多在双侧呈持续性。随病情进展由腰椎向胸颈部脊椎发展，则出现相应部位疼痛、活动受限或脊柱畸形。我国患者中大约 45% 的患者是从外周关节炎开始发病。24%～75% 的 AS 患者在病初或病程中出现外周关节病变，以膝、髋、踝和肩关节居多，肘及手和足小关节偶有受累。非对称性、少数关节或单关节，及下肢大关节的关节炎为本病外周关节炎的特征。我国患者除髋关节外，膝和其他关节的关节炎或关节痛多为暂时性，极少或几乎不引起关节破坏和残疾。髋关节受累占 38%～66%，表现为局部疼痛，活动受限，屈曲挛缩及关节强直，其中大多数为双侧，而且 94% 的髋部症状起于发病后前 5 年内。发病年龄小，及以外周关节起病者易发生髋关节病变。

AS 的全身表现轻微，少数重症者有发热、疲倦、消瘦、贫血或其他器官受累。跖底筋膜炎、跟腱炎和其他部位的肌腱末端病在本病常见。1/4 的患者在病程中发生眼色素膜炎，单侧或双侧交替，一般可自行缓解，反复发作可致视力障碍。神经系统症状来自压迫性脊神经炎或坐骨神经痛、椎骨骨折或不全脱位以及马尾综合征，后者可引起阳痿、夜间尿失禁、膀胱和直肠感觉迟钝、踝反射消失。极少数患者出现肺上叶纤维化，有时伴有空洞形成而被误认为结核，也可因并发真菌感染而使病情加剧。主动脉瓣闭锁不全及传导障碍见于 3.5%～10% 的患者。AS 可并发 IgA 肾病和淀粉样变性。

四、辅助检查

AS 活动期患者可见血沉增快、C-反应蛋白增高及轻度贫血。类风湿因子阴性和免疫球蛋白轻度升高。虽然 AS 患者 HLA-B27 阳性率达 90% 左右，但无诊断特异性，因为正常人也有 HLA-B27 阳性。HLA-B27 阴性患者只要临床表现和影像学检查符合诊断标准，也不能排除 AS 可能。

X 线表现具有诊断意义。AS 最早的变化发生在骶髂关节。该处的 X 线片显示软骨下骨缘模糊，骨质糜烂，关节间隙模糊，骨密度增高及关节融合。通常按 X 线片骶髂关节炎的病变程度分为 5 级：0 级为正常，Ⅰ级可疑，Ⅱ级有轻度骶髂关节炎，Ⅲ级有中度骶髂关节炎，Ⅳ级为关节融合强直。脊柱的 X 线片表现有椎体骨质疏松和方形变，椎小关节模糊，椎旁韧带钙化以及骨桥形成。晚期广泛而严重的骨化性骨桥表现称为"竹节样脊柱"。耻骨联合、坐骨结节和肌腱附着点（如跟骨）的骨质糜烂，伴邻近骨质的反应性硬化及绒毛状改变，可出现新骨形成。对于临床可疑病例，而 X 线片尚未显示明确的或Ⅱ级以上的双侧骶髂关节炎改变者，应该采用计算机断层（CT）检查。该技术的优点还在于假阳性少。但是，由于骶髂关节解剖学的上部为韧带，因其附着引起影像学上的关节间隙不规则和增宽，给判断带来困难。另外，类似于关节间隙狭窄和糜烂的骶髂关节髂骨部分的软骨下老化是一自然现象，不应该视为异常。磁共振成像技术（MRI）对了解软骨病变优于CT，可用于 AS 的早期诊断。

五、诊断依据

AS 诊断的最好线索是患者的症状、关节体征和关节外表现及家族史。AS 最常见的和特征性早期主诉为下腰背发僵和疼痛。由于腰背痛是普通人群中极为常见的一种症状，但大多数为机械性非炎性背痛，而本病则为炎性疼痛。以下 5 项有助于脊柱炎引起的炎性背痛和其他原因引起的非炎性背痛的鉴别：背部不适发生在 40 岁以前；缓慢发病；症状持

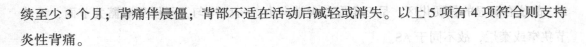

续至少 3 个月；背痛伴晨僵；背部不适在活动后减轻或消失。以上 5 项有 4 项符合则支持炎性背痛。

六、鉴别诊断

（一）类风湿关节炎（RA）

AS 与 RA 的主要区别是：

第一，AS 在男性多发而 RA 女性居多。

第二，AS 无一例外有骶髂关节受累，RA 则很少有骶髂关节病变。

第三，AS 为全脊柱自下而上地受累，RA 只侵犯颈椎。

第四，外周关节炎在 AS 为少数关节、非对称性，且以下肢关节为主；在 RA 则为多关节、对称性和四肢大小关节均可发病。

第五，AS 无 RA 可见的类风湿结节。

第六，AS 的 RF 阴性，而 RA 的阳性率占 60%~95%。

第七，AS 以 HLA-B27 阳性居多，而 RA 则与 HLA-DR4 相关。AS 与 RA 发生在同一患者的概率为 1/10 万~20 万。

（二）腰椎间盘突出

腰椎间盘脱出是引起炎性腰背痛的常见原因之一。该病限于脊柱，无疲劳感、消瘦、发热等全身表现，所有实验室检查包括血沉均正常。它和 AS 的主要区别可通过 CT、MRI 或椎管造影检查得到确诊。

（三）结核

对于单侧骶髂关节病变要注意同结核或其他感染性关节炎相鉴别。

（四）弥漫性特发性骨肥厚（DISH）综合征

该病发病多在 50 岁以上男性，患者也有脊椎痛、僵硬感以及逐渐加重的脊柱运动受限。其临床表现和 X 线所见常与 AS 相似。但是，该病 X 线可见韧带钙化，常累及颈椎和低位胸椎，经常可见连接至少四节椎体前外侧的流注形钙化与骨化，而骶髂关节和脊椎骨突关节无侵蚀，晨起僵硬感不加重，血沉正常及 HLA-B27 阴性。根据以上特点可将该病和 AS 区别开。

（五）致密性骨炎

本病多见于青年女性，其主要表现为慢性腰骶部疼痛和发僵。临床检查除腰部肌肉紧张外无其他异常。诊断主要依靠 X 线前后位平片，其典型表现为在髂骨沿骶髂关节之中下

2/3 部位有明显的骨硬化区，呈三角形者尖端向上，密度均匀，不侵犯骶髂关节面，无关节狭窄或糜烂，故不同于 AS。

（六）其他

AS 是血清阴性脊柱关节病的原型，在诊断时必须与骶髂关节炎相关的其他脊柱关节病如银屑病关节炎、肠病性关节炎或赖特综合征等相鉴别。

七、治疗

AS 尚无根治方法。但是患者如能及时诊断及合理治疗，可以达到控制症状并改善预后。应通过非药物、药物和手术等综合治疗，缓解疼痛和僵硬，控制或减轻炎症，保持良好的姿势，防止脊柱或关节变形，以及必要时矫正畸形关节，以达到改善和提高患者生活质量的目的。

（一）非药物治疗

第一，对患者及其家属进行疾病知识的教育是整个治疗计划中不可缺少的部分，有助于患者主动与医师合作参与治疗过程。同时还应关注患者的社会心理需要。

第二，劝导患者要谨慎而不间断地进行体育锻炼，以取得和维持脊柱关节的最好位置，增强椎旁肌肉力量和增加肺活量，其重要性不亚于药物治疗。

第三，站立时应尽量保持挺胸、收腹和双眼平视前方的姿势。坐位也应保持胸部直立。应卧硬板床，多取仰卧位，避免促进屈曲畸形的体位。宜睡低枕，一旦出现上胸或颈椎受累应停用枕头。

第四，减少或避免引起持续性疼痛的体力活动，定期测量身高。通过身高记录可发现早期脊柱弯曲的证据。

第五，可选择必要的物理治疗。

（二）药物治疗

1. 非甾体抗炎药

这类药物可迅速改善患者腰背部疼痛和僵硬感，减轻关节肿胀、疼痛及增加关节活动范围，无论对早期或晚期 AS 患者的症状治疗都是首选的。抗炎药种类繁多，但对 AS 的疗效大致相当。可选药物包括：吲哚美辛 25mg，每日 3 次；双氯芬酸，每日总剂量为 75~150mg；萘丁美酮 1000mg，每晚 1 次；美洛昔康 7.5mg，每日 2 次；依托度酸 400mg，每日 1 次；塞来昔布 200mg，每日 2 次等。

非甾体抗炎药的不良反应中较多的是胃肠不适，少数可引起溃疡；其他较少见的有头痛、头晕，肝、肾损伤，血细胞减少，水肿，高血压及过敏反应等。医师应针对每例患者的具体情况选用一种抗炎药物。同时使用 2 种或 2 种以上的抗炎药不仅不，会增加疗效，反而会增加药物不良反应，甚至带来严重后果，抗炎药物通常需要使用 2 个月左右，待症状完全控制后减少剂量，以最小有效量巩固一段时间，再考虑停药，过快停药容易引起症状反复。如一种药物治疗 2~4 周疗效不明显，应改用其他不同类别的抗炎药，在用药过程中应始终注意监测药物不良反应并及时调整。

2. 柳氮磺吡啶

本品可改善 AS 的关节疼痛、肿胀和僵硬感，并可降低血清 IgA 水平及其他实验室活动性指标，特别适用于改善 AS 患者的外周关节炎，并对本病并发的前色素膜炎有预防复发和减轻病变的作用。通常推荐用量为每日 2.0g，分 2~3 次口服，剂量增至 3.0g/d，疗效虽可增加，但不良反应也明显增多。本品起效较慢，通常在用药后 4~6 周。为了增加患者的耐受性，一般以 0.25g. 每日 3 次开始，以后每周递增 0.25g，直至 1.0g，每日 2 次，维持 1~3 年。本品的不良反应包括消化系症状，皮疹，血细胞减少，头痛，头晕以及男性精子减少及形态异常（停药可恢复）。磺胺过敏者禁用。

3. 氨甲蝶呤

活动性 AS 患者经柳氮磺吡啶和非甾体抗炎药治疗无效时，可采用氨甲蝶呤。本品仅对外周关节炎、腰背痛、僵硬感、虹膜炎、血沉、C-反应蛋白水平有改善作用，而对中轴关节的放射线病变无改善证据。通常以氨甲蝶呤 7.5~15mg，口服，每周 1 次，个别重症者可酌情增加剂量，疗程半年至 3 年不等。同时，可并用 1 种抗炎药。尽管小剂量氨甲蝶呤有不良反应较少的优点，但仍应注意，其中包括胃肠不适，肝损伤，肺间质炎症和纤维化，血细胞减少，脱发，头痛及头晕等，故在用药前后应定期复查血常规、肝肾功能及其他有关项目。

4. 糖皮质激素

对其他治疗不能控制的下腰痛，在 CT 指导下行皮质类固醇骶髂关节注射，部分患者可改善症状，疗效可持续 3 个月左右。本病伴发的长期单关节（如膝）积液，可行长效皮质激素关节腔注射，间隔 3~4 周重复一次，一般不超过 2~3 次。糖皮质激素口服治疗不能阻止本病的发展，不建议长期使用。

5. 其他药物

一些难治性 AS 患者应用沙利度胺后，临床症状、血沉、C-反应蛋白均明显改善。初始剂量 50mg/d，每 10 天递增 50mg，至 200~300mg/d 维持。本品的不良反应有嗜睡，口渴，血细胞下降，肝酶增高，镜下血尿及指端麻刺感等。因此对选用此种药物者应做严密观察，每2~4周查肝血常规、肾功能。对长期用药者应定期做神经系统检查，以便及时发现可能出现的外周神经炎。

（三）外科治疗

髋关节受累引起的关节间隙狭窄、强直和畸形是本病致残的主要原因，人工全髋关节置换术可有效改善患者的关节功能和生活质量。

八、预后

本病在临床上表现的轻重程度差异较大，有的患者病情反复持续进展，有的长期处于相对静止状态，可以正常工作和生活。但是，发病年龄较小，髋关节受累较早，反复发作虹膜睫状体炎和继发性淀粉样变性，诊断延迟，治疗不及时和不合理，以及不坚持长期功能锻炼者预后差。总之，AS是一种慢性进展性疾病，应在专科医师指导下长期随诊。

第四节　骨关节炎

一、概述

骨关节炎（osteoarthritis，OA）是一种以关节软骨的变性、破坏及骨质增生为特征的慢性关节病，是最常见的一种关节病，呈世界性分布。本病在中年以后多发，但不能忽视年轻发病者，女性比男性多见。临床上以关节肿痛、骨质增生及活动受限最为常见。骨关节炎的发病无地域及种族差异。年龄、肥胖、炎症、创伤及遗传因素可能与本病的发生有关。

二、病因及发病机制

骨关节炎的病因目前尚不清楚，可能与以下因素有关：年龄、损伤和过度使用、肥胖、遗传、雌激素水平、骨内压升高等，其发病可能为多因素作用的结果，在创伤、代谢及遗传等多因素影响下，损伤的软骨细胞释放溶酶体酶和胶原酶等，使软骨基质降解，胶原蛋白网络断裂和蛋白聚糖降解。随后合成代谢加速，DNA合成增多，新细胞增殖，蛋白聚糖、透明质酸酶和胶原蛋白合成加速，但新合成的基质异常，从而影响了软骨的生物学稳定性和对生物力学的适应性，新合成的软骨也很快被降解和破坏。

尽管蛋白聚糖合成代谢加速，但实际上合成速度远赶不上分解速度，组织中蛋白聚糖浓度仍持续下降或丧失。当侵蚀进展到骨髓时，组织的修复较为有效，由纤维软骨和透明软骨混合形成新的软骨，但新软骨缺乏正常软骨的生物学特点，故实际上仍未修复。原有的软骨和新生的软骨在降解过程中，产生的颗粒和降解产物进入滑膜衬里，引起细胞吞噬反应，导致滑膜炎和渗出，滑膜产生的炎性因子越过来又加速了软骨的破坏。如此反复循环，降解作用超过了细胞修复的能力，最后软骨完全消失，骨质裸露，出现 OA 的晚期改变。

三、病史特点

(一) 一般关节炎特点

骨关节炎是一种慢性、进展性的关节病变，主要表现为受累关节的疼痛、肿胀、晨僵、关节积液及骨性肥大，可伴有活动时的骨擦音、功能障碍或畸形。其表现如下：

1. 关节疼痛及压痛

本病最常见的表现是关节局部的疼痛和压痛。负重关节及双手最易受累。一般早期为轻度或中度间断性隐痛，休息时好转，活动后加重，随病情进展可出现持续性疼痛，或导致活动受限。关节局部可有压痛，在伴有关节肿胀时尤为明显。

2. 关节肿胀

早期为关节周围的局限性肿胀，但随病情进展可有关节弥漫性肿胀、滑囊增厚或伴关节积液。后期可在关节周围触及骨赘。

3. 关节晨僵

患者可出现晨起时关节僵硬及黏着感，经活动后可缓解。本病的晨僵时间较短、一般持续 5~15min，很少超过半小时，可有短暂的关节胶化，即关节从静止到活动有一段不灵活的时间，如久坐后站立行走，需站立片刻并缓慢活动一会儿才能迈步等。

4. 关节摩擦音

主要见于膝关节的骨关节炎。由于软骨破坏，关节表面粗糙，出现关节活动时骨摩擦音（感）、捻发感，或伴有关节局部疼痛。

5. 关节畸形

在手、足和膝关节可以触及无症状的骨凸出物，如 Heberden 结节、Bouchard 结节、蛇形手、方形手。

6. 关节不稳及活动受限

关节附近肌腱和韧带破坏或关节炎症病变，骨赘形成及关节内游离体可导致关节活动受限，致使持物、行走和下蹲困难。还可出现关节不稳定，活动受限。

（二） 不同部位的骨关节炎具有其自身的特点

1. 手

以远端指间关节受累最为常见，表现为关节伸侧面的两侧骨性膨大，称赫伯登（Heberden）结节。而近端指间关节伸侧出现者则称为布夏尔（Bouchard）结节。可伴有结节局部的轻度红肿、疼痛和压痛。第一腕掌关节受累后，其基底部的骨质增生可出现方形手畸形，而手指关节增生及侧向半脱位可致蛇样畸形。

2. 膝关节

膝关节受累在临床上最为常见。危险因素有肥胖、膝外伤和半月板切除。主要表现为膝关节疼痛，活动后加重，休息后缓解。严重病例可出现膝内翻或膝外翻畸形。

3. 髋关节

髋关节受累多表现为局部间断性钝痛，随病情发展可成持续性疼痛。部分患者的疼痛可以放射到腹股沟、大腿内侧及臀部。髋关节运动障碍多在内旋和外展位，随后可出现内收、外旋和伸展受限。

4. 脊柱

颈椎受累比较常见。可有椎体、椎间盘以及后突关节的增生和骨赘，引起局部的疼痛和僵硬感，压迫局部血管和神经时可出现相应的放射痛和神经症状。颈椎受累压迫椎-基底动脉，引起脑供血不足的症状。腰椎骨质增生导致椎管狭窄时可出现间歇性跛行以及马尾综合征。

5. 足

跖趾关节常有受累，除了出现局部的疼痛、压痛和骨性肥大外，还可以出现中中拇外翻等畸形。

（三） 一些特殊类型的骨关节炎临床表现如下

1. 原发性全身性骨关节炎

以远端指间关节、近端指间关节和第一腕掌关节为好发部位。膝、腕、跖趾关节和脊柱也可受累。症状呈发作性，可有受累关节积液、发热等表现。可根据临床和流行病学将其分为两类：①结节型以远端指间关节受累为主，女性多见，有家族聚集现象；②非结节型以近端指间关节受累为主，性别和家族聚集特点不明显，但常反复出现外周关节炎。重症患者可有血沉增快及 C 反应蛋白增高等。

2. 侵蚀性炎症性骨关节炎

常见于绝经后的女性，主要累及远端及近端指间关节和腕掌关节。有家族倾向性及反复急性发作的特点。受累的关节出现疼痛和触痛，最终导致关节的畸形和强直。患者的滑膜检查可见明显的增生性滑膜炎，并可见免疫复合物的沉积和血管翳的生成；X 线可见明显的骨赘生成和软骨下骨硬化，晚期可见明显的骨侵蚀和关节骨性强直。

3. 弥漫性特发性骨质增生症

好发于中老年男性。病变累及整个脊柱，呈弥漫性骨质增生，脊柱韧带广泛增生骨化及其邻近的骨皮质增生。但是，椎小关节和椎间盘保持完整。一般无明显症状，少数患者可有肩背痛、发僵、手指麻木或腰痛等症状，病变严重时会出现椎管狭窄的相应表现。X 线片可见特征性椎体前纵及后纵韧带的钙化，以下胸段为主，一般连续 4 个或 4 个椎体以上，可伴广泛骨质增生。

四、辅助检查

OA 患者血常规、蛋白电泳、免疫复合物及血清补体等指标一般在正常范围。伴有滑膜炎的患者可出现 C-反应蛋白和血沉轻度升高。类风湿因子及抗核抗体阴性。继发性骨关节炎的患者可出现原发病的实验室检查异常。出现滑膜炎者可有关节积液，一般关节液透明，淡黄色，黏稠度正常或略降低，黏蛋白凝固良好。

骨关节炎的 X 线特点为：早期软骨变形，X 线平片可能显示不出。中后期的 X 线表现为非对称性关节间隙变窄；软骨下骨硬化和囊性变；关节边缘的骨质增生和骨赘形成；关节内游离体；关节变形及半脱位。这些变化是骨关节炎诊断的重要依据。在骨质改变方面，磁共振成像检查和 X 线平片均能显示骨关节炎病变，但前者更清晰。在骨关节炎骨质未出现病变之前，磁共振成像检查可以显示关节软骨、韧带、半月板及关节腔积液等病变情况，如关节软骨病变，膝交叉韧带松弛变细，半月板变性、撕裂，滑囊和纤维囊病变等。

五、鉴别诊断

典型的骨关节炎诊断比较简单，年龄偏大的患者出现关节疼痛，休息后缓解，晨僵短暂，特异性关节变粗，有摩擦音；X 线表现为关节间隙变窄，软骨下骨硬化和骨囊肿及骨赘形成；在排除其他关节疾病以后，可考虑为骨关节炎。但对于不典型骨关节炎则需和类风湿关节炎、强直性脊柱炎、痛风和感染性关节炎等鉴别。

（一）类风湿关节炎

多见于生育期女性，以掌指关节、腕关节和近端指间关节受累为主，也可累及膝、踝、肘及肩关节，多关节受累，呈对称性，表现为关节疼痛、压痛、肿胀及活动受限，极少累及远端指间关节。晨僵时间较长，多大于 1h/d，有皮下结节，类风湿因子阳性，抗CCP 抗体阳性，滑液检查示炎性滑液表现，X 线示软组织肿胀、骨质稀疏、关节间隙狭窄、囊性变、半脱位和强直。以上表现有助于类风湿关节炎的诊断。

（二）强直性脊柱炎

多发于青年男性，主要表现为腰背疼痛、酸痛、僵硬，久坐或久卧后症状加重，活动后减轻。可伴有下肢不对称性大关节炎症，伴有关节外表现，包括眼炎、口腔溃疡、心脏损害等。HLA-B27 多为阳性，X 线示脊柱及骶髂关节损害，以上表现支持强直性脊柱炎的诊断。

（三）痛风

男性多见，表现为发作性关节红、肿、热、痛，疼痛剧烈，多于午夜发作，往往于24h 内达到高峰。受累关节以下肢关节为主，常见于第一跖趾关节，也可累及足背、踝及膝关节，具有自限性。血尿酸水平常升高，久病患者 X 线检查在受累关节处可见穿凿样损害。

（四）感染性关节炎

可见于任何年龄，多为单关节损害，受累关节红、肿、热、痛，常有关节积液，关节液白细胞计数升高，以中性粒细胞居多，部分呈脓性改变，关节液培养有微生物生长。可伴有全身症状，如发热、外周血白细胞总数明显升高，以中性粒细胞为主。在鉴别困难时，可行关节液检查，以资鉴别。

六、治疗

治疗的目的在于缓解疼痛、阻止和延缓疾病的发展及保护关节功能。治疗方案应依据每个患者的病情而定。

（一）一般治疗

1. 患者教育

使患者了解本病的治疗原则、锻炼方法，以及药物的用法和不良反应等。

2. 物理治疗

包括热疗、水疗、经皮神经电刺激疗法、针灸、按摩和推拿、牵引等，均有助于减轻疼痛和缓解关节僵直。

3. 减轻关节负荷，保护关节功能

受累关节应避免过度负荷，膝或髋关节受累患者应避免长久站立、跪位和蹲位。可利用手杖、步行器等协助活动，肥胖患者应减轻体重。肌肉的协调运动和肌力的增强可减轻关节的疼痛症状。因此患者应注意加强关节周围肌肉的力量性锻炼，并设计锻炼项目以维持关节活动范围。

（二）药物治疗

主要可分为控制症状的药物、改善病情的药物及软骨保护剂。

1. 控制症状的药物

（1）非甾体抗炎药（NSAID）

NSAID 是最常用的一类骨关节炎治疗药物，其作用在于减轻疼痛及肿胀，改善关节的活动。主要的药物包括双氯芬酸等，如果患者发生 NSAID 相关胃肠道疾病的危险性较高，则塞来昔布及美洛昔康等选择性环氧化酶-2 抑制剂更为适用。药物剂量应个体化，同时注意对老年患者合并的其他疾病影响。

（2）其他止痛剂

对乙酰氨基酚对骨关节炎有良好的止痛作用，费用低，在国外仍广泛使用，而国内的应用相对较少。每日剂量最多不超过 4000mg。若上述方法仍不能有效缓解症状，可予以曲马多治疗。该药为一种弱阿片类药物，耐受性较好而成瘾性小，平均剂量每日 200～300mg，但应注意不良反应。

（3）局部治疗

包括局部外用 NSAID 药物及关节腔内注射治疗。糖皮质激素可缓解疼痛、减少渗出，效果可持续数周至数月，但仅适用于关节腔注射治疗，在同一关节不应反复注射，一年内注射次数应少于 4 次。

关节腔内注射透明质酸类制剂（欣维可、其胜及施沛特等）对减轻关节疼痛、增加关节活动度、保护软骨有效，治疗效果可持续数月，适用于对常规治疗效果不佳或不能耐受者。

2. 改善病情药物及软骨保护剂

此类药物具有降低基质金属蛋白酶、胶原酶等的活性作用，既可抗炎、止痛，又可保护关节软骨，有延缓骨关节炎发展的作用。一般起效较慢。主要的药物包括硫酸氨基葡萄糖、葡糖胺聚糖、S-腺苷蛋氨酸及多西环素等。双醋瑞因也可明显改善患者症状，保护软骨，改善病程。

（三）外科治疗

对于经内科治疗无明显疗效，病变严重及关节功能明显障碍的患者可以考虑外科治疗。

1. 关节镜手术

对有明显关节疼痛，并对止痛剂、关节内糖皮质激素注射治疗效果不理想的患者，可关节内予以大量灌洗来清除纤维素、软骨残渣及其他杂质，可减轻患者的症状。还可通过关节镜去除软骨碎片。

2. 整形外科手术

截骨术可改善关节力线平衡，有效缓解患者的髋或膝关节疼痛。对 60 岁以上、正规药物治疗反应不佳的进展性骨关节炎患者可予以关节置换，由此可显著减轻疼痛症状，改善关节功能。

此外，新的治疗方法如软骨移植及自体软骨细胞移植等有可能用于骨关节炎的治疗，但尚需进一步临床研究。

七、预后及预防

大多数 OA 患者预后良好，只有极少数患者呈严重的进行性关节损害。由于病因不清，尚难从根本上对本病进行预防。预防措施主要是减少或消除危险因素，如通过纠正先天性或获得性解剖异常或功能障碍、减少职业性或运动性关节损伤、节制饮食避免肥胖等措施来减轻关节过度的机械应力。

第十章　临床常见感染性疾病

第一节　病毒感染性疾病

一、流行性感冒病毒感染

（一）流行性感冒

流行性感冒简称流感，是由流感病毒引起的急性呼吸道的传染病，其潜伏期短、传染性强，主要表现为突发高热、头痛、乏力、肌肉酸痛等全身中毒症状，而呼吸道症状轻微。

1. 病原学

（1）结构及分型

流感病毒属正黏液病毒科，呈球形或丝状，直径 80~120nm，是一种有包膜的 RNA 病毒。该病毒由核衣壳与外膜组成。核衣壳含核蛋白（NP）、多聚酶和核糖核酸（RNA），外膜含脂质双分子层与基质蛋白（M），后者又分为 M1、M2 两型，M1 蛋白为外膜内层，M2 蛋白为外膜上的氢离子通道。

根据核蛋白与基质蛋白的抗原性不同，将流感病毒分为甲、乙、丙三型（即 A、B、C 三型），甲型流感病毒宿主广泛；乙型、丙型主要感染人类。甲型按 HA 和 NA 抗原不同，又分若干亚型，H 可分为 16 个亚型（H1~H16），N 有 9 个亚型（N1~N9）。人类流感主要与 H1、H2、H3 和 N1、N2 亚型相关。

（2）变异性

流感病毒以易发生抗原变异为特点。抗原变异的形式主要有抗原漂移与抗原转换两种形式。抗原漂移指的是亚型内的小抗原变异，主要由病毒基因组的点突变引起，亦称抗原的量变，有助于病毒逃避宿主的防御。抗原转换，即抗原质变，指的是大的抗原变异，往往可出现新的强病毒株，引起世界性大流行。甲型流感病毒的抗原变异频繁，传染性大、传播速度快，2~3 年可发生一次小变异，每隔十几年会发生一次抗原大变异，产生一个新的强毒株。乙型流感病毒的抗原变异较慢，亦有大、小变异，但未划分成亚型。丙型流感病毒抗原性很稳定，尚未发现变异。

（3）理化性质

流感病毒不耐热、酸和乙醚，100℃1min 或 56℃30min 灭活，对常用消毒剂、紫外线敏感，耐低温和干燥，真空干燥或-20℃以下仍可存活。

2. 流行病学

（1）传染源

流感患者和隐性感染者为主要传染源。病后一周内为传染期，以病初 2~3 日传染性最强。

（2）传播途径

空气飞沫或气溶胶经呼吸道传播为主，也可通过直接接触或病毒污染物品间接接触传播。

（3）易感人群

普遍易感，感染后对同一抗原型可获不同程度的免疫力。但各型之间以及各亚型之间无交叉免疫性，可反复发病。

（4）流行特征

突然发生，迅速蔓延，发病率高和流行过程短是流感的流行特征。流感四季均可发生，以秋、冬季为主。南方在夏、秋季也可见到流感流行。

3. 发病机制与病理

（1）侵入途径及病理

流感病毒主要侵袭呼吸道的纤毛柱状上皮细胞，并在此细胞内复制繁殖。也可感染单核细胞、巨噬细胞及另外一些粒细胞。受病毒感染的上皮细胞发生变性、坏死与脱落，露出基底细胞层，从而引起局部炎症，并有全身中毒反应，如发热、全身疼痛和白细胞减少等。以上为单纯流感过程。其主要病变损害有呼吸道上部和中部气管。

此外，病毒还可在支气管、细支气管与肺泡上皮细胞大量复制，从而侵袭整个呼吸道，致流感病毒肺炎。此病变主要发生于老年人、婴幼儿、患有慢性疾患或接受免疫抑制剂治疗者。其病理特征为全肺暗红色，气管与支气管内有血性液体，黏膜充血，纤毛上皮细胞脱落，并有上皮细胞再生现象。黏膜下有灶性出血、水肿和轻度白细胞浸润。肺泡内有纤维蛋白与水肿液，其中混有中性粒细胞、单核细胞等。炎性细胞释放的酶类和细胞因子加重肺部损伤，致使各种临床症状的出现。肺下叶肺泡出血，肺泡间质可增厚，肺泡与肺泡管中可有透明膜形成。如有继发感染，则病变更复杂。

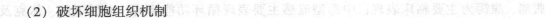

（2）破坏细胞组织机制

①病毒复制周期

病毒复制周期可简述如下：A. 流感病毒通过 HA 成分与细胞膜唾液酸受体结合，以胞吞形式进入到细胞内；B. 病毒包膜与内吞膜泡相融合后，其核衣壳成分被转入细胞核内；C. 病毒基因组 RNA 在细胞核内不断复制的同时，病毒信使 RNA 进入细胞质不断合成病毒蛋白成分；D. 在胞质内新合成的病毒蛋白又进入细胞核内与病毒基因组 RNA 一起组装成新的病毒颗粒；E. 新的病毒颗粒被运送到细胞膜内表面，以出芽方式到达细胞外，但此时并未脱离细胞，仍通过 NA 与细胞连接；F. 新病毒颗粒通过 NA 成分分解细胞膜唾液酸受体成分而与细胞膜分离，释放到细胞外。流感病毒大量复制、释放，不断感染新细胞，从而导致细胞的变性、坏死与脱落。

②流感病毒致病机制

各类细胞因子在流感病毒致病机制中起重要作用，细胞因子的过度产生导致免疫系统功能失调引起不同程度的病理损害。流感病毒进入宿主体内后，感染气道上皮细胞、单核细胞系统及其他免疫细胞后激发一系列免疫反应。主要通过 NF-κB、AP-1、STAT、IRF 等信号通路产生各类细胞因子，如趋化因子、促炎性因子及抗病毒因子等。以上细胞因子的表达又可反作用于宿主细胞，负调节或正调节细胞因子，导致免疫系统功能失调，破坏宿主组织、器官功能，如急性肺损伤机制。损坏严重者可致宿主死亡。

4. 临床表现

典型流感起病急，潜伏期一般为 1~3 日。

（1）单纯型

此型为主。急性病面容，体温可达 39~40℃。畏寒或寒战、乏力、头晕头痛、全身酸痛等症状明显；咳嗽、流涕、鼻塞、咽痛等呼吸道症状较轻；少数可有恶心、呕吐、食欲减退、腹泻、腹痛等消化道症状。眼结膜、咽部充血红肿。

（2）肺炎型

此型少见，多发生于高龄、儿童、原有慢性疾病基础的人群。发病数日内即可引起呼吸循环衰竭，病死率高，病因有原发病毒性肺炎、继发细菌性肺炎、混合细菌病毒性肺炎。常见细菌感染为肺炎链球菌、葡萄球菌、流感杆菌。表现为高热持续不退，剧烈咳嗽、咳血性痰、呼吸急促、发绀，肺部可闻及干、湿啰音等。影像学有肺阴影等肺炎表现。

（3）其他类型

较少见。如脑炎型流感以中枢神经系统损害为特征，表现为谵妄、惊厥、意识障碍、脑膜刺激征等脑膜炎症状；胃肠型流感为流感病毒侵袭肠黏膜细胞引起，以恶心、呕吐、腹痛、腹泻为主要临床表现；中毒型流感主要表现循环功能障碍、血压下降、休克及DIC 等。

5. 并发症

（1）呼吸道并发症

主要有细菌性气管炎、细菌性支气管炎及细菌性肺炎等。

（2）雷耶（Reye）综合征

旧称急性脑病合并内脏脂肪变性综合征，是流感病毒感染时的严重并发症。发病年龄一般为 2~16 岁，机制不清，认为可能与服用阿司匹林有关。基本病理改变为急性弥漫性脑水肿和弥漫性肝脂肪变性。

（3）其他并发症

主要有中毒性休克、中毒性心肌炎及心包炎等。

二、流行性腮腺炎

流行性腮腺炎是由腮腺炎病毒引起的急性自限性呼吸道传染病。好发于儿童和青少年，临床以腮腺非化脓性肿胀疼痛为特征。病毒可侵犯神经系统及其他腺体组织，儿童可引起脑膜炎、脑膜脑炎，青春期后易引起睾丸炎、卵巢炎和胰腺炎等。

（一）病原学

腮腺炎的病原体是腮腺炎病毒，属于副黏液病毒属的单股 RNA 病毒，状似球形，大小悬殊，直径 85~300nm。腮腺炎病毒的核壳蛋白为可溶性抗原（S 抗原），亦称补体结合性抗原，其相应 S 抗体在 1 周出现，似无保护性。病毒外层表面含有血凝素的神经氨酸酶（hemagglutinin neuraminidase，HN）糖蛋白，HN 蛋白具有病毒抗原（v 抗原），相应抗体出现晚，V 抗体属保护性抗体。该病毒抗原结构稳定，只有一个血清型，根据 S 抗原基因变异已经分离有 A~L 共 12 种基因型。

腮腺炎病毒对热及紫外线极其敏感，35℃下贮存的活病毒半衰期仅为数小时，加热至55~60℃时 10~20min 即失去活力。暴露于紫外线下迅速死亡。对 1%甲酚皂、乙醇、0.2%甲醛也非常敏感。但耐寒，在 4℃时活力可保持 2 个月，在-70℃可存活数年。

（二）流行病学

1. 传染源

人是腮腺炎病毒唯一的天然宿主，早期患者及隐性感染者均是本病的传染源，从腮腺肿大前 6 天至发病后 9 天都有传染性，但以发病前 1~2 天至发病后 5 天的传染性最强。

2. 传播途径

病原体主要通过飞沫经呼吸道传播，也可通过接触病毒污染的物品而传播，易在幼儿和小学生中流行。妊娠早期还可经胎盘传至胚胎导致胎儿发育畸形。

3. 流行特征

全年均有发病，但以 2 月较多见。腮腺炎病毒抗原稳定，尚未发现与免疫相关的明显变异。感染后可获得持久性免疫，甚至被认为是终身免疫，再次感染极罕见。

（三）发病机制与病理

腮腺炎病毒经上呼吸道或眼结膜侵入肌体，在局部上皮细胞和淋巴结中繁殖后侵入血液循环形成第一次病毒血症并侵犯腺器官，在其中繁殖后再次入血形成第二次病毒血症并侵犯第一次病毒血症时未受累的腺器官，两次病毒血症几乎累及所有器官，致多脏器损伤并出现相应的症状。

腮腺炎病毒对神经系统有较高亲和性，儿童免疫系统发育尚未成熟，血-脑屏障功能差，病毒易侵犯中枢神经系统发生脑膜炎、脑膜脑炎等神经系统并发症。腮腺炎病毒对腺体组织也有较高亲和性，易并发睾丸炎、卵巢炎、胰腺炎等。本病毒易侵犯成熟睾丸，幼年患者很少发生睾丸炎。

腮腺炎的主要病理特征是非化脓性炎症改变，可见腺体充血、水肿，有渗出物，出血性病灶及白细胞浸润。腮腺导管壁细胞肿胀，导管周围及腺体壁有炎症细胞浸润，间质组织水肿造成腮腺导管的阻塞，其他器官受累时亦可见到炎细胞浸润和水肿。

（四）临床表现

潜伏期 8~30 天，平均 18 天。大多数可无明显前驱期症状，少数有全身不适、肌肉酸痛、头痛、食欲缺乏、畏寒发热等。1~2 天后出现腮腺肿痛，体温 38~40℃不等，症状轻重个体差异较大，成人症状比儿童重。

腮腺肿大多从一侧开始，1~4 天波及对侧，以耳垂为中心向前、向后、向下发展，状如梨形，少数病例肿胀巨大可达颈及锁骨上，边缘不清，胀痛明显，质坚韧有弹性，局部灼热而不红。因唾液腺管阻塞，摄入酸性食物时唾液分泌增加，而唾液的排出受阻碍，唾液潴留致使腮腺胀痛加剧。早期位于第二、三臼齿相对颊黏膜的腮腺管口可见充血呈一红点，但挤压腮腺无脓性分泌物流出。病程 1~3 天肿胀达高峰，4~5 天后渐消退。

在流行期间亦单独出现颌下腺、舌下腺炎，脑膜脑炎而无腮腺肿痛，被认为是流行性腮腺炎的特殊表现形式。

（五）实验室检查

1. 血常规

白细胞计数一般正常，有并发症时白细胞计数可升高。

2. 血清和尿淀粉酶测定

发病早期90%患者血清和尿淀粉酶均升高，增高的程度往往与腮腺肿胀程度成正比，有助诊断。如血脂肪酶也增高，则提示胰腺受累。

3. 脑脊液检测

并发有脑膜炎、脑炎、脑膜脑炎者脑脊液蛋白升高，白细胞计数轻度升高，与其他病毒性脑炎改变相似。

4. 血清学检测

用特异性抗体或单克隆抗体检测腮腺炎病毒抗原可作早期诊断。特异性抗体则一般要在病程第2周后方可检出。ELISA法检测血清中特异IgM抗体可作近期感染的诊断。用放射免疫法测定唾液中腮腺炎病毒的IgM抗体，敏感性及特异性也高，且标本来源容易，可替代血清抗体的检测。应用PCR技术检测腮腺炎病毒RNA，具有高度敏感性和特异性，可大大提高可疑患者的诊断率。

5. 病毒分离

早期从患者唾液、血、尿、脑脊液等标本均可分离出腮腺炎病毒，但操作较繁杂，尚不能在临床普遍开展。

（六）并发症

病毒常常侵袭多系统多器官，约75%的腮腺炎患者有并发症。

1. 神经系统并发症

无菌性脑膜炎、脑炎、脑膜脑炎是流行性腮腺炎患儿最常见的并发症，主要表现为发热、头痛、呕吐、嗜睡与脑膜刺激症状，重者惊厥、意识障碍，脑脊液改变与其他病毒性脑炎相仿。部分患者合并其他神经系统损害与后遗症，如多发性神经炎、脊髓灰质炎而引起偏瘫、截瘫、麻痹、耳聋等。

2. 生殖系统并发症

睾丸炎发生率在成年男性患者约占1/3，以单侧多见，睾丸肿胀疼痛，明显触痛，持续3~5天后渐好转，可伴睾丸萎缩但多不影响生育。成年女性腮腺炎5%~7%伴有卵巢炎，但症状较轻，仅下腹疼痛，一般也不影响生育。未发育的小儿生殖器官常能幸免。

3. 其他并发症

少数患者可发生胰腺炎、乳腺炎、甲状腺炎、心肌炎、关节炎、血小板减少性紫癜、蛛网膜下腔出血、格林巴利综合征、眩晕综合征等，有的并发症甚至发生在腮腺肿大前或无腮腺肿大，易引起临床误诊与漏诊，需引起注意。

（七）诊断

根据流行病学史，当地本病流行情况及病前患者接触史，有以耳垂为中心腮腺肿大伴发热的特征，一般不难诊断。不典型的散发病例，少数脑炎患者发病时腮腺不肿大或尚未肿大，有的病例仅出现颌下腺或舌下腺肿大而无腮腺肿大极易被误诊，需要血清学检查帮助诊断。

（八）鉴别诊断

1. 化脓性腮腺炎

常为一侧腮腺肿大，局部红肿疼痛明显，后期有波动感，挤压时有脓液从腮腺管口流出，不伴有睾丸等腺体炎，外周血白细胞和中性粒细胞增高。

2. 其他原因所致腮腺肿大

慢性肝病、糖尿病、营养不良或某些药物如碘化物、保泰松等引起的腮腺肿大常为对称性，质地较软，无触痛感。

3. 局部淋巴结炎

下颌、耳前、耳后淋巴结炎，多伴有局部或口腔、咽部炎症，肿大淋巴结不以耳垂为中心，外周血白细胞及中性粒细胞增高。

4. 其他病毒性腮腺炎

已知甲型流感、副流感、A 型柯萨奇、单纯疱疹、巨细胞等病毒亦可引起腮腺炎，需经血清学及病毒学检测方能鉴别。

（九）预后

流行性腮腺炎绝大多数预后良好，仅个别因并发心肌炎、病毒性脑炎等严重并发症时有可能危及生命，应严密观察，积极抢救。

（十）治疗

1. 一般治疗

患者卧床休息，隔离至腮腺肿胀消退；注意口腔卫生，给流质或半流质饮食，避免进食酸性食物；合并胰腺炎者应禁食，行静脉营养。

2. 病原治疗

干扰素每天 100 万～300 万 U，肌内注射，疗程 5～7 天；或利巴韦林每天 10～15m/kg 静脉滴注，疗程 5～7 天。早期应用可减轻症状、减少并发症。

3. 对症治疗

高热时可物理或药物降温；头痛、腮腺肿痛明显可用镇痛剂；对中毒症状严重，尤其合并睾丸炎、脑膜脑炎、心肌炎者短期应用肾上腺皮质激素能减轻症状，缩短病程。通常给予地塞米松每天 5～10mg 静脉滴注，连用 3～5 天；睾丸炎胀痛者局部冷敷或用棉花垫和丁字带托起以减轻疼痛。亦可加用乙烯雌酚 1mg/次，每天 3 次口服，以促进炎症更快消失，减少睾丸萎缩等后遗症。合并脑炎、脑膜炎有颅内压增高者应及时脱水降低颅内压，预防脑病，减少病死率。

4. 中医中药

中医将腮腺炎分为风热型及痰毒型，给以疏风清热，解毒消肿，可内外兼治，以柴胡葛根汤，普济消毒饮加减，外用鲜仙人掌切片贴敷或青黛散外敷，可减轻局部胀痛。

四、麻疹

（一）病原学

本病的病原体为麻疹病毒，属于副黏液病毒科、麻疹病毒属，只有一个血清型。电镜下病毒呈球状或丝状，直径 150～300nm，病毒核心由 16000 个核苷酸组成的单股负链 RNA 和三种核衣壳蛋白（L、P、N 蛋白）构成，外有脂蛋白包膜。依据麻疹病毒基因序列可将其分为 8 个基因组共 20 个基因型，病毒包膜的主要致病物质是血凝素、融合蛋白和基质蛋白 3 种结构蛋白。其中血凝素是表面主要蛋白，能识别靶细胞受体，使病毒黏附于宿主细胞；融合蛋白帮助病毒与宿主细胞融合；基质蛋白与组合病毒成分及病毒复制有关。结构蛋白刺激肌体产生的特异性抗体，可用于流行病学调查和临床诊断。

麻疹病毒抵抗力较弱，对常用消毒剂、紫外线及热敏感，对寒冷及干燥抵抗力较强，病毒在 56℃30 分钟可被灭活。室温下可存活 2～3h，-70℃可存活数年。人是麻疹病毒的自然宿主，其他灵长类动物可以受感染但症状轻。麻疹病毒可接种于原代人胚肾细胞、人羊膜、人胚肺、狗肾等进行分离培养。

（二）流行病学

1. 传染源

麻疹的唯一传染源是麻疹患者。无合并症的患者发疹前后各 5 天内均具有传染性，合并呼吸道感染者传染期延长至出疹后 10 天。口咽、鼻、眼结膜及气管分泌物中均含有病毒，具传染性。前驱期传染性最强，出疹后逐渐减低，恢复期不带病毒。

2. 传播途径

主要的传播途径是经呼吸道飞沫直接传播。病毒随患者咳嗽、打喷嚏排出的飞沫侵入易感者口、咽、鼻部或眼结膜引起感染。间接传播少见。

3. 人群易感性

人类对麻疹病毒普遍易感，感染者 90% 以上均可发病，病后可获得持久免疫力。6 个月以内婴儿因可从母体获得抗体很少患病，发病者以 6 个月至 5 岁儿童为主。

4. 流行特征

麻疹的传染性极强，世界各地均有麻疹流行，全年均可发生，以冬春季为多见。但近年来一些地方出现了年长儿或成人麻疹病例增多的现象，主要原因为婴幼儿时未接种过麻疹疫苗或未再复种，使体内抗体的水平降低所致。因此除提高婴幼儿麻疹疫苗全程接种率外，还应对重点人群进行麻疹疫苗强化免疫接种。

（三）发病机制与病理

麻疹病毒随飞沫经上呼吸道或眼结膜侵入，在黏膜上皮细胞内复制，并侵入原发病灶局部淋巴组织复制于感染第 2~3 天后释放人血液循环，引起第一次病毒血症。病毒经血流进入全身单核-巨噬细胞系统继续繁殖。感染后第 5~7 天，病毒再次大量释放人血，形成第二次病毒血症。侵入呼吸道、眼结膜、口咽部、皮肤、胃肠道等全身组织器官引起一系列临床表现。在感染 15 天以后，肌体产生的特异性免疫应答清除病毒，临床进入恢复期。麻疹的病理特征是病毒侵袭组织时出现的单核细胞浸润、融合形成多核巨细胞。多核巨细胞大小不一，内含数十至百余个核，核内外均有病毒集落（嗜酸性包涵体），此细胞在病程初期出现，可见于皮肤、眼结膜、呼吸道和胃肠道黏膜、全身淋巴组织、肝、脾等处，有早期诊断价值。皮疹及麻疹黏膜斑为病毒或免疫复合物使真皮及黏膜浅表血管内皮细胞肿胀、充血、增生、渗出，淋巴细胞浸润所致；崩解的红细胞和血浆渗出，使皮疹消退后出现色素沉着；表皮细胞坏死及退行性变形成疹后脱屑。麻疹的黏膜以呼吸道病变最显著，肠道黏膜病变相对较轻。并发脑炎时出现脑细胞充血、肿胀、点状出血甚至脱髓鞘改变。SSPE 患者脑组织主要为神经组织退行性变。

（四）临床表现

潜伏期为 6~18 天，平均为 10 天左右。接受过主动或被动免疫者可延长至 3~4 周。

1. 典型麻疹

典型麻疹临床过程可分为三期：

（1）前驱期

此期一般是从发热到出疹的 3~4 天。主要表现为如下。①发热及感染中毒症状：患者急起发病，一般体温逐渐升高，小儿可骤起高热伴惊厥。伴有头痛，周身不适，乏力，食欲减退等感染中毒症状。②上呼吸道和眼结膜等黏膜的卡他症状：表现为咳嗽，咳痰，流涕等上呼吸道炎症表现；畏光，流泪，眼结膜充血，分泌物增多等结膜炎症表现；此外，还可出现恶心，呕吐，腹痛，腹泻，咽痛，声音嘶哑及喉头水肿等。③麻疹黏膜斑：在病程 2~3 天，约 90% 以上患者出现麻疹黏膜斑，为 0.5~1mm 针尖大小的小白点，周围有红晕，多出现在面对双侧第二磨牙的颊黏膜上，初起时仅数个，迅速增多、融合，持续 2~3 天后消失。是麻疹前驱期的特征性体征，具有早期诊断价值。麻疹黏膜斑也可见于唇内侧、牙龈及鼻黏膜上。一些患者可见颈、胸、腹部一过性风疹样皮疹，数小时即退去，称麻疹前驱疹。

（2）出疹期

病程的第 3~4 天开始顺序出现皮疹，持续 1 周左右。皮疹依次出现在耳后、发际、前额、面、颈部、胸、腹、背及四肢，2~3 天后遍及全身，达到手掌与足底。皮疹形态为淡红色充血性斑丘疹，压之褪色，疹间皮肤正常，大小不等，直径约 2~5mm，可融合成片，部分病例可有出血性皮疹，压之不褪色。出疹高峰时，体温及呼吸道等感染中毒症状明显加重，出现并发症。患者体温可达 40℃ 以上，咳嗽加重，声音嘶哑，咽部充血、舌干，眼结膜充血、畏光，流泪，眼睑水肿，分泌物增多；部分患者可有嗜睡或烦躁不安，甚至谵妄、抽搐。体格检查可出现肝、脾及淋巴结肿大，双肺可闻及干、湿啰音，胸部 X 线片可有轻重不等弥漫性肺部浸润或肺纹理增多改变。严重者可出现心肺功能衰竭。

（3）恢复期

出疹 3~5 天皮疹达高峰后，体温开始下降，多于 1~2 天内降至正常。全身症状迅速减轻及消失，皮疹按出疹的先后顺序依次消退，疹退时有糠麸样脱屑。并可出现浅褐色色素沉着，1~2 周后消失。无并发症者病程为 10~14 天。

麻疹过程中，可出现鼻炎、咽炎、支气管炎及肺炎，还可并发脑炎。麻疹病程中肌体免疫功能明显降低，患者原有的湿疹、哮喘、肾病综合征等疾病得到暂时缓解，但结核病灶等可复发或恶化，且易继发细菌感染。

2. 非典型麻疹

由于肌体的免疫状态，病毒毒力、数量及感染者的年龄、接种麻疹疫苗种类等因素的差异，临床上可出现以下非典型麻疹。

（1）轻型麻疹

多见于 6 个月以内婴儿、近期接受过被动免疫或曾接种过麻疹疫苗等对麻疹具有部分

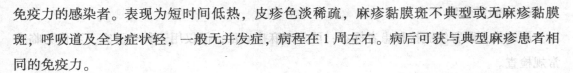

免疫力的感染者。表现为短时间低热，皮疹色淡稀疏，麻疹黏膜斑不典型或无麻疹黏膜斑，呼吸道及全身症状轻，一般无并发症，病程在1周左右。病后可获与典型麻疹患者相同的免疫力。

（2）重型麻疹

病死率高，多见于全身状情况差、继发严重感染或免疫功能异常的感染者。分为以下四种类型。①中毒性麻疹：起病急，迅速出现40℃以上高热，全身感染中毒症状重，皮疹迅速增多、融合，呼吸急促、口唇发绀、心率加快，并可出现谵妄、抽搐、昏迷等中枢神经系统损伤的表现。②休克性麻疹：除严重感染中毒症状外，皮疹暗淡稀少或出现后又突然隐退。迅速出现面色苍白、发绀、四肢厥冷、心音弱、心率快、血压下降等循环衰竭表现。③出血性麻疹：皮疹为出血性，压之不褪色，同时可有内脏及肠道出血。④疱疹性麻疹：患者除高热、中毒症状外，出现疱疹样皮疹，可融合成大疱。

（3）异型麻疹

发生在接种麻疹灭活疫苗者，多在接种后4~6年发生，再接触麻疹患者时出现。表现为突起高热，头痛、肌痛、腹痛，与普通麻疹不同之处是无麻疹黏膜斑；病后2~3天出现皮疹，为多形性皮疹，依次从四肢远端开始逐渐到躯干，与普通麻疹的发疹顺序相反；上呼吸道卡他症状轻，肺部可闻及干湿啰音；可出现肝、脾肿大，四肢水肿。异型麻疹病情较重，但多呈自限性，病毒分离阴性，无传染性，恢复期患者血清麻疹血凝抑制抗体呈现高滴度是其最重要的诊断依据。

（五）实验室及辅助检查

1. 血常规

多数患者外周血白细胞总数正常或减少，淋巴细胞增加。若淋巴细胞明显减少，常提示预后不良；如出现外周血白细胞总数增加，尤其是中性粒细胞增加，提示继发细菌感染。

2. 血清学检查

用酶联免疫吸附试验检测血清特异性IgM抗体阳性是诊断麻疹的标准方法。其敏感性和特异性高。病后5~20天IgM抗体阳性率最高，恢复期血清特异性IgG抗体效价较病程早期呈4倍以上增高，也可以诊断麻疹。取病程早期和恢复期血清，应用血凝抑制试验、中和试验或补体结合试验检测麻疹病毒特异抗体，效价增高4倍以上，有助于诊断及流行病学调查。

3. 病原学检查

采用麻疹病程早期患者眼、鼻、咽分泌物或血、尿标本进行病原学检查进行诊断：

（1）病毒分离

用原代人胚肾细胞接种患者标本，可分离麻疹病毒，但仅用于科学研究，不作为临床常规检查。

（2）病毒抗原检测

用免疫荧光或免疫酶法检查患者标本麻疹病毒抗原，阳性者可早期诊断。

（3）病毒核酸检测

采用反转录聚合酶链反应（RT-PCR）检测患者标本中麻疹病毒 RNA，可以确定麻疹诊断，对于免疫功能低下抗体阴性者更有意义。

4. 多核巨细胞检查

取麻疹病程早期患者眼、鼻、咽分泌物及尿沉渣涂片，瑞氏染色直接镜检查多核巨细胞，阳性率为 90% 以上，出疹前 2 天至出疹后 1 天为最高。

（六）并发症

1. 喉炎

常见于 2~3 岁以下小儿，表现为声音嘶哑、犬吠样咳嗽、呼吸困难、发绀等，严重时须及早做气管切开，否则可因喉头水肿、窒息而导致死亡。多因继发细菌感染导致喉部组织水肿，分泌物增多所致。

2. 肺炎

肺炎是 5 岁以下麻疹患儿最常见的并发症和死亡原因，占麻疹患儿死亡原因的 90% 以上。发病早期麻疹病毒本身引起的肺炎多不严重；后期继发的细菌性肺炎较为严重，表现为病情突然加重，鼻翼扇动、口唇发绀、咳嗽、咯脓痰，肺部可闻及大量干湿啰音，病原体可为金黄色葡萄球菌、流感杆菌、肺炎链球菌等细菌的单一感染，也可是多种病原体混合感染。可因合并心功能衰竭、脓胸等危及生命。

3. 心肌炎

多发生在 2 岁以下重型麻疹、并发肺炎和营养不良的婴幼儿患者。表现为精神萎靡、面色苍白、口唇发紫，呼吸急促、烦躁不安、皮疹不能出全或突然隐退，心率加快，听诊心音低钝，心电图出现 T 波和 ST 段改变，易导致心功能衰竭。

4. 脑炎

多发生在出疹后 2~6 天，与麻疹轻重无关，发病率为 0.01%~0.5%，临床表现为高热，惊厥，意识障碍，中枢神经系统损伤的定位症状及功能障碍等，与其他病毒性脑炎相似。多数经 1~5 周恢复正常，部分患者留有智力减退、癫痫、强制性瘫痪等后遗症。病死率约 15%。发病原因为麻疹病毒直接损伤脑组织所致。

5. 亚急性硬化性全脑炎

亚急性硬化性全脑炎发病率约 1~4/100 万，是麻疹罕见的远期并发症。潜伏期 2~17年，平均 7 年，是一种罕见的缓慢进展的致命性脑炎，发病机制与病毒基因突变后，病毒在脑细胞中长期潜伏有关。病理变化为脑组织退行性变。临床表现为患者逐渐出现行为与精神异常、性格改变、智力与运动障碍、失语、视网膜、脉络膜视网膜炎等语言和视听障碍、癫痫发作等，最后因角弓反张、去皮质或去大脑强直、昏迷而死亡。病程多在 1 年左右，少数可长达 6~7 年。患者血液和脑脊液麻疹病毒抗体持续强阳性，脑脊液中抗体的滴度明显高于血清。但很难分离到病毒。

（七）诊断与鉴别诊断

1. 诊断

典型麻疹不难诊断，根据当地有麻疹流行，没有麻疹病史、未接种过麻疹疫苗且有麻疹患者的接触史，有急起发热、上呼吸道卡他症状、结膜充血、畏光、口腔麻疹黏膜斑及典型的皮疹等麻疹的临床表现即可作出临床诊断。非典型患者的确诊，依赖于病原学检查。

2. 鉴别诊断

本病主要与风疹、幼儿急疹、猩红热及药物疹进行鉴别。

（1）风疹

前驱期短，发热 1~2 天出疹，皮疹呈向心性分布，以面、颈、躯干为主，1~2 天皮疹消退，无疹后脱屑和色素沉着，全身症状和呼吸道症状轻，无麻疹黏膜斑，常伴耳后、颈部淋巴结肿大。

（2）幼儿急疹

突起高热，上呼吸道症状轻，持续 3~5 天，热退后出疹为其特点，皮疹散在于躯干，为玫瑰色斑丘疹，1~3 天皮疹退尽。

（3）猩红热

突起发热伴咽峡炎，1~2 天后全身皮肤弥漫潮红伴鸡皮疹，疹间无正常皮肤，压之褪色，伴口周呈苍白圈、草莓舌及杨梅舌，皮疹持续 4~5 天随热降而退，出现大片脱皮。外周血白细胞总数及中性粒细胞明显增高。

（4）药物疹

近期服药史，不同药物疹形态各异，呈多形性。多有瘙痒，低热或无热，无麻疹黏膜斑及卡他症状，停药后皮疹渐消退。血嗜酸性粒细胞可增多。

（八）治疗

目前尚无特效治疗，抗病毒药物如利巴韦林对麻疹的临床疗效有待证实。主要以对症支持治疗，预防和治疗并发症为主。

1. 一般治疗

患者应卧床休息，多饮水，给清淡饮食，保持营养平衡。做好眼、鼻、口腔黏膜护理，保持清洁。典型麻疹患者按呼吸道传染病隔离至体温正常或出疹后 5 天，有并发症的患者延长至出疹后 10 天。应保持室内空气新鲜，温度湿度适宜。

2. 对症治疗

高热以物理降温为主，可酌用小剂量解热药物，避免急剧退热大量出汗引起虚脱或皮疹隐退；咳嗽、咯痰可用祛痰镇咳药或超声雾化吸入帮助痰液咯出，剧咳或烦躁不安者可给予少量镇静药；体弱病重者早期静脉应用丙种球蛋白以增强免疫功能；角膜干燥或混浊者可应用维生素 A；通过口服或静脉补液维持肌体水电解质及酸碱平衡等；有乏氧表现时给予吸氧治疗。

3. 并发症治疗

（1）喉炎

应给予超声雾化吸入治疗，喉部水肿者给予肾上腺皮质激素治疗，并同时应用抗菌药物治疗，出现喉梗阻时及早行气管切开。

（2）肺炎

麻疹病毒肺炎以对症治疗为主，合并细菌感染时，加用抗菌药物治疗。高热中毒症状重者可短期用肾上腺皮质激素，并发心功能衰竭者给予强心、利尿等治疗。

（3）心肌炎

出现心功能衰竭者应及早静脉注射毛花苷 C 或毒毛花苷 K 等强心药物，同时应用呋塞米等利尿药减轻心脏负荷，重症者可用肾上腺皮质激素治疗。

（4）脑炎

以对症治疗为主，处理同乙型脑炎和其他病毒性脑炎。SSPE 目前无有效治疗。

（九）预防

采用预防接种为主的综合措施。对易感者普遍接种麻疹疫苗，提高其特异性免疫力是预防麻疹的关键。

1. 管理传染源

对麻疹患者要做到早诊断、早隔离、早治疗，以减少传播。对诊断麻疹的患者要按规定进行疫情报告。典型麻疹患者隔离至出疹后 5 天，伴肺炎等并发症者应延长到出疹后 10 天。接触者的检疫期为 3 周，曾做被动免疫者应延长至 4 周。麻疹流行期间，应加强托幼机构及学校防控，及时发现患者。

2. 切断传播途径

流行期间易感者应避免去公共场所或人多拥挤处；公共场所应通风保持空气流通，医疗机构和医护人员要做好消毒隔离工作；无并发症的轻症患者应居家隔离，以减少传播。

第二节　细菌感染性疾病

一、猩红热

猩红热是由 A 组 β 型溶血性链球菌引起的急性呼吸道传染病。临床主要特征为发热、咽部红肿、疼痛、皮肤出现弥漫性红色皮疹和疹退后脱屑等。少数患者恢复期可出现变态反应引起的肾炎，风湿热等非化脓性并发症。

（一）病原学

A 组链球菌呈 B 型溶血反应，有 70 多个血清型，B 型溶血性链球菌致病力强。A 组溶血性链球菌占人类链球菌感染的 90%。该组菌的抗原分为三种：核蛋白（P 抗原），各型都有，无特异性；多糖抗原（C 抗原），是细胞壁成分，有"组"特异性；表面蛋白质抗原，位于细胞壁外层，具有型特异性。其中又分为耐热的 M 抗原（毒力抗原）和不耐热的 T 抗原。M 抗原有抵抗肌体白细胞吞噬的作用，与细菌的致病性密切相关。T 蛋白抗原的分布与 M 蛋白的分布没有直接联系，某 JM 型的不同菌株可以有相同或者不同的 T 抗原。近几十年来全世界较为流行的是 MIT1 血清型的菌株，该类菌株的基因组上整合了能编码链道酶和外毒素等毒力因子的噬菌体基因。

A 组链球菌生长繁殖中，可产生多种毒素和酶类，都与致病力有关。红疹毒素，能致发热和猩红热皮疹，可抑制粒细胞吞噬功能，影响 T 细胞功能及触发内毒素引起出血性坏死；链激酶，可溶解血块或阻止血浆凝固；透明质酸酶，扩散因子，能溶解组织中的透明质酸，对细菌在组织中的扩散具有一定的意义；溶血素，分 O 和 S 两种，可溶解红细胞，杀伤白细胞和血小板，溶血素有抗原性，感染后可产生抗体。

链球菌为球形或卵圆形，直径 0.5～1μm，革兰染色阳性，常成对或成链排列。该菌对热及干燥的抵抗力较弱，加热 56℃30min 及一般消毒剂均可将其杀死。但在痰及脓液中可生存数周。若冷冻干燥保存，致病力可保存数月，数年之久。

（二）流行病学

1. 传染源

本病的传染源为患者和带菌者。人群的带菌率与季节、流行强度及与患者接触的程度等有关。A组B型溶血性链球菌引起咽峡炎，因排菌量大且不被隔离，是重要的传染源。咽炎的潜伏期约为2~5天。一般在使用适当的抗生素治疗后的24h内，儿童患者已经没有传染性。这个临床观察结果对儿童返回到幼儿园或学校环境具有重要的指导意义。链球菌携带者（如慢性无症状的咽部或者鼻咽部带菌者）通常没有传染的风险，因为这种情况下，他们一般携带少量的低毒力菌株。

2. 传播途径

主要经空气飞沫传播。偶尔可经被污染的玩具，生活用具，饮料及食物而传播。亦可经破损皮肤或产道而传播，被称为"外科型猩红热"或"产科型猩红热"。

3. 人群易感性

人群普遍易感。儿童为主要易感人群。感染后可获得较持久的抗菌和抗红疹毒素免疫力。抗菌免疫力主要为抗M蛋白抗体，故具有型特异性，型间多无交叉免疫，再感染A组链球菌可不发疹，但仍可引起咽峡炎。抗红疹毒素抗体可抵抗同种红疹毒素的侵袭，目前已知有A、B、C 3种不同的红疹毒素，故可见到2次或3次患猩红热者。

4. 流行特点

本病全年可发病，但冬春季较多，5~15岁为好发年龄。事实上，猩红热已被认为是威胁学龄儿童健康的一个危害，该病也有可能在托儿所的年幼孩子中引起暴发流行。但其导致的新生儿疾病是比较罕见的，部分原因可能是由于从胎盘获得的抗体起到的保护效果。轻型化的原因可能与以下因素有关：①敏感抗生素的广泛应用，引起链球菌的变异。②病程早期应用抗生素致使链球菌很快被抑制或杀灭，病原得到早期控制。③肌体抵抗力增强。

（三）发病机制与病理

1. 发病机制

在感染过程中，A群链球菌首先通过磷壁酸和菌毛黏附定植在皮肤或者咽喉的鳞状上皮细胞上，再通过凝集素-碳水化合物/蛋白质-蛋白质等亲和力较强的相互作用决定组织特异性，如：菌毛、M蛋白、透明质酸和多种细胞外基质（Ecm）黏附蛋白。在突破皮肤或者黏膜等第一道屏障后，往深层次组织和全身性扩散的过程中，A群链球菌利用已有的因子抵抗并逃避固有免疫系统的攻击：包括借助位于细胞壁上的白介素-8蛋白酶降解 IL-8 或者其他 cxc 趋化因子；利用菌体表面的 C5a 肽酶特异水解趋化因子 C5a；分泌链球菌分泌性酯酶（SsE）水解血小板活化因子（PAF），PAF 受体被认为在 A 群链球菌的感染过程中对中性粒细胞募集起重要作用。通过这些从而抑制中性粒细胞向感染部位募集并逃避中性粒细胞对 A 群链球菌的杀伤作用，这是 A 群链球菌在体内建立感染并减少其被宿主清除所必须具有的特性。此外，链球菌溶血素 S、链球菌溶血素。可直接损伤宿主上皮细胞、中性粒细胞和巨噬细胞。荚膜多糖透明质酸、M 蛋白、细胞外链球道 D、链球菌补体抑制因子、免疫球蛋白 G 内肽酶则有助于抵抗中性粒细胞的吞噬和杀伤。

2. 病理

主要病理变化为皮肤真皮层毛细血管充血、水肿，表皮有炎性渗出，毛囊周围皮肤水肿、上皮细胞增生及炎性细胞浸润，表现为丘疹样皮疹，恢复期表皮角化、坏死、大片脱落。少数可见中毒性心肌炎，肝、脾、淋巴结有充血等变化。主要产生三种病变：

（1）感染化脓性病变

A 组 B 型链球菌侵入咽峡部或其他部位，M 蛋白抗原抵抗肌体白细胞的吞噬，黏附于黏膜上皮细胞，侵入组织，致局部化脓性炎症反应，出现咽部及扁桃体充血，水肿，炎症细胞浸润及纤维蛋白渗出形成脓性分泌物。细菌亦可经淋巴直接侵犯附近组织而引起炎症或脓肿，如扁桃体周围脓肿、中耳炎、乳头炎、颈淋巴结炎、蜂窝织炎等。细菌如进入血流可引起败血症。

（2）中毒性病变

病原菌所产生的红疹毒素及其他产物经咽部丰富的血管进入血流，引起发热，头痛，食欲缺乏，呕吐，中毒性休克等症状。可使皮肤充血，水肿，上皮细胞增生，白细胞浸润，以毛囊周围最为明显，形成典型的猩红热皮疹，黏膜亦可出现充血及出血点，称为"内疹"。肝、脾，淋巴结等间质血管周围单核细胞浸润，肝、脾肿大，心肌可出现肿胀，变性甚至坏死，肾脏亦可出现间质炎症。

（3）变态反应病变

仅发生于个别病例。少数患者在病程的 2～3 周可出现急性肾小球肾炎或风湿性全心炎，风湿性关节炎等表现。其发生可能与免疫复合物在组织间隙沉积有关。

（四）临床表现

猩红热患者病情的轻重可因肌体反应性的差异而有所不同，但大部分表现为轻症患者。典型患者起病急骤，主要有发热、咽痛和全身弥漫性红疹三大临床特征性表现。主要分为以下四期：

1. 普通型猩红热

（1）潜伏期

最短 1 天，最长 12 天，一般为 2~5 天，此期细菌在鼻咽部繁殖。

（2）前驱期

发热多为持续性，体温可达 39℃左右，伴寒战，头痛，全身不适，食欲缺乏等中毒症状，发热的高低，热程长短与皮疹的多少密切相关，自然病程约 1 周。咽喉炎可与发热同时，表现有咽痛，吞咽时咽部疼痛加重，检查时可见咽部及扁桃体明显充血、水肿，扁桃体隐窝处可见点片状脓性分泌物，重者可形成大片状假膜，俗称"火焰咽"。气软腭黏膜亦可见充血和出血性黏膜疹（内疹）。

（3）出疹期

发热的第二天开始出疹，最先见于耳后，颈及上胸部，24h 内迅速蔓延至全身。典型皮疹是在弥漫性充血的皮肤上出现均匀的针尖大小的丘疹，压之褪色，伴有痒感。少数呈黄白色脓头不易破溃的皮疹，这称为"粟粒疹"，严重者呈出血性皮疹。在皮肤皱褶处，皮疹密集或因摩擦出血而呈紫红色线状，称为"线状疹"。颜面部仅有充血而无皮疹。口鼻周围充血不明显，与面部充血相比而发白，称为"口周"。苍白圈：皮疹多与毛囊一致，且碍手感，又称"鸡皮疹"。皮疹多于 48h 达高峰。

病程早期与发疹的同时即可出现舌乳头肿胀，初期舌覆以白苔，肿胀的舌乳头凸出于白苔之外，此称为草莓舌，2~3 天后白苔开始脱落，舌面光滑呈肉红色，舌乳头凸起，此称为杨梅舌，该表现可作为猩红热的辅助诊断。

（4）恢复期

皮疹依出疹顺序于 3~4 天内消退。消退 1 周后开始脱皮，脱皮程度与皮疹轻重一致，皮疹越多越密脱屑越明显。颜面及躯干常为糠屑状，手、足掌、指（趾）处由于角化层厚，片状脱屑常完整，呈手足套状。

2. 脓毒型猩红热

较罕见，一般见于营养不良，免疫功能低下及卫生习惯较差的儿童。发热达 40℃以上，有头痛、咽痛、腹痛、呕吐等症状，咽部及扁桃体可有明显充血水肿，溃疡形成及大量脓性分泌物而形成大片假膜，引起邻近组织炎症反应，出现化脓性中耳炎、乳突炎、鼻窦炎、颈淋巴结炎等。如果治疗不及时可发展为败血症，出现弛张热，皮疹增多，出血，可出现带脓头的粟粒疹，引起败血症性休克。

3. 中毒型猩红热

本型患者毒血症状明显，体温达 40℃以上，头痛、恶心严重，可出现不同程度的意识障碍，病情进展迅速，可出现低血压，休克及中毒性心肌炎，中毒性肝炎等，该型近年少见。

4. 外科型或产科型猩红热

病原经伤口或产道侵入人体而致病。咽部常无炎症表现，皮疹首先出现在伤口或产道周围，然后蔓及全身，中毒症状大多较轻。

（五）实验室及辅助检查

1. 血常规

白细胞总数升高，多为（10~20）×10⁹/L，中性粒细胞常在80%以上，严重者白细胞中可出现中毒颗粒。

2. 尿常规

通常无明显异常。若发生肾脏变态反应并发症时，可出现尿蛋白，红、白细胞及管型。

3. 细菌学检查

咽拭子或其他病灶分泌物培养可有B型溶血性链球菌生长。亦可用免疫荧光作咽拭子病原菌的快速诊断。

（六）并发症

病后可发生化脓或中毒性并发症，如化脓性中耳炎、乳突炎、鼻窦炎、淋巴结炎及非化脓性的关节炎、中毒性心肌炎、中毒性肝炎等，一般持续时间较短。病程2~3周，部分患者可出现风湿性关节炎、风湿性全心炎及肾小球肾炎等，但由于近年来早期应用抗生素病情得以及时控制，故并发症少见。

（七）诊断与鉴别诊断

1. 诊断依据

临床表现骤起发热，咽峡炎，病程2天内出现典型的猩红热样皮疹，口周苍白圈，帕氏线，疹退后可见皮肤脱屑。实验室资料咽拭子或其他病灶分泌物，培养分离出A组溶血型链球菌，急性期白细胞总数多在（10~20）×10⁹g/L，中性粒细胞增多80%以上，均有助于诊断。

2. 鉴别诊断

猩红热患者咽峡部脓性分泌物成片时，应与白喉形成的假膜相鉴别。出疹后应与金黄色葡萄球菌感染，药疹及其他出疹性疾病如麻疹、风疹等相鉴别。

（八）预后

早发现，早用青霉素治疗能很快治愈。重症患者及伴有严重化脓病灶者已很少见到，但猩红热恢复后变态反应性的肾炎或风湿热仍有发生。

（九）治疗

1. 一般治疗

急性期应卧床休息，呼吸道隔离。中毒症状严重者，可补液对症治疗。加强护理，保持皮肤与口腔卫生。

2. 病原治疗早期病原治疗

可缩短病程，减少并发症。药物首选青霉素，成人患者每次 $8×10^5$ U，$6~8$ 小时/次，儿童每天 $2×10^4~4×10^4$ U/kg，分 $2~4$ 次肌内或静脉注射，疗程为 $7~10$ 天。中毒型或脓毒型患者剂量要加大。通常用药后 80% 患者于 24h 左右退热。对青霉素过敏者可选用红霉素，螺旋霉素或头孢类抗生素，疗程同青霉素。

3. 并发症的治疗

除加强抗生素治疗外，对风湿病，关节炎，肾小球肾炎等应给予相应治疗。

（十）预防

应对患者隔离治疗 6 天，有化脓性并发症隔离至痊愈为止。对接触者医学观察 7 天。儿童机构内有本病流行时，对有咽峡炎或扁桃体炎者，应按猩红热治疗，对其工作人员，应暂时调离工作。该病流行期间应避免到人群密集的公共场所，接触患者应戴口罩。

二、白喉

白喉是由白喉棒状杆菌引起的一种急性呼吸道传染病。人主要通过呼吸道飞沫传播而感染。临床表现主要为上呼吸道黏膜局部形成假膜，严重者可并发心肌炎、神经炎和全身中毒症状。

（一）病原学

白喉棒状杆菌简称白喉杆菌，为革兰染色阳性需氧菌。细菌呈杆状，稍弯曲，菌体两端因含异染颗粒而钝圆，可呈 Y、V 或 L 形。在 0.033% 亚锑酸钾培养基上生长能使锑盐还原，菌落呈灰黑色，可与其他类杆菌相鉴别。

白喉杆菌可分为重型、中间型、轻型和 belfanti 型 4 种生物型，各个生物型均可引起白喉流行，但轻型毒性较弱，引起的病情较轻。

白喉杆菌产生的外毒素，又称白喉毒素，是致病的主要因素。白喉毒素分子由 A、B 两个片段经二硫键连接而成，A 片段是毒性功能区，但无直接毒性，能使肽链延长因子失活；B 片段能与细胞受体结合，并嵌入细胞膜脂质双层形成通道，使 A 片段进入细胞内发挥毒性作用。白喉毒素能抑制细胞蛋白质的合成和杀伤敏感细胞，毒性强，豚鼠最小致死剂量为 0.1μg。该毒素不稳定，以 0.3%~0.5%甲醛处理成为类毒素，可用于预防接种或制备抗毒素血清。

白喉杆菌对寒冷和干燥有较强抵抗力，在干燥的假膜中可生存 3 个月，在衣物、被单、玩具上可生存数天至数周。对常用的消毒剂和紫外线敏感，煮沸 1min 或加热至 58℃ 10min 都可灭活。

（二）流行病学

1. 传染源

白喉患者和带菌者为本病的传染源。潜伏期末即可排菌，发病第 1 周传染性最强。无症状带菌者、轻症患者在本病的传播中具有重要意义。

2. 传播途径

主要经呼吸道飞沫传播，电可经被污染的食物及物品间接传播。

3. 人群易感性和流行特征

人群对白喉普遍易感。近年由于大力推行白喉、百日咳、破伤风三合一疫苗免疫接种，在发达国家已甚为少见。感染后免疫力持久。

本病呈全球性散发性分布，以温带地区多见，疫苗推广，罕见流行或暴发。全年均可发病，以冬春季多发。

（三）发病机制与病理

白喉杆菌侵袭力较弱，仅黏附于呼吸道黏膜表面繁殖，常不侵入深部组织或血流。白喉杆菌释放的外毒素是主要的致病因素，可引起组织炎症性坏死，大量炎症细胞浸润，纤维蛋白渗出，局部形成特征性白喉假膜。咽部假膜不易脱落，强行剥离易致出血。喉、气管及支气管等部位的假膜因受局部纤毛运动作用易脱落而引起窒息。白喉毒素从局部经淋巴组织和血液散布全身，引起全身中毒症状和多脏器病变，其中以中毒性心肌炎和白喉性神经炎最显著。心肌可有水肿、脂肪变性、玻璃样及颗粒样变性，肌纤维断裂并累及传导系统。神经炎以外周神经为主，呈脂肪变性，神经轴肿胀，髓鞘变性。肾脏病变为肾小管上皮细胞脱落，间质性肾病等。

（四）临床表现

本病潜伏期 1~10 天，多为 2~5 天，潜伏期末可具传染性。假膜范围越大，毒素吸收越多，临床症状越重。按假膜形成的部位分下列类型：

1. 咽白喉

最常见，约占白喉的80%，按病情严重程度又可分为四型：

（1）轻型

假膜局限于扁桃体上，呈点状或小片状，有时无假膜形成，仅有轻微发热和咽痛，全身症状轻。

（2）普通型

起病缓慢，有咽痛、轻至中度发热、乏力、食欲减退、恶心、呕吐、头痛等非特异症状。咽充血，扁桃体肥大，其上可见灰白色大片假膜，可累及悬雍垂与咽后壁，假膜不易剥脱，强行剥离易致出血。可伴有颌下淋巴结肿大，若未予及时有效治疗可向重型发展。

（3）重型

全身中毒症状明显，中至高度发热，面色苍白，乏力明显，严重者出现低血压。扁桃体和咽部水肿、充血明显。假膜蔓延至喉部与鼻咽部，甚至口腔黏膜，呈淡灰色甚至黑色，口臭。可伴颈淋巴结肿大和软组织水肿。

（4）极重型

起病急，进展快。假膜范围更广泛，呈黑色，局部坏死明显，具有特殊腐败口臭气味。扁桃体和咽部高度肿胀，严重影响呼吸和吞咽。外毒素弥散至颈部软组织引起严重水肿，形成特有的颈部肿胀，称为"牛颈"。全身中毒症状严重，并发有重症心肌炎和严重的周围神经炎，亦有血小板减少、出血等表现。病死率极高，常于6~10天内死亡。

2. 喉白喉

多为咽白喉蔓延而来，原发性喉白喉仅占25%。表现为声音嘶哑，甚至失声，可有特征性"犬吠样"咳嗽，喉白喉常因喉部水肿、痉挛以及假膜引起呼吸道部分阻塞而产生窒息，出现吸气性呼吸困难和"三凹征"。

3. 鼻白喉

多来自咽白喉。主要表现为鼻塞、黏液脓性或血性鼻涕，全身症状轻。鼻孔周围皮肤发红、糜烂及结痂，鼻前庭或中隔上可见白色假膜。

4. 其他部位白喉

皮肤白喉、外阴、食管、中耳、眼结膜等处偶尔可发生白喉。全身症状轻，但在疾病传播上有重要意义。

（五）实验室及辅助检查

1. 常规实验室检查

通常是非特异性的，白细胞计数可轻至中度升高，以中性粒细胞增高为主，重症患者可有血小板减少。部分患者尿中可见白细胞、红细胞和蛋白尿。

2. 细菌学检查

从假膜和黏膜交界处取标本以提高阳性率。细菌涂片为革兰阳性杆菌，当用2%亚磷酸钾溶液涂抹假膜变为黑色或深灰色，提示有棒状杆菌感染。确诊需行细菌培养或白喉毒素试验。当临床上高度怀疑白喉杆菌感染时，需用特殊培养基进行培养。

3. 聚合酶链反应（PCR）

PCR检测白喉毒素基因的A片段，阳性提示存在该毒素基因，但不能确定是否有白喉杆菌持续产毒素，需进一步行细菌培养确诊。阴性有助于排除白喉感染。

4. 白喉毒素试验

取假膜或分泌物涂片，用荧光抗体法检测出白喉外毒素也可作出诊断。

（六）并发症

白喉的大多数并发症，包括死亡，均由毒素引起。疾病和并发症的严重程度一般与局部病变程度相关。毒素吸收后，可从入侵位置影响远端的器官和组织。白喉最常见的并发症是心肌炎和神经炎。

1. 心肌炎

表现为不正常的心脏节律，可发生在病程早期或几周后，可导致心力衰竭。如果心肌炎出现早，结果往往是致命的。

2. 周围神经麻痹

最常累及运动神经，通常可完全缓解。在疾病的第3周软腭瘫痪是最常见的。眼部肌肉、肢体和隔膜的瘫痪于第5周后发生。膈神经麻痹可能会导致继发性肺炎和呼吸衰竭。

3. 其他并发症

包括中耳炎和呼吸功能不全引起的气道阻塞，特别是婴儿。

（七）诊断和鉴别诊断

白喉的诊断主要依靠流行病学资料和临床表现。凡有典型临床表现（发热、咽痛，咽部黏附灰白色假膜，全身乏力，淋巴结肿大等全身中毒症状），同时从呼吸道分泌物或黏膜病变处培养到白喉杆菌者，或者毒素试验阳性者可确诊。对临床上高度怀疑白喉感染的病例，需从假膜与黏膜交界处取标本进一步做白喉细菌培养和白喉毒素试验以明确诊断。

咽白喉需与急性扁桃体炎、鹅口疮、毛状白斑、疱疹性咽峡炎、溃疡膜性咽峡炎、A组链球菌性咽炎、传染性单核细胞增多症和严重的口腔念珠菌病等疾病进行鉴别。喉白喉需和急性喉炎、喉头水肿等疾病鉴别。

(八) 治疗及预后

早期治疗极为重要，凡临床症状提示白喉可能性大者，可不必等待细菌学检查结果而尽快给予白喉抗毒素（diphtheria antitoxin，DAT）治疗。

1. 一般治疗和对症治疗

卧床休息，减少活动，一般不少于 3 周，假膜广泛者延长至 4~6 周。高热量流质饮食，维持水电解质平衡。因有气道阻塞的风险，要注意口腔和鼻部卫生，保持呼吸道通畅至关重要。假膜脱落堵塞气道者需气管切开或喉镜取膜。重症患者动态监测心电图和心肌酶谱，评估心肌损伤程度，并发心肌炎或全身中毒症状严重者可用肾上腺皮质激素。神经炎可自愈，一般不需特殊治疗，吞咽困难者给予鼻饲饮食，咽肌麻痹者可行呼吸机辅助治疗。

2. 病原学治疗

（1）抗毒素

DAT 从马的白喉免疫血清中提取，可以中和白喉毒素，主要用于白喉杆菌感染的预防和治疗。DAT 不能中和进入细胞内的毒素，只对游离毒素有中和作用，因此宜尽早、足量使用。给药剂量取决于病变部位、范围、严重程度及治疗时机。病程小于 48h：白喉病变局限于咽部和喉部的患者，推荐 2×10^4 ~ 4×10^4U；鼻咽部的患者推荐 4×10^4 ~ 6×10^4U。病程超过 72h 或发生弥漫颈部水肿（牛颈征）者，推荐 8×10^4 ~ 1.2×10^5U。抗毒素应静滴，持续时间超过 60min。不良反应主要为过敏反应，白喉抗毒素来源于马，注射抗毒素前应询问过敏史，并做 1：100 稀释皮试，阳性者按脱敏法给予，高度过敏患者禁忌静脉使用抗毒素。

（2）抗生素

抗生素治疗可以杀菌，抑制毒素进一步产生，减缓局部感染扩散，缩短病程。选青霉素 G 2.5×10^4 ~ 5.0×10^4U/kg，最大剂量 1.2×10^6U，静滴，每日 2 次，直至患者可口服药物，改为口服青霉素 V，250mg 每日 4 次，总疗程 14 天。对青霉素过敏者，可选用红霉素，每日 10~15mg/kg，分 3~4 次口服，疗程 7~10 天。部分患者在疗程结束后细菌培养仍阳性，可根据药敏结果使用其他敏感抗生素。为保证彻底清除细菌，应在治疗结束后至少 2 周重复做细菌培养。

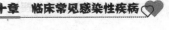

虽然无症状或轻度感染是最常见的，但未经处理的白喉也可能是致命的。许多患者死于喉白喉或中毒性心肌炎引起的呼吸道阻塞。白喉病死率约为5%～10%，年龄少于15岁患者的死亡率高于年龄大于15岁患者。合并心肌炎患者死亡率更高。

（九）预防

1. 控制传染源

及时隔离患者，病愈后连续2次咽拭子白喉杆菌培养阴性，可解除隔离。带菌者需隔离7天，并用抗生素治疗，可不用抗毒素。培养连续3次阴性可解除隔离。

2. 切断传播途径

呼吸道隔离，患者鼻咽部分泌物及接触过的物品，必须进行严格消毒。

3. 保护易感人群

新生儿出生3个月应预防接种白喉类毒素—破伤风类毒素—百日咳菌苗三联疫苗，分别在4、5和18～24月龄再肌注3次，6岁时可加强注射1次。7岁以上儿童首次免疫，应接种白喉类毒素，对于流行期易感者或密切接触者，最好同时给予白喉类毒素和抗毒素注射。

第三节　真菌感染性疾病

一、真菌感染概论

真菌在分类学上已独立为界，与动物界、植物界、原核生物界和原生生物界平行。真菌具有坚固的细胞壁和真正的细胞核，不含叶绿素，是异养性的，以寄生或腐生方式生存，典型者兼有有性生殖和无性生殖，产生各种形态的孢子。根据生长特性与形态差异，可将真菌简单分为酵母、真菌和蕈（蘑菇）。其中对人类有致病性的真菌约有300多个种类。除新型隐球菌和蕈外，医学上有意义的致病性真菌几乎都是霉菌。根据侵犯人体部位的不同，临床上将致病真菌分为浅部真菌和深部真菌。真菌性肠炎即属于深部真菌病。浅部真菌（癣菌）仅侵犯皮肤、毛发和指（趾）甲，而深部真菌能侵犯人体皮肤、黏膜、深部组织和内脏，甚至引起全身播散性感染。

（一）真菌病分类

1. 浅部真菌病

真菌仅侵犯表皮角质层，但其代谢产物可引起真皮的炎症反应，在皮肤上表现为红斑、丘疹、水疱及脱屑等，并引起明显痒感。皮疹向周围扩大，中心消退，表现为圆形或环状损害，以后中心部分仍可再发生新的皮损。刮屑或拔发后镜检找到真菌的菌丝或泡子即可确诊。凡是能渗透到角质层的抑制或杀灭真菌的药物，均有治疗作用。如药物可同时松解剥离角质，使真菌随之脱落，则效果更好。因为许多真菌侵犯手、足部皮肤时都刺激角质层增厚，药物不易渗透，故常需将角层剥脱，才能治愈。侵犯毛发者，则外用药物不渗入，仅用外用药难以治愈，必须口服灰黄霉素或酮康唑。侵犯指甲，多数药物也不易渗入，常需拔甲后再用药物。若有强力渗透的药物（如4%~8%丙酮胺甲涂剂）外用电可不拔甲而治愈。

2. 皮下组织真菌病

常形成肉芽肿和化脓性损害，临床表现为疣状或菜花状增生，间有化脓性病变。少数表现为窦道和瘘管，侵犯骨、肌肉等较深组织，破坏性大。皮损一般不痛不痒，顽固难治，切除不完全者，常常再发。虽然这类疾病没有危险性，但常局限于一处不易治愈，并且缓慢发展，个别患者可致残，应早期诊断，早期治疗。诊断困难时，应做病理检查，并做真菌培养。确诊后及早全部切除病变组织，预后较好。大面积损害者，有的可内服碘化钾，如孢子丝菌病。有的要用两性霉素B合并5-氟胞嘧啶治疗。也可用三唑类药物如伊特拉康唑、氟康唑等。

3. 深部真菌病

真菌侵犯体内各个脏器时引起的疾病，早期诊断困难，需要综合病史、临床表现及实验室检查（包括真菌检查）才能确诊。除几种特殊的深部真菌病外，一般条件致病真菌，如念珠菌、毛霉、曲霉等引起的感染，都要从同一个系统中多次分离出同一种真菌，才能高度怀疑为本病。最好做病理检查，查到组织内有侵入的菌丝、芽孢及其周围的急性、亚急性或慢性炎症，则可确诊。但最后还要鉴定真菌的菌种。在病理上只能确定到哪一类菌，例如曲霉的菌丝分隔较窄，分枝呈锐角，而毛霉则菌丝宽大，无分隔，分枝多呈直角。

4. 机会性真菌感染

在肌体抵抗力低下（如白血病、淋巴瘤、糖尿病等）或有长期大量广谱抗生素使用史，糖皮质激素、免疫抑制剂、放射等的应用，器官移植、导管的使用，体内高糖、高蛋白、高脂类的静脉输入等，使得许多条件致病菌，如念珠菌、曲霉、毛霉等，甚至花斑癣的致病菌，糖秕马拉色菌等发展繁殖，引起或系统性感染。机会真菌感染早期的症状之一是口腔、咽部鹅口疮；其次注意全身症状，如发冷发热、肺部和其他系统感染症状，用抗生素治疗无效者要提高警惕；还要注意检查尿、痰的真菌情况，如果发现菌丝，要做进一步检查，包括真菌培养和病理检查，尿中真菌泡子数量如每毫升超过 1000 个，可考虑感染。如果原发病严重，已到晚期，条件致病的感染常常也很严重，就较难治愈。不过目前系统性抗真菌药有一定效果，部分患者可得以挽救。

5. 真菌过敏症

吸入真菌孢子或真菌产物引起的过敏性疾病。有两种：①有的人有家族遗传过敏体质，吸入青霉、曲霉、链格孢、枝孢霉等的孢子后可以发生支气管喘息。支气管喘息有的是在儿童期达到高峰，成年后逐渐好转；也有少数是 40 岁以后发病，随年龄增长逐渐加重，可发展成肺气肿，顽固难治。②长期接触真菌孢子后发生过敏，常常是职业上的原因，如农民肺，因接触发霉的干草或其他发霉的农作物，吸入大量真菌孢子而产生急性或慢性的肺部疾患。急性者常有发冷发热、疲乏，数日后缓解，肺部 X 射线检查显示轻度纤维性改变。慢性型是长期与变应原接触，产生敏感，导致阵发性呼吸困难、气管阻塞、口唇青紫、慢性咳嗽等症状 X 射线检查有大片纤维性改变、间质性肺部浸润，有时也可见粟粒状浸润结节，偶可引起衰竭而死亡。此病见于潮湿温暖地区，应早期确诊，避免接触变应原。

（二）临床表现

临床上常见的真菌感染多为侵袭性真菌感染，是指真菌进入到体内组织，如皮下、黏膜、肌肉、内脏所引起的感染。近年来由于造血干细胞的移植，实体器官的移植，高强度的免疫抑制剂的使用、化疗药物的应用以及在治疗中使用的大静脉置管和保留尿管等原因，临床上的侵袭性真菌感染的发病率有明显的上升。侵袭性真菌感染占医院获得性感染的 8%~15%，其中以念珠菌和曲霉菌是为主。念珠菌仍然是医院内真菌感染的主要的条件致病菌。深部的真菌感染的发病率每年都要增长 10%~20%。而侵袭性真菌感染容易发生在细胞免疫功能低下的患者，如艾滋病、恶性肿瘤、糖尿病、结核、大剂量使用糖皮质激素、器官移植等患者中。

（三）实验室检查

有关真菌感染的实验室检查包括显微镜涂片、病理切片、培养、血清学检查，包括抗原和抗体及核酸的检测。在血清学方面抗原方面包括半乳糖甘露聚糖试验（GM 试验），(1-3) -β-D-葡聚糖试验（G 试验），甘露聚糖 MA 试验和荚膜多糖抗原检测。

（四）治疗

在选择药物时需考虑致病真菌的种类，抗真菌药物的抗菌谱、药动学和药效学、不良反应及药物间相互作用。同时要结合不同地区真菌感染的流行病学资料、医院实际情况、患者病情和经济状况等因素，合理选择抗真菌药物。全身应用的抗真菌药有两性霉素 B、去氧胆酸盐及其含脂制剂、吡咯类、棘球白素类和氟胞嘧啶。抗真菌药物分类及其适应证见下表。需要注意的是，两性霉素 B 所致肾功能损害常见，少数患者可发生肝毒性、低钾血症、血液系统毒性。因此用药期间应定期检查肾、肝功能，血电解质，血常规，心电图等，以尽早发现异常，及时处理。出现肾功能损害时，应根据其损害程度减量给药或暂停治疗。原有严重肝病者不宜选用此类药物。此类药物需避光缓慢静脉滴注，常规制剂每次静脉滴注时间为 4~6h 或更长；含脂制剂滴注时间通常为 2~4h。给药前可给予解热镇痛药或抗组胺药或小剂量地塞米松静脉推注，以减少发热、寒战、头痛等全身反应。吡咯类抗真菌药可致肝毒性反应，多表现为一过性肝酶升高，偶可出现严重肝毒性反应，包括肝衰竭和死亡。因此在治疗过程中应严密观察临床征象及监测肝功能，一旦出现临床症状或肝功能持续异常，须立即停止治疗。肝病患者有明确应用指征时，应权衡利弊后决定是否用药。本类药物禁止与西沙必利、阿司咪唑、特非那定和三唑仑合用，以免发生严重心律失常。伏立康唑禁止与麦角生物碱类药物、利福平、利福布汀、卡马西平和长效巴比妥类合用。伊曲康唑不可用于充血性心力衰竭以及有充血性心力衰竭病史的患者。伊曲康唑和伏立康唑注射剂不可用于肾功能减退、肌酐清除率分别低于 30mL/min 和 50mL/min 的患者。

二、隐球菌病

隐球菌病是由隐球菌引起的一种深部真菌病，可累及脑膜、肺、皮肤、骨骼系统和血液等器官和部位。该病多见于成年人，好发于细胞免疫功能低下的患者，如艾滋病、恶性肿瘤、糖尿病、结核、大剂量使用糖皮质激素、器官移植等。在高效抗反转录病毒治疗之前，5%~10% 的艾滋病患者并发隐球菌病，高危指标为 CD4$^+$T 细胞少于 $0.05×10^9$/L。其临床特点为急性起病，容易播散至多个器官，病情进行性恶化。隐球菌性脑膜炎是常见的临床类型，其临床特点为慢性或亚急性起病，剧烈头痛是突出的表现，头痛渐进性加重，脑膜刺激征阳性，脑脊液的压力明显升高，糖含量降低，呈浆液性改变，常伴有发热。肺隐球菌病是另一个常见临床类型，其临床特点为慢性咳嗽、黏液痰、胸痛等。隐球菌感染的死亡率可达 10%~44%，早期诊断和积极治疗可降低其死亡率。

(一) 病原学

隐球菌属至少有 38 个种，是环境腐生菌，广泛存在于土壤和鸽粪中·偶可在蔬菜、水果、牛乳等处分离到，有致病性的隐球菌主要包括新型变种与格特变种，其他隐球菌如浅白隐球菌和罗伦特隐球菌等几个种，仅在免疫功能低下的患者中引起隐球菌病。

而通常所说的隐球菌主要是新型隐球菌。根据荚膜多糖抗原特异性的差异可分为 A、B、C、D 和 AD 五种血清型，A 型最常见。血清型 A、D 和 AD 属于新型隐球菌新型变种，血清型 B 和 C 属于新型隐球菌盖特变种。根据分子序列分析，新型隐球菌和格特隐球菌为两个不同的变种。每个变种可进一步分为 4 个主要的分子亚型，其生态龛各不相同。

新型隐球菌的形态在病变组织内呈圆形或卵圆形，以芽生方式进行繁殖，直径为 5～10μm，大小是红细胞的 2～3 倍，个别可达 20μm。能保留革兰氏染色，PAS 染色菌体呈红色，外周围绕着一层宽厚的多糖荚膜，为主要的毒力因子，荚膜可比菌体大 1～3 倍。而非致病性隐球菌无荚膜，不形成菌丝和孢子，依赖出芽生殖。在电镜下多糖荚膜呈中等电子密度，外周有疏电子密度微纤维，呈放射状盘绕，荚膜和胞体之间有明显透明带，胞体内有卵形核，线粒体呈条索状，可见大小不等的空泡。在实验室中，用葡萄糖蛋白腺琼脂 37℃培养，新型隐球菌新型变种在几天内可以形成光滑的褐色菌落，新型隐球菌盖特变种生长较为缓慢，而非致病性的隐球菌种生长不良或几乎不生长。也可根据刀豆氨酸-甘氨酸-溴麝香草酚蓝琼脂的颜色反应对变种进行分类。绝大多数隐球菌产生尿素酶，利用这一特点可进行流行病学调查的初筛，但也有少数尿素酶阴性株漏诊。在隐球菌胞内有酚氧化酶，能与多巴、单酚或双酚化合物作用，产生黑色素，能保护自身在宿主内存活，同时有致病性。当真菌在含有这些底物的培养基上生长时，能产生黑色素样色素，利用此生物学特性，可以鉴定新型隐球菌，特别是尿素酶阴性的菌株。

（二）流行病学

1. 传染源

从鸽粪、水果和土壤中可分离出新型隐球菌，也可从健康人的皮肤、黏膜和粪便中分离。但是，鸽粪是新型隐球菌临床感染的主要来源，鸽子本身是新型隐球菌的携带者，鸽子的嘴、双足均可以分离到新型隐球菌，但鸽子本身却无新型隐球菌感染。这是由于新型隐球菌在 44℃停止生长，而鸟类的正常体温为 42℃，可阻止新型隐球菌向肠道外侵袭，所以，鸟类并不发病。与其他鸟类的生活习性不同，鸽子保留废弃物在鸽巢中，有利于新型隐球菌的繁殖，使鸽粪中新型隐球菌的密度可高达 $5\times10^7/g$，在其他禽类如鸡、鹦鹉、云雀等排泄物中也可分离出新型隐球菌。土壤中的病原菌则是鸽粪等鸟类排泄物污染所造成的。

桉树是格特隐球菌的主要传染源。澳大利亚的动物树袋熊是格特隐球菌的携带者，在其爪、粪便中均可分离到格特隐球菌。但是近年来也有学者从其他树木如杉树、橡树中分离到格特隐球菌，提示桉树并非唯一传染源。

2. 传播途径

环境中的病原体主要通过呼吸道，也可通过皮肤或消化道进入人体引起疾病，或成为带菌者。人体通常是通过吸入环境中气溶胶化的新型隐球菌孢子而发生感染。组织病理学也证实，无论有无临床症状的隐球菌感染患者，均见肺部隐球菌性小结节，系吸入后沉积肺泡所致。但尚未证实存在动物与人，或人与人之间的直接传播。

3. 易感人群

一些正常人体内存在新型隐球菌感染，皮肤隐球菌特异性实验表明人群普遍易感，但有一定的天然免疫力。有严重基础疾病或免疫功能异常者，如糖尿病、肾衰竭、肝硬化、恶性淋巴瘤、白血病、结节病、结核、系统性红斑狼疮、器官移植以及长期大量使用糖皮质激素和其他免疫抑制剂等易感染和发病。艾滋病患者对新型隐球菌的易感性增加

4. 流行特征

隐球菌感染呈世界性分布，呈高度散发。青壮年多见，男女比例大约为 3：1，没有明显种族和职业发病倾向。对于非 HIV 患者来说，发生隐球菌病最大的风险因素包括恶性肿瘤、糖尿病、类固醇治疗、实质器官移植和患有肝、肾衰竭等慢性疾病。HAART 治疗的发展导致发展中国家隐球菌感染的发生率显著降低，但隐球菌感染的发生率在其他免疫功能不全患者中仍然较为稳定。

（三）发病机制与病理

1. 发病机制

隐球菌感染的发病机制尚未完全阐明，目前隐球菌感染的发病机制是多因素所致，与病原菌的数量、毒力和致病力以及肌体的免疫状态等相关。

（1）病原菌因素

新型隐球菌荚膜多糖为主要的毒力因子，无荚膜的隐球菌突变株明显缺乏对鼠的致病力，而恢复其产荚膜的能力后则可重新获得毒力。将参与荚膜形成的 Cap59 基因进行基因敲除后，可导致荚膜丧失，致病性显著下降，而利用分子克隆法将 Cap59 基因转化至基因敲除的突变株后，荚膜形成、毒力恢复。荚膜可能参与抑制肌体免疫、增加免疫耐受性。在补体参与下粒细胞的吞噬和杀伤作用得以增强，但是荚膜多糖能抑制补体参与粒细胞的吞噬过程，削弱 T 细胞特异性抗隐球菌的免疫应答，使隐球菌能够在体内存活，发挥致病性。在免疫防御功能不全的个体，可引起肺部出现侵袭病灶，或者经血行播散至肺外其他器官。由于正常人脑脊液中缺乏补体，可溶性抗隐球菌因子（在血清中则存在）以及脑组织中缺乏对新型隐球菌的炎症细胞，再加上脑组织具有高浓度的儿茶酚胺介质，通过酚氧化酶系统为新型隐球菌产生黑色素，促进新型隐球菌的生长，所以，肺外播散一般先累及中枢神经系统。

（2）宿主因素

肌体的固有免疫和适应性免疫在抗隐球菌感染中均发挥重要作用。吸入气溶胶化的新型隐球菌孢子之后，多数感染从无症状的肺部定位开始。这一时期宿主的防御功能发挥了重要作用，细胞介导的免疫反应对于募集和激活巨噬细胞、控制疾病十分重要，可清除潜伏感染。Th1 细胞免疫应答及其产物干扰素-γ、肿瘤坏死因子-α、白介素-12、白介素-18 对介导中性粒细胞和巨噬细胞的能耐，对降低真菌感染、防止疾病播散有着重要的作用，但 Th2 细胞免疫应答与疾病播散有关。此外，自然杀伤细胞、$CD4^+$ 和 $CD8^+T$ 淋巴细胞等非吞噬效应细胞通过氧化和非氧化机制杀伤新型隐球菌。艾滋病患者的 $CD4^+T$ 细胞减少殆尽，损害了原本可控制隐球菌感染的细胞免疫应答功能。HIV 感染可导致 Th1 细胞因子表型转变为以 Th2 表型为主，加剧了隐球菌病的播散。此外，HIV 可侵袭肺泡巨噬细胞，削弱了它们控制隐球菌感染的能力。星形胶质细胞也可产生大量细胞因子和一氧化氮，抑制隐球菌的生长。

2. 病理

中枢神经系统隐球菌病的病变范围广泛，脑脊膜最易侵犯。新型隐球菌可沿着血管周围间隙进入脑组织形成小囊肿，也可侵犯脑实质（大脑的各个部位、间脑、脑干、小脑等），常表现为脑膜炎，脑膜增厚，以颅底最为明显，蛛网膜下腔充满含大量新型隐球菌的胶冻样物质和少量的巨噬细胞，有时出现血管内膜炎、形成肉芽肿，脑膜和脑组织可出现粘连。中枢神经系统的病变程度很不一致，可导致弥漫性损害或局限性损害。肺隐球菌病，表现为自限性感染的病灶，直径多在 1.5cm 以内。表现为活动性感染病灶时，直径多在 1.5~7cm，呈胶冻样或肉芽肿，多靠近胸膜，有时中心可坏死液化形成空洞。显微镜下，肉芽肿内可见大量新型隐球菌和少量巨噬细胞。皮肤隐球菌病，多表现为小丘疹、斑疹、表皮下坏死形成溃疡，溃疡的炎症反应较轻，周围的淋巴结不肿大。骨骼隐球菌病，可出现溶骨性病变，形成冷脓肿。

（四）临床表现

隐球菌病的潜伏期可为数周至数年不等，临床表现也轻重不一，各不相同，可表现为无症状性疾病、局部肺病或播散性病变。播散性病变可见于任何器官，但较易侵袭中枢神经系统引起脑膜脑炎，偶尔还可导致局灶性颅内肉芽肿，称为隐球菌病。

1. 中枢神经系统隐球菌病

隐球菌感染是中枢神经系统最常见的真菌感染，多见于成年人，起病隐匿，表现为慢性或亚急性起病，起病前有上呼吸道感染病史。约12.5%的患者有颅外感染，艾滋病患者颅外感染的发生率则高达50%，97%的隐球菌脑膜炎患者在病程中出现头痛，而通常头痛是最早或唯一的症状，在确诊前就开始出现，可位于前额、双侧额部、枕后或眼眶后，多为胀痛或钝痛，呈间歇性。以后头痛程度逐渐加重，发作频率增加和持续时间延长。在数周之内，随着颅内压的进一步增加，患者的头痛剧烈，可伴有恶心、呕吐、烦躁和性格改变等表现。90%的患者在病程中可出现发热，体温一般在39℃以下，个别患者可出现高热。在病程的中、后期部分患者可出现视物模糊、畏光、视力下降，甚至完全失明，这可能与隐球菌直接导致视神经受损、视神经炎、视神经萎缩、脉络膜视网膜炎及颅内压升高有关。体检可发现步态蹒跚，颈项强直、布氏征或克氏征等脑膜刺激征。

根据中枢神经系统隐球菌感染的症状、体征和头颅影像学改变，一般可分为三种临床类型。

（1）脑膜炎型

临床最为常见，病变主要侵犯脑膜，临床主要表现为脑膜刺激征和脑脊液异常。

（2）脑膜脑炎型

艾滋病患者最为多见，除脑膜病变外，还有脑实质的损害，可出现相应部位的症状和体征。

（3）肉芽肿型

相对少见，可因颅内肉芽肿压迫神经造成相应的神经系统症状和体征。

2. 肺隐球菌病

隐球菌主要通过肺进入人体，但是肺隐球菌病所占比例不到15%，远比中枢神经系统隐球菌病少见。肺隐球菌病可发生在无肺外病变的情况下，同样，中枢神经系统隐球菌病等肺外感染，肺部也可没有感染灶。

肺部隐球菌感染的早期，多数患者无症状，少数患者可出现低热、轻咳，咳黏液痰，偶有胸膜炎症状。隐球菌感染在艾滋患者中经常广泛播散。在免疫功能严重受损的患者中，可以发生急性呼吸窘迫综合征（ARDS）。近年来，在有艾滋病毒（HIV）感染的患者中，更常见的表现酷似卡氏肺囊虫感染的间质浸润。由于肺部隐球菌感染可以与肺部其他疾病过程重复出现，所以X线更无典型特征。

3. 其他部位感染

隐球菌发生血行播散时，大约有5%患者出现皮肤病变，可表现为痤疮样皮疹，皮疹出现破溃时可形成溃疡或瘘管。骨/关节隐球菌病大约占隐球菌病的10%，表现为连续数月的骨骼、关节肿胀和疼痛，出现溶骨性病变时，通常以冷脓肿形式出现，并可累及皮肤。隐球菌病也可引发播散性或全身性感染，由肺原发性病灶血行播散所引起，除了中枢神经系统之外，几乎可波及全身所有部位，如肾、肾上腺、甲状腺、心、肝、脾、肌肉、淋巴结、唾液腺和眼球等。一般症状类似结核病，出现肉芽肿病变时，个别患者在组织学上与癌性病变类似。

（五）实验室及辅助检查

1. 常规检查

隐球菌感染者白细胞、红细胞和血红蛋白以及血小板计数一般在正常范围；部分患者可出现外周血白细胞轻度升高，以中性粒细胞和淋巴细胞比例增高为主，部分患者可出现轻至中度贫血。血沉可正常或轻度增加。病变不累及泌尿系统时，尿常规无异常。艾滋病患者白细胞计数降低，不同程度的贫血，T淋巴细胞绝对计数降低，$CD4^+T$淋巴细胞计数也下降，$CD4^+/CD8^+$小于1。

2. 脑脊液检查

大多数中枢神经系统隐球菌病患者的脑脊液压力明显升高，绝大多数>200mmH$_2$O（1.96kPa），病情严重的患者可高达600mmH$_2$O（5.4kPa）以上，因此在进行腰椎穿刺之前，用20%甘露醇250mL快速静脉滴注、可降低脑疝发生的危险性。脑脊液多呈非化脓性改变，外观澄清或稍为混浊；90%以上患者有细胞数轻至中度增多，细胞数一般在（40~400）×10^6/L之间，以单核细胞为主，但在疾病早期也可呈现多核细胞为主，个别患者在症状明显期偶尔大于500×10^6/L。蛋白质水平轻至中度升高，个别可达4g/L以上；葡萄糖和氯化物水平下降，少数患者糖含量甚至为零。然而艾滋病或严重免疫低下患者并发隐球菌脑膜炎时，往往脑脊液常规、实验室检查正常或仅轻度异常。

3. 病原学检查

（1）直接镜检

脑脊液墨汁涂片镜检是隐球菌脑膜炎最简便而又迅速的诊断方法，涂片以印度墨汁为佳，约70%的隐球菌脑膜炎患者可以获得阳性结果。印度墨染色是一种传统的方法，其可将背景而非真菌荚膜染蓝，呈现特征性的"繁星之夜"表现。印度墨染色的敏感性和特异性不一，常依赖于观察者的经验，裂解的白细胞可被误认为真菌。因此，人工读片易误诊，直接镜检法不能作为病原菌诊断的确诊依据，应进行进一步鉴定。

（2）分离培养

从脑脊液、痰液、皮肤病灶的分泌物、冷脓肿穿刺液和血液等标本分离到新型隐球菌是诊断的最好方法，培养仍然是确诊的"金标准"，沙氏琼脂培养基、血液或脑心浸液琼脂可用来培养新型隐球菌，培养2~3天可见到菌落，由于脑脊液中隐球菌的含量较少，因此需多次培养以提高阳性率，若连续培养6周仍没有菌落出现才能认为培养阴性。皮肤、骨骼和关节新型隐球菌病的病原学诊断除了依靠分泌物或脓液的涂片和培养外，还可以从病理活检中找到病原学诊断的依据。

即使没有泌尿系统和呼吸系统的症状和体征，尿液和痰液的培养仍是必需的，因为在呼吸道感染的早期，血清隐球菌抗原滴度低，肺部影响学无异常，而此时痰培养可以阳性。同样，疾病早期尽管没有肾脏的实质改变，尿培养也可以阳性。血培养阳性常发生在大剂量使用激素、粒细胞缺乏以及艾滋病等患者身上。

（3）免疫学检查

主要检测隐球菌的荚膜多糖特异性抗原，已作为临床常规检测办法。与多数真菌病的血清学试验缺乏特异性和敏感性不同，针对新型隐球菌荚膜多糖抗原的乳胶隐球菌凝集试验、酶联免疫吸附测定以及单克隆抗体检测法均有较高的特异性和敏感性，中枢神经系统新型隐球菌病，隐球菌抗原在脑脊液中的阳性率几乎达100%，血清为75%左右。免疫学检查的缺点是可以出现假阳性，特别是血清标本，与标本内有干扰性物质，如类风湿因子阳性、肿瘤患者、慢性脑膜炎患者、系统性红斑狼疮以及结节病患者均可以发生交叉反应，其他真菌感染如毛孢子菌感染等都可以发生交叉反应。

（4）分子生物学检查

近年来分子生物方法的不断发展为隐球菌感染的检测提供了新的诊断方法。PCR方法检测新型隐球菌有很高的特异性和敏感性，可以区别变种，可以用于感染早期的诊断，可以不受治疗的影响。可用于痰液、支气管或肺泡灌洗液、经支气管吸出物的检测。另外，DNA探针法和PCR探针法也正在研发中。

4. 影像学检查

中枢神经系统隐球菌病的影像学表现多种多样，在不同的病程或病理阶段，其改变各不相同，且缺乏一定的特征性。头颅CT主要有以下几种改变：①颅内弥漫性脑水肿，表现为脑实质内大片不规则低密度灶，常见于脑基底节、丘脑和大脑皮质区。②颅内脑实质等密度、略高密度块影或低密度片状影，直径>0.5cm，单发或多发，均匀性强化，一般不发生坏死或形成脓肿，病灶周围有水肿，增强后病变多有明显强化，类似肿瘤。③颅内多发片状低密度区，可有相互融合趋势，有脑室、脑池受压等占位表现，增强后病变呈多发小结节或环形强化，易误诊为脑转移瘤。④脑积水，脑室对称性扩大，不少病例脑积水为隐球菌脑膜炎唯一的表现。⑤脑萎缩，这是艾滋病患者较常见的异常表现，可能与HIV本身相关。⑥脑室内隐球菌病，为肉芽肿样改变，较为少见。⑦假性囊肿，常见于脑基底节区，也可发生于脑室内。呈单个或多发性圆形低密度小囊，直径5~10mm，壁薄而光滑，无强化，无周边脑水肿，无炎症反应或胶质增生，内含大量胶冻样物质及未成熟的酵母菌，周围为正常脑组织而缺少真正的囊壁，故称为假性囊肿。⑧亦有近半数患者头颅CT无异常发现，而头颅MRI可提高对隐球菌脑膜炎病灶的早期发现。

肺新型隐球菌病患者的X线检查表现为多样性，轻者仅表现为双肺下部纹理增加或孤立的结节状阴影，偶有空洞形成。急性间质性炎症表现为弥漫性浸润或粟粒样病灶。一般不出现纤维性变和钙化，肺门淋巴结肿大和肺萎陷少见。在同时有 HIV 感染的患者中，更常见的表现酷似卡氏肺囊虫感染的间质浸润。由于肺部隐球菌感染可以与肺部其他疾病过程重复出现，所以 X 线无典型特征。

（六）诊断

隐球菌病是一种临床疾病谱复杂多变的全身性真菌病。诊断需要依据以下资料综合分析：

1. 流行病学资料

应注意患者是否有暴露于鸟粪、特别是鸽粪的病史；是否存在影响免疫防御功能的基础疾病和因素，如恶性肿瘤、糖尿病、结核、大剂量使用糖皮质激素和免疫抑制剂、器官移植等，其中 HIV 感染是本病重要的易感因素。但是，没有流行病学资料也不能排除本病。

2. 临床表现

中枢神经系统隐球菌病有逐渐加重的剧烈头痛、呕吐、脑膜刺激征阳性；严重时，可有意识障碍、抽搐、病理征阳性等表现。典型的肺隐球菌病有咳嗽、咳黏液痰、胸痛等表现，皮肤隐球菌病有痤疮样皮疹，皮疹中间坏死形成溃疡等表现，骨骼隐球菌病有胀痛、冷脓肿形成等表现。

3. 实验室检查

除外痰液检查，脑脊液、血液、皮肤病灶和全身其他组织和体液标本涂片、培养分离及组织病理标本找到有荚膜的酵母菌是隐球菌病的确诊依据。隐球菌脑膜炎的确诊仍然依赖于实验室的特异性检查，包括脑脊液墨汁涂片、真菌培养及隐球菌荚膜多糖特异性检查。此外，组织病理活检和培养液有助于确诊。

（七）鉴别诊断

临床上，中枢神经系统隐球菌病的表现以及脑脊液的常规、生化改变很难与结核性脑膜炎、病毒性脑膜炎或不典型化脓性脑膜炎相鉴别，尤其是少数病例早期脑脊液糖含量正常，蛋白质轻度至中度升高，但脑脊液墨汁染色可发现隐球菌，阳性率超过 80%，另外真菌培养及隐球菌荚膜多糖特异性检查也有较高的阳性率。

肺隐球菌病应与肺结核和肺部恶性肿瘤等疾病相鉴别。皮肤新型隐球菌病应与粉刺、基底细胞瘤和类肉瘤等疾病相鉴别。骨骼、关节新型隐球菌病应与骨骼、关节结核以及骨肿瘤等疾病相鉴别。播散性新型隐球菌病应与粟粒性肺结核、结缔组织病和转移癌等疾病相鉴别。

（八）预后

未经抗真菌药物治疗的隐球菌脑膜炎患者均会死亡，治疗后仍有10%～40%的病死率。存活者也有20%～25%的复发率。部分患者治愈后留有严重的后遗症，包括视力丧失、脑积水、智力减退等。临床经验表明，有以下因素者预后不佳，病死率高：急性起病患者预后差；意识障碍是早期病死率高的最重要因素；确诊前病程长短与预后也有一定的相关性，确诊前病程小于15个月者治愈率明显高于大于1.5个月者；出现明显的神经系统定位体征如偏瘫、癫痫等预后不好；有脑积水者，颅外病灶分离培养阳性（提示为播散性），特别是血培养阳性，预后较差；脑脊液细胞数在一定程度上反映了肌体对感染的应答能力，细胞总数低于$20×10^6$/L者预后不佳；血、脑脊液隐球菌抗原滴度增高显著者，脑脊液蛋白质含量>10g/L者，糖含量持续低下，经治疗后仍无回升者，预后不佳；尽管涂片持续阳性而培养阴性，并非病情未控制的指标，但脑脊液培养和（或）涂片经治疗后始终不转阴者，预后不佳；脑脊液隐球菌抗原滴度>1∶1280，以及治疗后滴度持续不降者预后不佳；免疫抑制或缺陷患者疗效不佳。

（九）治疗

1. 中枢神经系统隐球菌病

（1）抗真菌药物治疗

如不进行治疗，隐球菌脑膜炎常为致死性，早期诊断和及时治疗对挽救患者的生命十分重要。能有效对抗隐球菌的经典抗菌药物为多烯类、唑类和氟胞嘧啶。典型的隐球菌脑膜炎的治疗包括2周的诱导治疗期、8周的巩固治疗期以及额外的防止复发的维持治疗期。不同的指南对于隐球菌脑膜炎治疗方案的推荐意见略有不同。世界卫生组织推荐使用两性霉素B去氧胆酸盐0.7～1mg/（kg·d）+氟胞嘧啶100mg/（kg·d）进行2周诱导治疗后使用氟康唑400～800mg/d进行8周巩固治疗，应用氟康唑200mg/d进行维持治疗。

两性霉素4～6h缓慢静滴联合使用镇痛药可减少头痛、寒战、发热和局部反应，但其毒性较强，肾毒性常见，可引起肾小球滤过率降低，停用两性霉素后可纠正肾功能不全，其他的肾毒性还包括低钾血症和低镁血症。足够的等张补液预先水化，可最小化两性霉素引起的肾毒性，每周两次监测电解质。贫血是两性霉素B治疗另一常见的副作用，因此治疗期间应至少每周一次监测血红蛋白的含量。氟胞嘧啶具有骨髓毒性，可致中性粒细胞减少、血小板减少、贫血或全血细胞减少，停药后可缓解。

（2）对症支持治疗

①降低颅内压：降低颅内压是降低早期病死率的关键。常用的降低颅内压的药物是20%甘露醇快速静滴，其他还有呋塞米、白蛋白等。必要时可安装脑脊液储存器及两性霉

素 B 池内注射。

②纠正电解质紊乱：在治疗病程中以低钾血症发生率为最高，病程中应该密切注意监测血钾，及时补充钾离子。

③支持治疗：注意加强营养支持，必要时可静脉输注脂肪乳、新鲜血浆或全血。对于免疫功能低下的患者可考虑适当给予免疫增强剂治疗。

2. 其他部位的隐球菌感染

（1）肺隐球菌病

由于这些免疫防御功能"正常"的肺新型隐球菌病个体，不用抗真菌治疗能够自愈。相反，存在其他免疫抑制因素的患者，或肺部病灶呈侵袭性发展的患者以及艾滋病患者，肺新型隐球菌病均需要进行抗真菌治疗。可以选用两性霉素 B 联合氟胞嘧啶，两性霉素 B 的总量为 1~2g。或者氟康唑，400mg/d，疗程为 6~12 个月。氟康唑一般用于轻、中型肺新型隐球菌病。治疗应进行至临床症状和肺部影像学病灶消失，以及病原学检查阴性。出现广泛的肺叶实变和大块状病变时，应进行手术切除并辅以抗真菌治疗。

（2）皮肤、黏膜隐球菌病

可单用两性霉素 B 或合并氟胞嘧啶进行治疗。三唑类抗真菌药在皮肤、黏膜分布良好，不良反应轻微，虽然是抑菌剂，也足以治愈皮肤、黏膜的隐球菌病。氟康唑，150~400mg 口服，每天 1 次；或者伊曲康唑，200mg，口服，每天 2 次。

（3）骨骼隐球菌病

除了用两性霉素 B 进行治疗外，还需要进行外科清创术。三唑类抗真菌药物在治疗骨骼新型隐球菌病的疗效还需进一步评价。

（十）预防

注意个人和环境卫生，忌食腐烂水果，防止吸入带鸽粪的尘埃；做好卫生宣教工作，加强家鸽和广场鸽子饲养的卫生管理，及时处理鸽粪，防止鸽粪污染空气。

对于高危人群如恶性肿瘤、长期大剂量应用糖皮质激素、慢性消耗性疾病、自身免疫性疾病、器官移植，AIDS 及特发性 CD4+T 细胞缺乏症等患者，应避免高危环境，如流行区域的鸟排泄物或某些树木的接触，同时应高度警惕隐球菌感染发生的可能。

艾滋病的防治也极为关键，艾滋病的患病率与该病的发生率密切相关，艾滋病的有效控制将大大降低隐球菌脑膜炎的发生。重度免疫抑制（CD4+T 细胞计数<100 个/mm³），伴有 HIV 感染的隐球菌病，疾病负担十分沉重。减少 H1V 的罹患、促进抗病毒治疗，当 CD4+T 细胞计数较高时开始抗病毒治疗等措施，可以显著减少隐球菌病的发生。对于 CD4+T 细胞计数<100 个/mm³的患者，进行隐球菌抗原测试筛查隐球菌病，对于筛查结果阳性的患者进一步排除隐球菌脑膜炎的可能，早期治疗无症状性隐球菌病，可减少隐球菌

病的死亡率。

三、念珠菌病

念珠菌病是由各种致病性念珠菌引起的局部或全身感染性疾病。好发于肌体免疫低下的患者，可侵犯局部皮肤、黏膜以及全身各组织、器官，临床表现各异、轻重不一。近年来由于广谱抗菌药物、糖皮质激素、免疫抑制剂的广泛应用，导管、插管、化疗及介入治疗、器官移植等新诊疗技术的广泛开展，加上肿瘤、移植、糖尿病、艾滋病等高危人群的逐年增多，念珠菌病的发病率呈明显上升趋势，已成为目前最常见的深部真菌病，其中念珠菌菌血症是最常见的血感染之一。本病早期诊断、早期治疗预后较好，但延误诊断或播散性感染则预后不良。

（一）病原学

念珠菌广泛存在于自然界，属真菌界芽孢菌纲隐球酵母目隐球酵母科。念珠菌为条件致病菌，其中以白色念珠菌临床上最常见，占念珠菌感染的 50% ~ 70%，毒力也最强。其他如热带念珠菌、伪热带念珠菌、克鲁斯念珠菌、类星形念珠菌、平滑念珠菌、吉利蒙念珠菌、葡萄牙念珠菌、都柏林念珠菌等均具致病性，但属少见。白色念珠菌和热带念珠菌的致病力最强。

念珠菌菌体呈圆形或卵圆形，直径约 4 ~ 6μm，在血琼脂及沙氏琼脂上生长均良好，最适温度为 25 ~ 37℃。念珠菌以出芽方式繁殖，又称芽生孢子。多数芽生孢子伸长成芽管，不与母细胞脱离，形成比较大的假菌丝，少数形成厚膜泡子和真菌丝，但光滑念珠菌不形成菌丝。白色念珠菌 30℃培养 2 ~ 5 天，在培养基表面形成乳酪样菌落。在沙氏琼脂培养基呈酵母样生长，在米粉吐温琼脂培养基中可形成大量假菌丝和具有特征性的顶端厚壁泡子。在念珠菌显色培养基上，绝大多数白色念珠菌呈绿色或翠绿色，克鲁斯念珠菌、平滑念珠菌、热带念珠菌分别呈粉红色、紫色、蓝色，其他念珠菌均呈白色，有助于临床念珠菌的快速鉴别。

白色念珠菌在念珠菌感染中最常见，可引起全身各种感染。但是，近年来非白色念珠菌感染的比例也不断上升。其中，热带念珠菌能引起侵袭或播散性念珠菌病，都柏林念珠菌与白色念珠菌形态，生化反应及基因组都极为相似，对吡咯类抗真菌药物不敏感。克鲁斯念珠菌对多种吡咯类药物天然耐药，平滑念珠菌也易对吡咯类药物耐药，对其他药物的敏感性电下降。葡萄牙念珠菌则对两性霉素 B 不敏感。

（二）流行病学

念珠菌广泛存在于自然界的土壤、医院环境、各种用品表面及水果、乳制品等食品上，亦广泛存在于人体皮肤、口腔、胃肠道和阴道等处。

1. 传染源

念珠菌病患者，带菌者以及被念珠菌污染的食物、水、医院等环境资源是本病的传染源。

2. 传播途径

本病传播包括两方面途径：

（1）内源性途径

较为多见，主要是由于定植体内的念珠菌，在一定的条件下大量增殖并侵袭周围组织引起自身感染，常见部位为消化道和呼吸道。

（2）外源性途径

主要通过直接接触感染，包括性传播、母婴垂直传播、亲水性作业等；也可从医院环境中获得感染，如通过医护人员的手、医疗器械等间接接触感染；还可通过饮水、食物等方式传播。

3. 易感人群

多发于严重基础疾病及肌体免疫低下患者，主要包括以下几种情况：

（1）有严重基础疾病的患者

如糖尿病、肿瘤、艾滋病、系统性红斑狼疮、大面积烧伤、粒细胞减少症、腹部疾病需大手术治疗等，尤其是年老体弱者及幼儿。

（2）应用细胞毒性免疫抑制剂治疗患者

如肿瘤化疗、器官移植，大剂量肾上腺糖皮质激素使用患者。

（3）广谱抗生素过度应用或不当应用患者

如长期、大剂量、多种抗菌药物使用，引起呼吸道、胃肠道菌群失调者。

（4）长期留置导管患者

如长期中央静脉导管、气管插管、留置胃管、介入性治疗等。各种类型的导管是念珠菌感染的主要入侵途径之一。

4. 流行特征

本病遍及全球，全年均可患病。对于免疫正常患者，念珠菌感染常系皮肤黏膜屏障功能受损所致，可发生在各年龄层，但最常见于婴幼儿，以浅表性感染为主，治疗效果较好。细胞免疫功能低下或免疫缺陷患者则好发系统性念珠菌病。近20年来深部念珠菌病发病率呈明显上升趋势，且随着抗真菌药物的广泛应用，临床耐药菌株也日益增多。

（三）发病机制

念珠菌是人体的正常菌群，通常寄生于正常人的皮肤、口腔、胃肠道及阴道等部位黏膜上。在正常情况下，肌体对念珠菌有完善的防御系统，包括完整的黏膜屏障、非特异性免疫（补体 C3a、C3b 的调理趋化作用，多形核白细胞、巨噬细胞的吞噬作用）、特异性细胞免疫（细胞因子、干扰素等）和体液免疫（产生胞质抗原抗体、抗芽管抗原抗体等）。但是，当各种原因引起的菌群失调和人体免疫力低下时，念珠菌就会大量生长繁殖，首先形成芽管，并借助于胞壁最外层的黏附素等结果黏附于宿主细胞表面，其中以白色念珠菌和热带念珠菌黏附性最强。随后芽管逐渐向芽生菌丝或菌丝相转变，并穿入宿主细胞内，在宿主细胞内菌丝又可直接形成新的菌丝，导致致病菌的进一步扩散。念珠菌能产生水解酶、磷脂酶、蛋白酶等多种酶类，促进病原菌的黏附、侵袭作用，造成细胞变性、坏死及血管通透性增强，导致组织器官损伤。其中以分泌型天冬氨酸蛋白酶（SAP）的研究最多，白色念珠菌和热带念珠菌均分泌 SAP，白色念珠菌 CAP 毒力最强。

菌丝侵入肌体后产生连锁炎症反应，可激发血清补体的活化、抗原抗体反应的发生，导致炎症介质的大量释放和特异性免疫反应发生，白色念珠菌能激活抑制 T 细胞，可非特异地抑制 IL-1、IL-2 和 α-干扰素的产生，及自然杀伤细胞的分化，而且对细胞毒性细胞的活性也有抑制作用，此外，还能抑制中性粒细胞的趋化、吸附及吞噬作用，因而导致肌体防御功能减弱。白色念珠菌表面的补体受体（CR3）是白色念珠菌的毒力因子，可与补体片段 C3h 结合，介导其黏附到血管内皮细胞对念珠菌的黏附性具有重要作用。而 CR3 与吞噬细胞上的整合素，由于在抗原性、结构、功能上的同源性，可抑制补体的调理趋化作用，有利于念珠菌逃避吞噬作用。此外，白色念珠菌在宿主体内呈双相型，既可产生酵母相又可产生菌丝相，彼此间可以相互转化。酵母相有利于念珠菌在宿主体内寄生、繁殖、菌丝相则有利于侵袭和躲避宿主的防御功能。

念珠菌侵入血液循环并在血液中生长繁殖后，进一步可播散至全身各器官，引起各器官内播散。其中以肺、肾最为常见；其次是脑、肝、心、消化道、脾、淋巴结等，可引起气管炎、肺炎、尿毒症、脑膜脑炎、间质性肝炎、多发性结肠溃疡、心包炎和心肌炎等。

从以上念珠菌病的发病机制和病理生理过程中可以看出，本病发病与病原菌本身和宿主因素相关。

1. 病原菌相关因素

（1）黏附和入侵

念珠菌大量繁殖首先形成芽管，并借助于胞壁最外层的黏附素等结构黏附于宿主细胞表面，随后芽管逐渐向芽生菌丝或菌丝相转变，并穿入宿主细胞，在宿主细胞内又直接形成新的菌丝，进一步扩散。

（2）毒力因素

念珠菌能产生水解酶、磷脂酶、蛋白酶等多种酶类，促进病原菌的黏附、侵袭，造成细胞变性、坏死及血管通透性增加，导致组织器官损伤。

（3）激发炎症

菌丝侵入肌体后，可激发补体系统及抗原抗体反应，导致炎症介质的大量释放，产生特异性免疫反应及诱发超敏反应。

（4）耐药

最近发现，念珠菌可通过改变其多药外排载体功能，或改变唑类药物的靶酶基因而对唑类药物耐药；也可通过改变其胞膜结构而影响两性霉素 B 与麦角固醇及磷脂的结合，从而导致对非唑类药物的耐药。

2. 宿主相关因素

（1）宿主防御功能减退

①局部防御屏障受损：烧伤、创伤、手术、某些介入性操作造成皮肤、黏膜的损伤，使病原体易于透过人体屏障而入侵。

②免疫系统功能缺陷：先天性免疫系统发育障碍或后天性受破坏（物理、化学、生物因素影响），如放射治疗、细胞毒性药物、免疫抑制剂、损害免疫系统的病毒（如 HIV）感染，均可造成念珠菌的机会感染。

（2）医疗操作

各种手术、胃管、导尿管、静脉穿刺导管、内镜检查、机械通气、介入治疗等，为病原体入侵肌体提供了通路。

（3）抗生素的广泛应用

广谱抗菌药物的大量使用，不仅抑制了人体内的正常菌群，有利于念珠菌的定植；同时抑制了对抗生素敏感的菌株，使念珠菌这种条件致病菌大量繁殖，造成医院感染。

根据不同器官和发病阶段，组织病理改变可呈炎症性（如皮肤、肺）、化脓性（如肾、肺、脑）或肉芽肿性（如皮肤）。特殊器官和组织还可有特殊表现，如食道和小肠可有溃疡形成，心瓣膜可表现为增殖性改变，而急性播散性病例常形成多灶性微脓肿，内含大量中性粒细胞、假菌丝和芽孢，有时可有纤维蛋白和红细胞。疾病早期或免疫功能严重抑制者的组织病理中可无脓肿。

（四）临床表现

急性、亚急性或慢性疾病，根据侵犯部位不同，分为以下几种临床类型：

1. 皮肤念珠菌病

（1）念珠菌性间擦疹

又名擦烂红斑，是最为常见的皮肤念珠菌病，多见于健康体胖的中年妇女或儿童。念珠菌感染皮肤皱褶处（间擦部位），如腋窝、腹股沟、乳房下、会阴部、肛门周围，自觉瘙痒，表现为界限清晰的皮肤红斑及糜烂，周围散在丘疹、水疱和脓疱，呈卫星状分布。

（2）念珠菌性甲沟炎和甲床炎

多发于手足经常泡水者，如水产工人、洗衣工和足浴工等，为念珠菌侵犯甲沟、甲床所致，表现为甲沟红肿化脓，可伴有糜烂及渗出，指（趾）甲变厚，呈淡褐色。

（3）念珠菌性肉芽肿

好发于婴幼儿面部、头皮、指甲、甲沟等，为念珠菌感染皮肤所致组织增生、结节、溃疡或肉芽肿形成，特点为富含血管的丘疹，上覆黄棕色痂，刮除痂皮可见新鲜的肉芽组织。

（4）慢性皮肤黏膜念珠菌病

又称 Hauserl-Rothman 肉芽肿，可能为常染色体隐性遗传性疾病，儿童好发，常伴有多种全身疾病或免疫功能障碍，表现为皮肤、黏膜及甲沟的复发性持久性念珠菌感染。

2. 黏膜念珠菌病

（1）口腔念珠菌病

为最常见的浅表性念珠菌病。包括急性假膜性念珠菌病（鹅口疮）、念珠菌性口角炎、急慢性萎缩性念珠菌病、慢性增生性念珠菌病等临床类型。其中以鹅口疮最为多见，好发于新生儿，系白色念珠菌的菌丝及孢子组成的灰白色薄膜附着于口腔黏膜上，边界清楚，周围有红晕，散在或融合成块。擦去假膜可见红色湿润面，呈糜烂或轻度出血，严重者黏膜可形成溃疡、坏死。常见感染部位为颊黏膜、软腭、舌、齿龈，也可累及喉、食管、气管等。成人长期使用广谱抗生素、肾上腺糖皮质激素或艾滋病、恶性肿瘤等患者也易感，并常伴有呼吸道、消化道以及播散性念珠菌感染的可能。

（2）念珠菌性唇炎

由念珠菌感染引起的口唇慢性炎症，多见于下唇，可分为糜烂性及颗粒性。前者于唇红的中央呈鲜红糜烂，周边角质过度，表面脱屑类似黏膜白斑；后者于下唇出现弥漫性肿胀，唇红及皮肤交界处的边缘有小颗粒，微凸于皮肤表面。

（3）念珠菌性口角炎

好发于儿童和体弱者，表现为单侧或双侧口角浸渍发白，糜烂或结痂，若长期不愈可发生角化增殖及皲裂。

（4）念珠菌性阴道炎

较常见，孕妇好发。外阴部红肿、剧烈瘙痒和烧灼感是本病的突出症状。阴道壁充血、水肿，阴道黏膜上有灰色假膜，形似鹅口疮。阴道分泌物浓稠，黄白色凝乳状或乳酪样，有时掺杂有豆腐渣样白色小块，但无恶臭。损害形态可多种多样，自红斑、轻度湿疹样反应到脓疱、糜烂和溃疡。皮损可扩展至肛周、外阴和整个会阴部。

（5）念珠菌性包皮炎

多无自觉症状，常表现为阴茎龟头包皮轻度潮红，龟头冠状沟处白色乳酪样斑片，以及鳞屑性丘疹，严重者可局部红肿、糜烂及渗出，出现尿频及刺痛，注意与慢性包皮炎鉴别。

3. 系统性念珠菌病

（1）呼吸系念珠菌病

常见于长期使用广谱抗生素、肾上腺糖皮质激素或中性粒细胞减少患者。念珠菌从口腔直接蔓延或者经血行播散，引起支气管和肺部感染。表现为支气管炎、肺炎或类似肺结核的空洞形成。支气管炎患者一般情况良好，无发热，有咳嗽，咳白色黏痰。抗生素治疗后继发的白色念珠菌呼吸道感染主要症状有发热、咳嗽、白色黏稠痰，有时痰中带血甚或咯血。肺部听诊可闻及湿性啰音。病变扩展可引起大叶肺炎，出现高热、咳嗽、胸痛，呼吸音减低或有管性呼吸音。慢性患者可发生胸膜炎或胸腔积液。胸部 X 线检查见肺纹理增加；有大小不等、形状不一的片状或斑点状阴影，边缘不清，形态多变。两肺或多叶受累，病变多位于中下肺叶。慢性病变呈纤维条索状阴影。痰直接镜检及真菌培养有助于诊断，但易因口腔寄生菌污染影响结果。气管镜获取支气管分泌物培养结果更为可靠。

（2）消化系念珠菌病

以念珠菌性食管炎和念珠菌性胃肠炎多见。食管炎患者早期多无症状，常伴有鹅口疮，多为鹅口疮下行感染，以进食不适、吞咽困难为主要症状。婴幼儿有呛奶、呕吐或吞咽困难等表现，成人有进食不适，胸骨后疼痛。内镜检查多见食管壁下段充血水肿，假性白斑或表浅溃疡。胃肠炎患者的突出症状是腹泻，便次增多，排泄物呈水样或豆渣样，多泡沫，色黄或绿，偶有血便。常有腹胀，腹痛不明显。婴幼儿较多见，大便中有稀薄黏液或绿便。成人症状较轻微，但癌症患者可形成假膜性表浅溃疡，偶可侵及肌层引起肠穿孔、肠出血。肝脾念珠菌病及腹腔念珠菌病多继发于播散性念珠菌病。粪便真菌检查及念珠菌培养阳性。

（3）泌尿系念珠菌病

较常见，包括原发感染和血源继发感染。原发感染多由于导尿管留置后念珠菌上行感染引起，可变现为膀胱炎、肾盂肾炎，很少波及肾脏。患者可有尿频、尿急、排尿困难，甚至血尿等膀胱炎症状，少数患者也可出现无症状性菌尿，常继发于尿道管留置后。播散性念珠菌病可经血行播散侵犯肾脏，肾皮质和髓质均可累及，形成脓肿，坏死及导致肾功能损害。临床表现为发热、寒战、腰痛和腹痛，婴儿可有少尿或无尿。尿常规检查可见红细胞、白细胞，直接镜检可发现菌丝和芽孢，培养阳性有助确诊。

（4）中枢神经系念珠菌病

较少见，主要为血行播散所致，预后不佳。已证实的血行侵袭性念珠菌病尸检病例中有50%神经系统受染，病变以多发性小脓肿最为常见，脑实质也可发生结节性软化、坏死、肉芽肿样血管炎及脑膜炎。中枢神经系统感染的因素除血行播散以外尚可因慢性中耳炎、创伤、神经外科手术引起。临床表现为发热、头痛、谵妄及脑膜刺激征，但视神经盘水肿及颅内压增高不明显。白色念珠菌性脑膜炎通常为亚急性或慢性经过而无虚性脑膜炎局部体征。脑脊液中细胞数轻度增多，糖含量正常或偏低，蛋白含量明显升高。脑脊液早期检查不易发现真菌，需多次脑脊液真菌培养。

（5）念珠菌菌血症

通常是指血培养一次或数次阳性，可以有临床症状如发热和皮肤黏膜病变等，也可无症状。是念珠菌经感染的肠道、呼吸道及其他器官或局部病灶进入血液循环引起血行播散所致，病情严重。免疫受损的高危患者常常会发生多个系统器官同时被念珠菌侵犯，又称之为播散性念珠菌病，病死率较高。可累及全身任何组织和器官，其中以肾、脾、肝、视网膜多见，但多无特异性表现。约10%患者有皮损，为单个或多发的皮下结节，红色或粉红色，大小为0.5~10cm。确诊有赖于血培养，但阳性率不到50%。

（6）念珠菌性心内膜炎

患者常有心脏瓣膜病变、人工瓣膜、静脉药瘾、中央静脉导管、心脏手术或心导管检查术后。临床表现与其他感染性心内膜炎相似，有发热、贫血、心脏杂音、充血性心力衰竭及脾肿大等表现，瓣膜赘生物通常较大，栓子脱落易累及大动脉，如髂动脉、股动脉为其特征，预后差。

（7）念珠菌所致变态反应

①念珠菌皮疹：多从手部开始呈无菌性或成群疱疹性损害或丘疱疹，也可表现为湿疹样、荨麻疹、环状红斑等类似皮肤癣菌疹。

②其他内脏的过敏反应：类似过敏性胃肠炎或过敏性鼻炎及哮喘。

（五）实验室检查

1. 直接镜检

标本直接镜检发现大量菌丝和成群芽孢有诊断意义，菌丝的存在表示念珠菌处于致病状态。如只见芽孢，特别是在痰液或阴道分泌物中可能属于正常带菌，无诊断价值。

2. 培养

常采用沙氏培养基，必要时可将标本接种到氯化三苯基四唑（TZC）或琼脂培养基。

由于念珠菌为口腔或胃肠道的正常居住菌，因此从痰培养或粪便标本中分离出念珠菌不能作为确诊依据。若采集标本是在无菌条件下获得的，如来自血液、脑脊液、腹水、胸水、中段清洁尿液或活检组织，可认为是深部真菌感染的可靠依据。同一部位多次培养阳性或多个部位同时分离到同一病原菌，电常提示为深部真菌感染。所有怀疑深部念珠菌病的患者均应做血真菌培养。为提高血培养的阳性率，有学者通过溶解离心技术对血培养方法的改进，能显著提高检出率，特别是与导管相关的念珠菌菌血症。

3. 组织病理检查

组织中同时存在芽孢和假菌丝或真菌丝可诊断为念珠菌病，但不能确定感染的种，必须进行培养再根据菌落形态、生理、生化特征作出鉴定。

4. 免疫学检测

（1）念珠菌抗原检测

采用酶联免疫吸附试验（ELISA）、乳胶凝集试验、免疫印迹法检测念珠菌特异性抗原，如甘露聚糖抗原、烯醇酶抗原等，其中以 ELISA 检测烯醇酶抗原最为敏感，敏感性可达 75%~85%，感染早期即获阳性，具有较好的早期诊断价值。

（2）念珠菌特异性抗体检测

可采用补体结合试验、酶联免疫吸附试验等方法检出念珠菌的特异性抗体，但由于健康人群也可检测到不同滴度的抗体，而且患者在疾病早期或由于深部真菌病患者多有免疫低下等因素致抗体滴度低，使其临床应用受到很大限制。

5. 分子生物学检查

近年来由于分子生物学技术进展，核酸检测技术已用于念珠菌检测，如特异性 DNA 探针、聚合酶链反应、限制性酶切片段长度多态性分析、DNA 指纹图谱、随机扩增 DNA 多态性等。检测细胞壁羊毛固醇 C^{14}–去甲基酶的特异性基因片段，初步试验结果较好，但目前尚未作为常规应用于临床。

6. 其他

影像学检查如胸片、B 超、CT 或 MRI 等尽管无特异性，但对发现肺、肝、肾、脾侵袭性损害有一定帮助。

（六）诊断

呼吸道、肠道、尿路等急性感染的临床表现难与细菌所致的感染相鉴别。在原发病的基础上出现病情波动，经抗生素治疗症状反而加重，而无其他原因可解释，结合用药史及存在的诱发因素，应考虑真菌感染的可能，确诊有赖于病原学证实。标本在直接镜检下发现大量菌丝和成群的芽孢或血液、脑脊液培养证实为致病念珠菌，具有诊断意义。在痰、粪便或消化道分泌物中只见芽孢而无菌丝可能为定植菌群，不能以此作为诊断依据。

（七）鉴别诊断

皮肤黏膜念珠菌病应注意与细菌性、病毒性、过敏性等皮肤黏膜病鉴别。消化系统念珠菌病应与食管炎、胃炎、肠炎等鉴别。念珠菌性肺炎、脑膜炎、心内膜炎应与结核性、细菌性及其他真菌性感染鉴别。

（八）预后

局部念珠菌感染如黏膜念珠菌病、念珠菌性食管炎、泌尿道念珠菌病等感染较为局限，预后尚好。然而，念珠菌在任何部位的出现，均是引起潜在致命的播散性或全身性念珠菌病的危险因素。尽管有时念珠菌菌量不多，但如果是 ICU 患者，或安置中央静脉插管、广谱抗菌药物长期应用，糖尿病或血液透析等患者，则极有可能发生全身性播散，预后差。一旦发现侵袭性念珠菌病，其归因病死率成人为 15%~25%，最高达 47%。

（九）治疗

1. 对症支持治疗

（1）去除诱因

如粒细胞减少患者应提高白细胞总数，免疫低下患者应增强肌体的免疫力，可酌情选用免疫调节药物，大面积烧伤患者应促进伤口的愈合等；

（2）清除局部感染灶

如果为导管相关性菌血症，应拔除或更换导管，化脓性血栓性静脉炎需行外科手术治疗，如节段性静脉切除术。对于并发念珠菌心内膜炎患者，内科保守治疗效果较差，需行瓣膜置换术。

2. 病原治疗

（1）局部用药

皮肤黏膜念珠菌病可口服制霉菌素或唑类抗真菌药，同时还可用制霉菌素软膏、洗剂、阴道栓剂或制霉菌素甘油，也可用咪唑类霜剂或栓剂。常用药物及用法有：

①制霉菌素软膏、洗剂或制霉菌素甘油（每克或每毫升含制霉菌素 1×10^4~2×10^4U），每日 2~3 次。

②樟硫炉洗剂 100mL 加制霉菌素 1×10^6U，每日 2~3 次，连续 1~2 周。

③制霉菌素阴道栓剂，每栓含制霉菌素 5×10^4~1×10^5U，每晚 1 粒，连续 1~2 周。用于念珠菌性阴道炎。此外还有克霉唑、咪康唑、噻康唑、布康唑、三康唑等栓剂。

④酮康唑、益康唑、联苯苄唑、克霉唑及咪康唑、硫康唑、奥昔康唑等霜剂，每日 2

次，适用于皮肤念珠菌病。

⑤两性霉素 B 膀胱冲洗（50μg/mL），连续 5 天，适用于有留置导尿管的念珠菌性膀胱炎。

⑥制霉菌素，成人每日 $2×10^6~4×10^6$U，连续 1 周，适用于消化道念菌病。

⑦多聚醛制霉菌素雾化吸入，每 4 小时吸入 $1×10^5$U，每日 3 次，适用于支气管肺念珠菌病。

（2）全身用药

主要用于系统性念珠菌病，常用药物有：

①酮康唑：每日 0.2~0.4g 顿服，连服 1~2 个月，适用于慢性皮肤黏膜念珠菌病。因具肝毒性，应动态监测肝功能。

②氟康唑：口服或静脉注射，用于口咽部念珠菌感染。氟康唑 100~200mg/d 顿服，连用 1~2 周。其他黏膜念珠菌感染，氟康唑 100~200mg/d 顿服，连用 1~2 周。念珠菌性阴道炎，氟康唑 150mg 顿服，单用 1 次。系统性念珠菌感染，氟康唑第 1 天 400mg，随后 200~400mg/d，疗程视临床治疗反应而定。儿童浅表念珠菌感染 1~2mg/（kg·d）；系统性念珠菌感染 3~6mg/（kg·d）。

③伊曲康唑：目前有注射液、口服溶液和胶囊 3 种剂型，口腔和（或）食管念珠菌病，200~400mg/d 顿服，连用 1~2 周。阴道念珠菌病，200mg/d，分 2 次，服用 1 天，或 100mg/d 顿服，连服 3 天。系统性念珠菌病，200mg，每 12h 1 次，静脉滴注 2 天，然后 200mg，每天 1 次静脉滴注 12 天，病情需要可序贯口服液 200mg，每 12h 1 次，数周或更长时间。

④伏立康唑：包括片剂和注射粉针 2 种剂型。适用于氟康唑耐药念珠菌引起的严重或难治性侵袭性感染（包括克鲁斯念珠菌感染）。静脉滴注，首日 6mg/kg，每日 2 次，随后 4mg/kg，每日 2 次；或口服首日 400mg，每日 2 次，随后 200mg，每日 2 次。静脉滴注和口服 2 种给药途径可以互换，也可采用先静脉滴注后口服的序贯治疗。疗程根据临床和微生物学反应而定，静脉用药的疗程不应超过 6 个月。

⑤泊沙康唑：口咽念珠菌病，首日 100mg，每日 2 次，第 2~13 天，每天 1 次。对伊曲康唑或氟康唑难治性口咽念珠菌病，400mg，每天 2 次。进食期间或进食后 20min 内服用。

⑥两性霉素 B：静脉滴注，每日 0.5~0.7mg/kg。与氟胞嘧啶 100~150mg/（kg·d）合用有协同作用。对于出现严重不良反应及肾功能不全者，可考虑使用两性霉素 B 脂质单体、两性霉素 B 胶态分散体、两性霉素 B 脂质体复合物等两性霉素 B 脂质剂。

⑦卡泊芬净：与唑类或多烯类药物无交叉耐药，疗效确切且有良好的安全性。首剂

70mg，随后每日 50mg 静脉滴注，滴注时间不少于 1 小时。适用于菌血症、心内膜炎等重症感染及难治性口咽炎、食管炎等，疗程视临床治疗反应而定。

⑧米卡芬净：成人每天 50mg，1 次静脉滴注。严重或难治性念珠菌病患者，根据情况可增加剂量至每天 300mg，但须谨慎，应密切观察病情变化。剂量>75mg 时，输注时间不少于 30min，剂量>75mg 时，输注时间不少于 1h。

（3）治疗原则

念珠菌感染患者因感染部位和感染方式不同，以及患者的自身免疫状况不同，病原治疗时的给药方式、药物选择及疗程都不尽相同。应根据患者的具体情况来制定个体化治疗方案。

①用药方式：包括局部用药和全身用药。局部用药适用于部分皮肤和黏膜念珠菌病。抗念珠菌药物软膏、霜剂等外用于患处皮肤、黏膜，或栓剂、洗剂等用于泌尿生殖道。一般每天 2~3 次，连续使用 1~2 周；全身用药适用于局部用药无效的皮肤黏膜念珠菌病，以及部分黏膜、系统性念珠菌病的治疗。包括口服或静脉滴注。

②药物选择：由于耐药菌株的不断增加，应根据真菌的药物敏感试验结果来选择药物，但其对实验室的要求较高。在经验性治疗中对于皮肤、黏膜念珠菌病，通常使用吡咯类药物，相对安全有效；而对于侵袭性念珠菌病，两性霉素 B 和吡咯类药物均可采用。如果是重症感染或重要部位非白色念珠菌感染，则两性霉素 B 优先考虑（葡萄牙念珠菌除外），待药敏结果出来后再作调整。

③治疗疗程：系统性念珠菌病全身药物治疗的疗程相对较长，至少 1~2 周，严重感染患者甚至可延长至 1~2 个月。念珠菌菌血症患者，应治疗至症状、体征消失，培养转阴性后，继续治疗 2 周才停药；心内膜炎患者应在瓣膜置换术后继续治疗 6 周以上；眼内炎患者术后应继续治疗 6~7 周。

④预防用药：适用于高危人群。如对于伴粒细胞减少症的危重患者或行复杂肝脏移植术患者，常应用抗真菌药物预防念珠菌感染。可选用氟康唑 400mg/d 或伊曲康唑口服溶液 2.5mg/g，每 12 h 1 次预防。

（十）预防

对易感人群应经常检查，并采取以下积极预防措施：

第一，尽量减少血管插管及监护设施的使用次数及时间，并加强导管插管的护理及定期更换，同时注意口腔卫生，保持皮肤黏膜完整及生理屏障完善。

第二，合理使用抗生素及免疫抑制剂，尽量避免长期、大剂量使用。对特殊人群必要时考虑氟康唑等预防。

第三，加强和规范医护人员双手清洗，控制医用生物材料及周围环境的污染，防止医院感染发生。

参考文献

[1] 梁莉莉，赖奉庭．新编内科疾病临床诊疗技术第 1 版［M］．世界图书出版有限公司，2022.

[2] 王蕾，李秀敏．内科疾病诊断与临床用药［M］．北京/西安：世界图书出版公司，2022.

[3] 马路．实用内科疾病诊疗［M］．济南：山东大学出版社，2022.

[4] 王寿华，汤淑红．实用内科疾病护理［M］．汕头：汕头大学出版社，2022.

[5] 宋丽娜．现代临床各科疾病护理［M］．北京：中国纺织出版社，2022.

[6] 任秀英．临床疾病护理技术与护理精要［M］．北京：中国纺织出版社，2022.

[7] 黄忠．现代内科诊疗新进展［M］．济南：山东大学出版社，2022.

[8] 王秀萍．临床内科疾病诊治与护理［M］．西安：西安交通大学出版社，2022.

[9] 徐慧，周贵星．临床内科疾病诊疗与康复［M］．辽宁科学技术出版社有限责任公司，2022.

[10] 刘秀红，任贺堂．临床中医内科疾病诊疗［M］．世界图书出版有限公司，2022.

[11] 孙辉，庞如意．临床内科疾病诊断思维［M］．北京：科学技术文献出版社，2021.

[12] 刘江波，徐琦．临床内科疾病诊疗与药物应用［M］．汕头：汕头大学出版社，2021.

[13] 王为光．现代内科疾病临床诊疗［M］．北京：中国纺织出版社，2021.

[14] 尹洪金．实用临床内科疾病诊治［M］．北京：科学技术文献出版社，2021.

[15] 石玉花．临床内科疾病诊疗新进展［M］．辽宁科学技术出版社有限责任公司，2021.

[16] 隋艳裴．临床内科疾病诊疗实践［M］．北京：科学技术文献出版社，2021.

[17] 刘丹，吕鸥．临床常见内科疾病与用药规范［M］．北京：中国纺织出版社，2021.

[18] 戎靖枫，王岩．临床心血管内科疾病诊断与治疗［M］．北京：化学工业出版社，2021.

[19] 刘雪艳，刘娜．内科常见疾病临床诊断与治疗［M］．哈尔滨：黑龙江科学技术出版

社，2021.

[20] 厉梦华. 常见内科疾病临床诊疗与进展 [M]. 哈尔滨：黑龙江科学技术出版社，2021.

[21] 庄建宏. 现代内科疾病临床诊治技术 [M]. 哈尔滨：黑龙江科学技术出版社，2021.

[22] 赵伟. 实用内科疾病临床护理实践与经验总结 [M]. 天津：天津科学技术出版社，2021.

[23] 马洪波. 临床内科疾病综合诊疗 [M]. 长春：吉林科学技术出版社，2020.

[24] 李春媚. 临床疾病内科处置精要 [M]. 北京：中国纺织出版社，2020.

[25] 高顺翠. 临床内科常见疾病诊治 [M]. 长春：吉林科学技术出版社，2020.

[26] 方千峰. 常见内科疾病临床诊治与进展 [M]. 北京：中国纺织出版社，2020.

[27] 杨晓东. 临床呼吸内科疾病诊疗新进展 [M]. 开封：河南大学出版社，2020.

[28] 唐亮，姜萍. 临床内科常见疾病治疗与护理 [M]. 北京/西安：世界图书出版公司，2020.

[29] 王桥霞. 临床内科疾病诊疗 [M]. 北京：科学技术文献出版社，2020.

[30] 李海霞. 临床内科疾病诊治与康复 [M]. 长春：吉林科学技术出版社，2020.

[31] 刘兵. 临床内科疾病诊断与治疗 [M]. 北京：科学技术文献出版社，2020.

[32] 甘晓雅. 临床内科疾病的诊治与护理 [M]. 北京：科学技术文献出版社，2020.

[33] 苗传燕. 临床内科疾病诊疗与护理 [M]. 沈阳：沈阳出版社，2020.

[34] 孙彬. 临床内科疾病诊断治疗 [M]. 长春：吉林大学出版社，2020.

[35] 吴展华. 现代临床内科疾病学 [M]. 天津：天津科学技术出版社，2020.

[36] 李振作. 临床内科疾病诊断与治疗 [M]. 南昌：江西科学技术出版社，2020.

[37] 马路. 临床内科疾病诊断与治疗 [M]. 天津：天津科学技术出版社，2020.

[38] 赵粤. 现代临床内科疾病诊疗 [M]. 北京：科学技术文献出版社，2020.

[39] 宋友. 临床内科疾病诊疗与护理 [M]. 北京：中国纺织出版社有限公司，2020.